保健の実践科学シリーズ

産業看護学

編著 池田智子

講談社

執筆者一覧

(かっこ内は執筆担当)

池田智子
産業・行政保健研究所 所長
(1章, 2章3節, 3章3節, 4章4節, 5章4節, 6章, 7章1節)

加藤貴彦
熊本大学大学院 生命科学研究部 公衆衛生学分野 教授
(2章1, 2節)

森岡郁晴
和歌山県立医科大学 保健看護学部 保健科学領域 教授
(3章1, 2節)

桜井なおみ
キャンサー・ソリューションズ株式会社 代表取締役社長
(3章4節)

小島健一
牛島総合法律事務所 弁護士
(4章1, 3節)

猪股久美
帝京平成大学 ヒューマンケア学部看護学科 准教授
(4章2節)

畑中純子
静岡県立大学 看護学部公衆衛生看護学 教授
(5章 (4節以外))

三宅晋司
産業医科大学 名誉教授
(7章2節)

巽 あさみ
人間環境大学大学院 看護学研究科 地域看護学 教授
(7章3節)

『保健の実践科学シリーズ』の発刊にあたって

わが国は，人口の高齢化と入院期間短縮化に伴い，医療ニーズと介護ニーズを併せ持つ高齢者を地域で支えていく持続可能な支援体制が今後一層必要になる。そのため保健師や看護師（以後，両者を含めて看護職と総称）には，住民間の支え合いやネットワークの強化を図り地域全体のQOL向上を目指す集団的働きかけが期待される。また産業看護職には，退職後の健康や家族の健康まで考慮した保健活動が重要になり，学校の養護教諭には，ストレスを克服し充実した人生を送るための基本的保健能力の養成などが求められる。このように地域・産業・学校の看護職が各現場で，対象者のライフコースや家族も含めた広い視野で看護を提供すると同時に，相互に有機的連携をとることで，多様な年齢層や健康レベルを包含する地域社会全体の健康と幸福を目指していける時代になると考えられる。

変化する時代のニーズに合わせて課題を明らかにし，対策を考案し，現場に適合する方法を開発し，実践および評価するのが専門職であり，その裏づけとなるのが実践科学である。学生は，社会に出てからこの能力を十分に発揮できるよう，学生時代には基礎学力と応用力を身につけなければならない。

一方，看護系大学の現状を見ると，今や日本の3大学に1大学以上を占め，入学定員約2万人と膨大化した。この状況下で看護教育の足並みを揃えることは喫緊の課題である。特に「産業・学校・行政看護学」については，専門研究者が極めて少ないこともあり，多くは専門外の先生方が試行錯誤の上，教授されているのがこれまでの実情ではないだろうか。

そこで3領域各看護職の経験に基づく専門性をわかりやすく解説し，共通基盤理論の各領域における展開方法も比較・考察できるよう3冊シリーズの発刊に至った。3領域の学問性に焦点を当て，それぞれ独立した教科書とした本シリーズは，この分野初の試みである。

本シリーズに共通した内容の特徴は以下のとおりである。

- 看護師・保健師国家試験出題基準の内容を網羅し，タキソノミーレベルⅢ型（問題解決・評価型）にも対応した応用力を養う内容
- 豊富な現場経験事例を，理論と対応させ実践知として解説した学問書
- 日々直面する問題をリサーチ・クエスチョンとし，解明方法を紹介した研究入門書

全看護系大学教員および学生に利用できるスタンダード・テキストであると同時に，修士・博士課程の大学院教育にも利用でき，現場で活躍する看護職には日々の活動の専門性を整理できる指南書ともなる。全3冊を合わせてお読みいただくと，3領域の共通点や相違点が，より深く考察できる。

最後に本シリーズの出版にあたり，多大なるサポートを頂いた株式会社講談社サイエンティフィクの皆様に心より深謝申し上げる。

2016年11月　池田 智子
渡辺 多恵子
金子 仁子

序　文

　人々のほとんどが，生涯の半分以上の時間を産業に従事し，生計を維持するために働く．健康で幸せな生涯をまっとうしたいとは，そうした人々の共通の願いであろう．産業保健は，すべての労働者を対象に「健康に働くために必要な科学や技術を駆使した保健活動」である．産業看護とは，その中でも他職種にはない独自のアプローチを可能としている．

　筆者の教える学生達が，講義と工場見学を通して考えた「産業看護の役割」は特筆すべきものであったため，学生の同意を得て帰納的にまとめ，第22回日本産業ストレス学会に発表させていただいた．ここにその一部を学生同意下に紹介する．

〈学生が考えた「産業看護の役割」〉
- 労働現場のみならず生活の場にも視点を置き，生涯を通して自己と家族の健康を保てるようセルフケア能力を付与すること
- 日本経済に寄与する健康な人材を育成し，健康な社会づくりに貢献すること
- 退職後も自らの健康をコントロールできるよう，先を見据えた支援をすること

さらに「臨床看護の役割」についても以下の意見が挙げられた．

〈学生が考えた，成人への「臨床看護の役割」〉
- 入院から退院までに限定せず社会復帰まで考えたケアをすること
- 職場復帰後の再発や悪化を予防するために，入院中にできるケアを考え提供すること
- 生活習慣に限らず，労働条件や労働環境も考慮した退院指導をすること

　看護の視点の特徴は，労働者を「労働現場」に限定せず年齢に応じた発達段階からとらえ，家族の中での役割や自己実現の観点も忘れていない点にあった．また臨床においても対象者を患者としてのみならず「働いている人」ととらえる視点も身につき，保健師志望以外の者も含めた全ての看護学生に産業看護学を教授する重要性が示唆された．

　一方，河野らの『平成25年度産業看護研究センター事業活動報告書』によると，産業看護学を教科目に設定する大学は32校（39.0％）で，その単位数は1単位が最も多く6割を占めた．担当教員のうち産業看護学を専門とする教員は15校で半分に満たない．また産業看護学の実習を行う大学は50％で，そのうち全学生が実施しているのは4割弱であった．

　そこで本書は，産業看護を専門としない多くの教員や，学生にとっても，興味を持って学べるスタンダード・テキストとして，最先端で活躍する研究者および教育者の共著により，事例をまじえわかりやすく解説した．看護師・保健師国家試験出題基準の内容の網羅はもとより，研究動向や代表的研究例も含めており，大学院修士および博士課程の学生や研究者にも有用な1冊である．また実践活動をひとつひとつ基盤理論に対応させ解説したため，現場で活躍する看護職にとっても，日々の活動の専門性を整理する指南書として利用いただきたい．

2016年11月　池田智子

用語の定義

本書全編を通して用いる用語の操作的定義を以下のとおりとする。

産業保健 産業保健活動	産業現場で，労働者の健康の保持・増進や健康と労働の調和，ならびに健康的職場風土の醸成と生産性向上のために，専門的知識と技術に基づいて提供する活動の総称。日本では産業看護職の他に産業医，衛生管理者，臨床心理士，人間工学技術者，産業歯科医などの活動があるが，海外では産業衛生技師（インダストリアル・ハイジニスト），安全専門家，保健管理者，理学療法士などの職種による活動もある。
労働安全衛生 安全衛生活動	労働安全衛生法に関係する文脈では主にこの用語が用いられるが，内容は「産業保健・産業保健活動」とほぼ同義である。本書においてこれらの表現が混在するが，すべて同義と考えてよい。
産業保健学	産業保健に携わる各専門職に共通する，産業保健活動（＝安全衛生活動）の基盤となる学問。産業看護学の他に産業医学，安全衛生工学，人間工学，産業心理学，産業歯科学などを含む学際的学問。大学の講座や学会によっては公衆衛生学の一部に位置づけられることもある。
産業看護 産業看護活動	産業現場で，産業保健の目的を達成するために，看護の理念に基づいて組織的に行う，個人や集団ならびに組織に対する健康支援活動。
個人	労働者個人を指すが，職場内に限定してとらえるのではなく，家族や地域の一員であるという社会的存在や，ライフステージの一時期であるという発達段階も含め，全人的にとらえるのが看護の視点である。
集団	事業場全体を指す場合や，部門・部署などの小さいかたまりを指す場合もあり，支援活動を行うときに対象とする単位のこと。
組織	特定の目的を達成するために，役割をもったライン部門やスタッフ部門で構成されている集合体のこと。
産業看護学	産業看護活動の基盤となる学問。産業保健学と看護学からなる。
産業看護職	産業保健活動を行う保健師と看護師の総称。国家資格ではない。
産業保健師	産業保健活動を行う保健師。国家資格ではない。
事業場	企業や団体，会社，支社，営業所，出張所などをそれぞれ1つの単位とみなす総称。

なお，本文中の脚注や注釈は，語句を補足的に説明したものであり，必ずしもキーワードでないものも含まれる。各章冒頭の囲みの中にある「キーワード」が最も重要であり，本文中には青字で示した。

CONTENTS

『保健の実践科学シリーズ』の発刊にあたって iii
序文 v
用語の定義 vi

第1章　産業保健・産業看護の理念と目的 1

第1節　産業保健の理念と目的 1
第2節　産業看護の理念・目的と産業看護職の役割 3
1. 産業看護の理念と目的 3
2. 産業看護職の役割 3

第2章　産業看護，公衆衛生，産業医学の歴史と相互関係 5

第1節　公衆衛生と健康 6
1. 公衆衛生とは 6
2. 公衆衛生と健康 6

第2節　産業医学の歴史 9
1. 欧米の歴史 9
2. わが国の歴史 11
3. 産業医学の教育・研究・支援組織 14
4. わが国の職業がんの歴史と近年の事例 15

第3節　産業看護の歴史 16
1. 英米の歴史 16
2. わが国の歴史 19
3. 産業看護学の教育・研究・支援組織 28
4. 今後の展望 30

第3章　わが国の産業構造および産業保健の実態 31

第1節　産業構造の変遷と現状 32
1. 労働人口の変遷 32
2. 企業組織の変遷 35
3. 労働形態の変遷 37

第2節　労働者の健康問題の変遷と対策 40
1. 労働災害 40
2. 職業性疾病 42
3. 作業関連疾患 48

 4. 生活習慣病 49
 5. メンタルヘルス 50
 6. 雇用形態と健康管理 54
 7. 過重労働 55
 8. 高年齢労働者 57

第3節　女性労働者への健康支援 58
 1. 女性労働者の現状 58
 2. 女性労働者の保護 63

第4節　がんと就労 70
 1. 社会の中での「がんと就労」 70
 2. 就労継続への影響要因 73
 3. 患者の心と身体の変化への対応 79
 4. 産業保健スタッフに求められる役割 81
 5. まとめ 83

第4章　産業保健のしくみ 84

第1節　労働安全衛生に関する法律・行政のしくみ 85
 1. 法を学ぶ意義について 85
 2. わが国の労働法・雇用慣行と職場の課題の変遷 86
 3. 労働基準法 88
 4. 労働安全衛生法 91
 5. じん肺法・石綿障害予防規則 94
 6. 作業環境測定法 95
 7. 労働者災害補償保険法 95
 8. 安全配慮義務・健康配慮義務 97
 9. 母性保護・男女雇用機会均等法 97
 10. 障害者雇用促進法 98
 11. 行政機構 98
 12. 産業保健活動総合支援事業 98

第2節　事業場の安全衛生管理のしくみ 99
 1. 安全衛生管理体制の構成人員 100
 2. 安全衛生体制の組織 105
 3. 安全衛生に関する社会資源 107
 4. 地域・職域連携推進事業 109

第3節　労働安全衛生に関する倫理 111
 1. 倫理を学ぶ意義について 111
 2. 日本産業衛生学会の倫理指針 112
 3. 産業保健専門職の守秘義務 113

4. 個人情報保護法・プライバシー権	113
5. 健康情報の有効な活用	114
6. 健康情報の保管管理	116
7. 事例検討	117

第4節　諸外国の安全衛生管理体制と産業保健専門職および看護職 ... 118
1. 国際労働機関（ILO）と労働安全衛生マネジメントシステムガイドライン ... 118
2. 諸外国の産業保健専門職と産業保健制度 ... 119
3. アメリカの産業保健 ... 119
4. 韓国の産業保健 ... 121
5. フィンランドの産業保健 ... 122
6. 諸外国の動向から見た日本の産業保健 ... 123

第5章　主な産業看護活動と基盤理論 ... 124

第1節　アセスメント ... 126
1. 個人のアセスメント ... 127
2. 集団・組織のアセスメント ... 128

第2節　健康相談 ... 134
1. 行動変容に関する理論 ... 134
2. 健康相談技術 ... 139

第3節　健康教育 ... 145
1. 健康教育に関する理論 ... 146
2. 健康教育の技術 ... 151
3. 健康教育の実際 ... 152

第4節　職場環境改善支援 ... 157
1. コミュニティ・エンパワメント ... 157
2. 参加型・自主対応型職場環境改善 ... 158

第5節　労働安全衛生法に則った産業看護活動 ... 161
1. 健康診断と保健指導 ... 161
2. メンタルヘルス対策 ... 169
3. 健康増進対策 ... 176

第6節　産業看護活動の評価 ... 179
1. 個人に対する産業看護活動の評価 ... 179
2. 産業看護活動の企画の評価 ... 180

第6章　災害対策と危機管理 ... 182

第1節　事業場を取り巻くリスク ... 182

第 2 節	救急看護	183
第 3 節	心のケア	183
第 4 節	防災と事業継続	184

第 7 章　産業保健学領域の研究 ... 187

第 1 節　いろいろな種類の研究方法の整理と統合 ... 188
1. 研究者の哲学的前提 ... 188
2. 実証主義的アプローチ（量的研究）... 188
3. 構成主義的アプローチ（質的研究）... 190
4. 混合研究法 ... 191
5. まとめ ... 192

第 2 節　メンタルワークロードの主観的・生理心理学的評価 ... 193
1. メンタルワークロードの定義 ... 193
2. なぜワークロード分析が必要なのか？ ... 193
3. 負荷と負担 ... 194
4. 精神疲労 ... 197
5. 主観的メンタルワークロード評価　NASA-TLX ... 198
6. 生理的メンタルワークロード評価 ... 199
7. 交代性勤務の看護師の負担調査例 ... 201

第 3 節　職業性ストレス研究 ... 204
1. 職業性ストレスの理論モデルと研究の現状 ... 205
2. 産業看護職と産業ストレス研究の現状と課題 ... 209

付録　産業保健・公衆衛生・産業看護・公衆衛生看護に関する海外および日本の略年譜 ... 212
　　　　産業保健関連法令 ... 217

索引 ... 226

第1章 産業保健・産業看護の理念と目的

池田 智子

この章で学ぶこと
- 産業保健とは何か。その理念と目的を理解し，日本の労働現場に当てはめて考えてみよう。
- 産業看護とは何か。その理念と目的を理解し，多職種の中で産業看護職の果たす役割について考えてみよう。

[キーワード] 国際労働機関（ILO）と世界保健機関（WHO）の合同委員会，産業保健の理念，産業保健の目的，産業看護の理念，産業看護の目的，産業看護の定義，個人・集団・組織，事業者と労働者の自主的な取り組み，産業保健チーム，組織的支援，ポジティブ・ヘルス

はじめに

成人のほとんどが労働に従事しているが，この期間をあらためて考えてみると，5つの特徴が見えてくる。

- 多くの人にとって，最も生きがいをもって自己実現を目指す時期である
- 多くの人にとって，人生の約半分の期間を占める
- 1日の中でも仕事をしている時間は1/3から半分を占める
- 40歳代くらいまでの生活スタイルが，その後の健康に大きな影響を及ぼす
- 多くの人にとって，働き手として家族の生活にも大きな影響を及ぼす

このように，働く期間はライフステージでも重要な位置づけにあり，労働者の健康の保持・増進は，個人のみならず家族や社会にとっても重要である。

本章では，第1節にて「産業保健の理念と目的」を，第2節にて「産業看護の理念と目的」を解説する。

第1節 産業保健の理念と目的

1995年，国際労働機関（ILO）と世界保健機関（WHO）の合同委員会による産業保健の定義が改定され，産業保健の理念が次のように掲げられた。

[ウェルビーイング（well-being）]
「幸福」などと直訳されるが，WHOの1946年の草案「健康とは身体的，精神的および社会的に良好な状態（well-being）であって，単に病気や虚弱でないということではない」が基になっている。現在は社会福祉や保健領域の概念としてよく用いられる用語である。

> **産業保健の理念：ILO/WHO合同委員会，1995**
> ・すべての職業における労働者の最高度の身体的，精神的，ならびに社会的ウェルビーイング*の保持と増進
> ・作業条件に起因する危険から労働者を保護し，疾病を予防すること
> ・作業者の生理的，心理的特性に合わせた職場環境へ配置すること
> 以上を要約すると，
> 　人に対し作業を適合させること，および人をその人の仕事へ適応させること

また，**産業保健の目的**として次の3つを挙げた。

> **産業保健の目的：ILO/WHO合同委員会，1995**
> ・労働者の健康と労働（作業）能力の維持と増進
> ・安全と健康のための作業環境と作業の改善
> ・作業中の健康と安全を支援し，積極的な社会的気風（職場風土）と円滑な運営を促進し，事業場の生産性を高めるような作業組織，労働文化の発展

日本産業衛生学会では，『産業保健専門職の倫理指針』の中で産業保健活動の目的を以下のように謳っている。

> **産業保健活動の目的：日本産業衛生学会，2000**
> ・労働条件と労働環境に関連する健康障害の予防
> ・労働者の健康の保持増進，ならびに福祉の向上に寄与すること
> 　産業保健専門職は職域における安全衛生の確保をはかる労使の活動に対して専門的立場から関連する情報の提供，評価，助言などの支援を行う。
> （解説）
> ・産業保健活動は，個々の労働者および労働者集団の健康レベル向上に寄与することを目標に展開される。この活動は，生産性向上など事業目的の推進にも大きな効果があり，そのことが労働者の健康・福祉のさらなる向上に貢献する。
> ・適切な産業保健活動は，労働者の安全と健康に対する事業者の配慮義務を果たすことに帰結する。
> ・産業保健活動は，職域を対象とするだけでなく，地域・地球環境に配慮しながら，地域社会の公衆衛生の向上にも寄与することが期待される。
> ・職域における安全衛生の確保は事業者の責務であるが，個々の労働者が同時に事業者の活動に協力し，自らの安全と健康のために自主的に努力することが不可欠である。

産業保健は，産業保健専門職の立場からは「労働者や集団・組織の健康レベルの向上への支援」であるが，事業者の立場からは事業目的の推進と安全配慮義務を果たすことにつながる。さらに地域社会の保健活動の1つであることを考える

と，積極的に他職種や社会資源と連携し，地域社会の公衆衛生の向上を目指していくことも必要である。

第2節 ● 産業看護の理念・目的と産業看護職の役割

1. 産業看護の理念と目的

日本産業衛生学会産業看護部会では，産業看護の理念と目的を，産業看護の定義の中で以下のように謳っている（2005年4月23日）。

> **産業看護の定義：日本産業衛生学会産業看護部会，2005**
> 産業看護とは，事業者が労働者と協力して，産業保健の目的[*1]を自主的に達成できるように，事業者，労働者の双方に対して，看護の理念[*2]に基づいて，組織的に行う，個人・集団・組織への健康支援活動である。
> *1　産業保健の目的：
> （1）職業に起因する健康障害を予防すること
> （2）健康と労働の調和を図ること
> （3）健康および労働能力の保持増進を図ること
> （4）安全と健康に関して好ましい風土を醸成し，生産性を高めるような作業組織，労働文化を発展させること
> *2　看護の理念：
> 健康問題に対する対象者の反応を的確に診断し，その要因を明らかにして，問題解決への支援を行う。その支援に際しては，相手を全人的に捉え，その自助力に働きかけ，気持ちや生きがいを尊重することが求められる。

産業看護の定義は以下の3点を特徴としている。
- 産業看護の対象は**個人・集団・組織***であること
- 労働者の健康を守る主体は産業看護職なのではなく，**事業者と労働者**であり，その**自主的な取り組み**を支援すること
- 産業看護職独自のアプローチではなく，産業医や衛生管理者，臨床心理士，作業環境測定士などの専門職および事業主や事業場内各部門の担当者からなる**産業保健チーム**の一員として，**組織的に支援**すること

2. 産業看護職の役割

産業保健チームの一員にあっても，看護職としての役割には以下の特徴がある。
- 労働者を全人的にとらえ，生活の場も視野に入れ，生涯を通じた総合的な健康レベルの向上を図ること
- 個人・集団・組織に働きかけ，地域資源との連携も図ること

【個人・集団・組織】
個人　労働者個人を指すが，職場内に限定してとらえるのではなく，家族や地域の一員であるという社会的存在や，ライフステージの一時期であるという発達段階も含め，全人的にとらえるのが看護の視点である。
集団　事業場全体を指す場合や，部門・部署などの小さいかたまりを指す場合もあり，支援活動を行うときに対象とする単位のこと。
組織　特定の目的を達成するために，役割をもったライン部門やスタッフ部門で構成されている集合体のこと。

- その人が本来もっている適応能力を高めるため，健康障害の予防のみならずポジティブ・ヘルス*の推進も図ること

【ポジティブ・ヘルス】
病気にならないことを目指す（ネガティブ・ヘルス）のではなく，より積極的に今の状態よりもよい健康を目指すこと。

第2章 産業看護，公衆衛生，産業医学の歴史と相互関係

加藤 貴彦／池田 智子

（巻末資料参照）

この章で学ぶこと
▶ 時代のニーズに合わせて発展してきた産業看護の歴史を，近接領域の公衆衛生や産業医学の歴史と合わせて理解しよう。

[キーワード] 公衆衛生（学），ウインスロー，WHO，レヴェルとクラーク，ブレスロー，ラロンド報告，プライマリー・ヘルスケア，アルマ・アタ宣言，Healthy People，HFA2000，Healthy City，オタワ憲章，ヘルスプロモーション，コミュニティ・エンパワメント，ラマツィーニ，工場法，ILO，石原修，暉峻義等，日本産業衛生学会，労働基準法，労働安全衛生法，MSDS，OSHMS，労働安全衛生総合研究所，産業医科大学，地域産業保健センター，産業保健総合支援センター，職業がん，ナイチンゲール，ラスボーン，ロビンソン，ウォルド，AAOHN，保健所法，保健婦規則，開拓保健婦，保健婦助産婦看護婦法，労働安全衛生法，THP，自主対応型，ワーク・ライフ・バランス，ストレスチェック，日本地域看護学会，日本公衆衛生看護学会，日本産業看護学会

はじめに

「看護」の歴史を紐解くと，その原点からすでに「産業看護」の要素を含んでいたことがわかる。訪問看護の創始者として有名な英国のウィリアム・ラスボーンおよびマリー・ロビンソンは，貧困労働者の家庭や地域を含めて安全・健康習慣を身につけさせ，職場の安全な作業慣行の確立に結びつけた。米国のリリアン・ウォルドのセツルメント活動*は看護職による社会事業として公衆衛生看護の起源といわれており，彼女は労働条件・労働環境の改善や子どもの労働問題にも熱心に取り組んでいた。一方，わが国においても，大正・昭和初期から工場の看護職は寄宿舎の管理から家庭訪問まで行った記録が残っており，また戦後の開拓保健婦は，厳しい開墾・農業労働者と家族の生活を支える活動を行っていた。歴史を遡るほど人々の生活は職住一体型であり，労働環境と生活環境の両面にわたってコミュニティ全体のケアを看護職が行っており，公衆衛生や家族看護を含む活動だったことがわかる。

そもそも人々の生活に密着し大きな影響を与えている「労働」は，ほとんどの成人に共通する基本的・普遍的営為である。したがって成人の看護を考えるときには常に，「労働」の要素にも目を向けることが，古くからの看護活動にも自然に根づいていたと考えられる。

このような看護職の役割・機能は，その時代の労働者のニーズに合わせ，柔軟に対応してきた。これは，社会情勢の歴史的背景や他領域学問の発展と濃厚につ

[セツルメント活動]
貧しい住民の住む地区に宿泊所・診療所・託児所などを設け，住民の生活向上のために助力する社会事業。貧困の原因を，個人の問題ではなく資本主義社会の構造にあることを実証したラウントリーの科学的貧困調査や，イギリスで1909年に成立した最低賃金制度，その後の労働者教育活動や地域社会福祉事業などの発展に寄与した。

ながりながらの歩みである。

　したがって本章では，産業看護単独の歴史ではなく，時代背景を軸に，特に関連の強い公衆衛生や産業医学の歴史と合わせて紹介する。本書の読者のほとんどが，看護学と同時に公衆衛生学や医学も学ぶ学生および専門職であることを鑑みて，これらの近接領域を合わせて概観することで，読者にとってはよりわかりやすくなり，また仕事をしていく上にもそのような知識が重要である。

　本章では，まず産業保健の原点となる「公衆衛生と健康」について概説する。次に「産業医学の歴史」について「欧米」と「日本」に分けて振り返り，最後に「産業看護の歴史」を「英米」と「日本」に分けて述べるという3つの大項で説明する。なお，巻末に記載した「産業保健・公衆衛生・産業看護・公衆衛生看護に関する海外および日本の略年譜」も合わせて読み進めていただきたい。

第1節　公衆衛生と健康

1. 公衆衛生とは

　公衆衛生の考え方については，ウインスロー（C. E. A. Winslow）の定義がよく用いられている。

　　『公衆衛生とは，地域社会の組織的な努力を通じて，疾病を予防し，寿命を延ばし，精神的身体的な健康と活力を増進するための科学と技術である。』

　この定義は，「組織的な努力を通じて」という点に意識がおかれている。簡単に定義すれば，「人間の集団の健康を生活習慣のなかで扱う学問」である。すなわち，公衆衛生とは，実験室ではなく，人が生きている生活環境のなかで，人の集団を観察し，環境を含めて健康を考える実践的かつ総合的な活動である。ちなみに，「学」がついた公衆衛生学は，公衆衛生を実践するために必要な科学である。さて，このように定義してみると，公衆衛生は人間の生活と密接に結びついているので，その中身は時代とともに変遷している。そしてもう1つのキーワードである「健康」という言葉の概念も時代とともに変化している。

2. 公衆衛生と健康

　現代の公衆衛生は，1946年のWHOによる世界保健憲章から始まったといえる。ここで「権利としての健康」が明記され，各国は国民の健康に責任をもち，政策を通じて健康の保持という義務をはたさなければならないとされた。この憲章で重要なことは，各国政府に健康保持政策を義務づけたことにある。これ以降，本格的に公衆衛生活動が行われるようになった。1950年代に入ると，公衆衛生はレヴェルとクラーク（H. R. Leavell & E. G. Clark）による疾病の自然史観をもとに展開していくことになった。すなわち，疾病を感受性期*，不顕性期*，

[感受性期]
疾病にかかっていない時期。

[不顕性期]
疾病の過程が始まっているが，まだ臨床症状が現れていない時期。

顕性期・回復期*の3つに分け，それぞれの段階に公衆衛生の役割をあてはめる考え方である。そして，それぞれの時期に予防的措置を提唱し，一次予防では発生そのものの予防，二次予防では早期発見・早期治療による傷害の限局や死亡の減少を目指し，三次予防は疾病に罹患した際の機能回復などをあげている。こうした整理に基づき，一次予防としての健康教育が公衆衛生政策として実施されるようになった。

1970年代に入ると，疾病構造の主体が感染症から生活習慣病へと変化していった。この時代の研究として，1972年，ブレスロー（L. Breslow）によって行われた疫学調査が有名である。ブレスローは，カリフォルニア州アラメダで住民7000人を対象としてコホート調査*を行った。その結果，次の7つの行動と死亡率には強い負の相関があることを報告した。その行動とは，

（1）1日7～8時間の睡眠をとること
（2）朝食を食べること
（3）間食をしないこと
（4）喫煙をしないこと
（5）飲酒は控えるか，しないこと
（6）適切な体重を維持すること
（7）定期的に運動すること

であり，これらの7つの行動は，現在でもなお健康予防や長寿に影響する生活習慣であることが知られている。また，同じ頃から根拠に基づく医療（Evidence-Based-Medicine：EBM）という概念が使われ始めた。従来，漠然と医療の有効性が意識されていたが，結核の減少が医療よりも栄養状態や衛生状態が要因であることや，医療行為が病気を生み出している可能性が報告され，有効で効果的な医療の実践には，科学的根拠が必要であることが求められるようになったからである。

1974年，世界の公衆衛生の潮流を大きく変えるラロンド報告（Lalonde report）が出された。ラロンド（M. Lalonde）はカナダの保健福祉省長官であり，それまでの予防的な公衆衛生に対して，健康増進的な公衆衛生政策を提唱した。ラロンドは健康の決定要因を環境要因・行動要因・遺伝要因の3つに分け，従来の感染症対策を念頭においた一元的な病因論から，生活習慣病に対応した複合的な病因論を展開し，それらの要因を分析する方法論を取り入れた。疾病構造が生活習慣病に転換していくにしたがって，ライフスタイル（生活習慣）にアプローチする公衆衛生活動が盛んとなり，成人病と呼ばれていた疾病が生活習慣病という名称に変更された。また感染症のような1つの病因ではなく，複数の生活要因と遺伝要因との交互作用で発生する生活習慣病への取り組みは，人の健康を疾病との連続性のなかでとらえることの契機ともなった。

こうした報告や研究成果をもとに，WHOは1978年，カザフスタンのアルマ・アタにおいて，プライマリー・ヘルスケアに関する宣言を行った（アルマ・アタ

[顕性期・回復期]
臨床症状が現れ，疾病と診断される時期とその回復期。

[一次予防・二次予防・三次予防]
一次予防：生活習慣改善や予防接種をとおして，疾病や傷害の発生を予防すること
二次予防：健康診断などにより疾病を早期に発見し，早期に治療や保健指導などの対策を行い，重症化を予防すること
三次予防：リハビリテーションなどにより機能回復を図り，社会復帰や再発予防を図ること

[コホート調査]
あらかじめ危険因子にさらされた者とそうでない者（対照者）を調査し，その後の疾病の発生を比較する研究方法。コホートの元来の意味は，古代ローマ軍の300～600人規模の部隊のことである。

宣言*）。プライマリー・ヘルスケアとは，健康を基本的な人権として認め，予防医学を実践することで，健康の実現と適切な医療費の利用を行おうとするものである。特に，地域性の重視（地域ニーズの把握・医療資源の最大活用・地域開発の支援）と住民の自立・自助（保健スタッフを住民の中から選択して住民を含めたチームが継続的に責任を負う）という 2 つを柱としている。

> [アルマ・アタ宣言]
> プライマリ・ヘルスケアを初めて提唱した。

1979 年，米国厚生省はラロンド報告の基本概念に基づいて，Healthy People という新たな国民的健康政策を打ち出した。この新政策の特徴は，健康への危険因子を重視し，個人の生活習慣改善による健康の実現に重点を置いたものであった。人生の年代別に，科学的に立証された数値目標を設定し，国民運動としてその目標を達成する手法をとった。

目標設定により健康改善を目指すという手法は 1980 年代には世界中に拡がった。特に欧州では，1982 年に提唱された「西暦 2000 年にすべての人に健康を」運動（HFA2000）の一環として，32 ヶ国で 12 の領域における約 200 の指標が設定され，運動が推進された。

しかし 1980 年代後半になると，この予防活動に対する批判が展開され始めた。疾病は社会環境に負う部分も大きいため，予防を個人の努力のみに委ねることや，病気になった人をいたずらに非難することは避けるべきということである。そこで 1986 年，WHO（当時）のキックブッシュ（I. Kickbusch）らは，町全体を健康増進に寄与する健康都市（Healthy City）に改善する運動を，欧州を中心に提案した。

この運動は欧州から世界に拡がった。同年，カナダのオタワで開催された WHO 第 1 回健康づくり国際会議では，健康増進を個人の生活改善に限定してとらえるのではなく，社会的環境の改善を含むことを確認し，オタワ憲章*として採択された。この時「人々が自らの健康をコントロールし，改善することができるようにするプロセス」が「ヘルスプロモーション」と定義された。また，グリーン（L. W. Green）らによると，「健康的かつ環境的なサポートを組み合わせること」と定義されている。このように，ヘルスプロモーションは，包括的かつ，社会的および政策的なプロセスであり，個人の技術や能力を高めるだけでなく，社会，環境，経済的状態が健康に与える影響を考慮し，それらを変化・改善させることを強調している。その結果，人々は自らそのプロセスのなかで，コミュニティのエンパワメント（Empowerment for health）と地域活動，そしてさまざまな分野との協調を強めていく必要性が生じた。

> [オタワ憲章（Ottawa charter for health promotion）]
> ヘルスプロモーションの理念を初めて提唱した。

公衆衛生とともに，健康という言葉も併せて理解する必要がある。1946 年，WHO の世界保健大憲章において，「健康は単に疾病がないとか虚弱でないということではなく，身体的，精神的，そして社会的にも完全に良好な状態である」という定義がなされた*。この憲章によって，初めて「権利としての健康」という概念が用いられ，管理者と非管理者といったパターナリズムの健康概念は大きく変化した。すなわち，管理者からの一方的な価値判断で定義されていた健康が自

> * WHO 憲章前文に述べられている健康の定義
> 国際化の流れのなかで，英語原文での理解が必要となってきている。
> Health is a state of complete physical, mental and social well-being and not merely the absence of disease or infirmity.（和訳は本文参照）

らのものとなり，自身の健康実現が権利として認められたことになる。しかし，一方でこの定義には大きく2つの点から批判も受けた。まず，「完全」という言葉であり，人はそもそも完全に良好な状態などありえないのではないかという指摘である。例えば，機能障害をもった存在である高齢者や障がい者は健康を実現できないという指摘である。今日の高齢化社会を迎えた日本にとって，WHOの定義では健康を実現できないことになる。もう1つが健康という状態の絶対的な定義に対する批判である。健康を絶対的に定義することは，価値観の押しつけになる可能性があるのではないかという指摘である。こうした批判に応えるように，現在の健康観は，相対的なものと考えられるようになってきている。すなわち健康とは，健康と不健康というような2極対立的なものではなく，健康から疾病の連続性のなかにあり，そして自己実現や幸福感といった個別的な意味を含むと考える。公衆衛生は，健康の実現を目的とした実学であり，健康の維持・推進を担う政策の展開を追跡することで，公衆衛生の歴史的変遷を理解できる。

第2節 産業医学の歴史

1. 欧米の歴史

人類は，生存のための生活のなかでさまざまな生産活動を行ってきた。その営みのなかで，種々の健康障害が発生していたことが想像される。たとえば，古代ギリシア・ローマ時代には，水道管に鉛が使われており，鉛の採掘や精錬・加工に従事した人々は鉛中毒になった可能性がある。「医学の父」といわれるヒポクラテス（Hippocrates）の書物にも鉛中毒の記載がある。しかし，それ以外には古代から中世まで，ほとんど記録が残されていない。

14世紀のルネッサンス期に入ると，手工業が盛んになり，職人の数も急速に増加したことで，さまざまな職業性の健康障害に罹る人も増加した。1445年，グーテンベルグ（J. G. Gutenberg）が活版印刷の技術を発明し大量の鉛が印刷に用いられるようになったことで，鉛中毒が印刷労働者を悩ませた。

1633年，「産業医学の祖」といわれるラマツィーニ（B. Ramazzini）が，イタリア北部のカルピ町に誕生した。彼は，1700年に「働く人の病」を出版し，1713年にはその改訂版を出した（図2.1）。改訂版では，53の職業についてその内容や

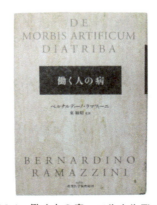

図2.1 働く人の病，ベルナルディーノ・ラマツィーニ 著（東 敏昭 監訳），財団法人・産業医学振興財団，2004年

[アマルガム]
水銀と他の金属との合金の総称。

[鉛顔貌]
蒼白な表情の乏しい顔のことをいう。

疾病について記載し，多くの職人たちの職業性中毒が記載されている。例えば，メッキ（鍍金）工業では，金，銀，銅などをメッキするときにアマルガム*として利用する水銀の蒸気を吸入した職人に眩暈，喘息，麻痺などの症状があり，首や手がしびれ，長生きするものが少ないこと，また，陶磁器の釉薬は鉛を含んでいるため，陶磁器師が鉛中毒となり，手の震えや麻痺，鉛顔貌*があったことが記載されている。

産業革命期に入ると工業生産が飛躍的に増加し，さまざまな化学物質に曝露される労働者数が飛躍的に増大した。政治の権力は資本家にわたることとなり，労働者との経済格差が広がっていった。技術的には道具を用いた手工業の時代が終わり，機械の時代へと入っていった。蒸気による動力のイノベーション，そして紡績機械，製鋼などの技術開発が進み，工場の大量生産の基礎ができあがっていった。また，燃料は薪から石炭，材料は木材から鉄へと転換されていった。この時代は，労働者の健康状態に関して配慮されることは少なかった。

19世紀に入ると合成化学工業が発達し，多くの産業中毒が発生することとなった。1811年にロンドンに灯された街路灯の燃料には石炭ガスが使われたが，副産物として大量のタールが産出された。このタールを利用する化学の発展によって，ベンゼン，ナフタレン，フェノール，アニリン，トルエンなどの有用な化学物質が合成された。1856年にはアニリンから染料が合成され，サリチル酸やアスピリンが合成された。

1890年には電解ソーダ法が開発され，化学工業に必要な苛性ソーダ（水酸化ナトリウム）が大量に生産されるようになった。そして電極として大量に利用される水銀によって，水銀中毒が発生した。また，苛性ソーダと同時に塩素ガスが大量に産生され，その処理の用途として有機塩素系化合物の合成と工業化の研究が行われた。その結果，DDT（dichloro-diphenyl-trichloroethane），PCB（polychlorinated biphenyl），トリクロロエチレンやテトラクロロエチレンの工業生産も行われるようになった。1920年代には塩化メチル，塩化メチレン，そして塩化ビニル樹脂，1930年代には塩化ビニリデンなど，現在もなお我々の身の周りに大量に存在する材料の生産が開始された。この時代，電線工場やコンデンサー工場では，労働者に塩素ざ瘡（ニキビ様発疹）が多数発生したことが報告されている。

[職業がん]
膀胱がんの原因物質として，β-ナフチルアミン，ベンジジンなどがある。また，肺がんの原因物質として，アスベスト，六価クロム，けい酸などがある。

1775年，イギリスのポット（P. Pott）によって，世界初の職業がん*として煙突掃除人の陰嚢がんが報告された。この論文には以下のように記載されている。

　『煙突掃除人たちの運命はつらい。小さい子どもの時から煙突のなかに入れられ，そのススを落とすことが仕事である。これを続けて青年期に達すると悲惨な病気になって死ぬ。他の仕事にはない病気であり，陰嚢の皮膚のしわにススが入り込み，その刺激で起きると考えられる陰嚢がんである…』

これは，世界で初めて環境因子によって人のがんが発生することを示したものであり，化学発がん研究の原点ともいうべき重要な報告である。その後，1876年

フォルクマン（Volkmann）によって，石炭乾留工場の従業員に発生したタールによる皮膚がん，そして，1895年ドイツのレーン（L. Rehn）によって，アニリン染料工場従業員3名の膀胱がんが報告された。

法律に目を向けると，1802年，イギリスで世界発の労働者保護を目的とした**工場法**が公布され，1933年には監督官制度を伴う実効性をもった法律へと整備されている。1898年にイギリスで初代の医学工場監督官に任命されたレッジ（T. M. Legge）は，20世紀前半において鉛中毒の減少に貢献している。

1914年から1918年にかけて戦われた第1次世界大戦はヨーロッパが主戦場となり，兵器や火薬工場などに労働力が動員され，労働災害，過度な労働時間の延長，深夜業の増加，女性や年少者の就業など，労働環境の悪化を引き起こした。この戦争を契機に，欧米諸国では産業保健活動の重要性が認識されるようになった。戦後の1919年，国際連盟の機関の1つとして，労働者の労働条件と生活水準の向上を目的として，国際労働機関（International Labor Organization：**ILO**）が創設された。

第2次世界大戦後，DDTは殺虫剤として大量に使われ，DDT，BHC（benzene hexachloride）などの有機塩素系化合物は，1971年に生産が中止されるまで，農薬として大量に利用された。有機塩素系化合物は自然界にほとんど存在せず，難分解性で高蓄積性という化学的特徴のため，今日でもなお環境汚染の代表的な化学物質となっている。

その他，注目すべき職業がんとして中皮腫*と肝血管肉腫*がある。アスベスト*（石綿）による中皮腫は，1956年，南アフリカのヨハネスブルクのじん肺研究所で発見された。また，ケンタッキー州の塩化ビニル工場の従業員に，塩化ビニルモノマーが原因と考えられる肝血管肉腫の発生が報告された。これらの悪性腫瘍は一般的には稀にしか発生せず，職業と特異的な関連性が強い。

2. わが国の歴史

（1）江戸時代まで

日本の江戸時代以前には，冶金，金属加工，織物，鉱山からの採鉱などの労働があったが，それらによる健康障害の記録はない。しかし，8世紀に建造された奈良の大仏には金メッキのために大量の水銀が使われており，多くの職人が水銀中毒を患ったと推測される。

江戸時代になると，幕府によって鉱山開発が行われ，佐渡金山の労働者には「やまけ」，足尾銅山では「よろけ」と呼ばれた，今でいうけい肺*が発生し，非常に恐れられていたようである。1803（享和3）年に，国学者・菅江真澄が，東北の大葛金山を訪れた際の記録として，「金山の鉱夫は，煙毒で若死にする」というけい肺に関する記録を残している。

［中皮腫］
中皮由来の原発性腫瘍で，胸膜，心膜に発生する。特に胸膜中皮腫はアスベストとの関連特異性が高い。

［肝血管肉腫］
肝癌の一種で，非上皮性で悪性の腫瘍である。塩化ビニルモノマーとの関連特異性が高い。

［アスベスト］
天然に存在する繊維状の鉱物の一種であり，広く工業原料として利用されてきた。長く多量に吸入すると，肺線維症，中皮腫，肺がんなどを発症する。

［けい肺（珪肺）］
じん肺のなかで最も頻度が高く，遊離けい酸が原因物質である。遊離けい酸は地殻中に普遍的に存在する物質である。けい肺は，鉱山・鉱業，採石・加工業など，岩石など微細な粉じんを吸入する職場で発生する。

(2) 明治・大正時代

明治に入ると，欧米列強に対抗するために富国強兵政策がとられ，国は工場経営や鉱山開発を積極的に進め，後にこれらを民間に払い下げた。明治初期の工業は生糸産業を中心とした軽工業であり，その多くは小規模な経営であった。製糸や紡績工場では多くの若い女性が雇用され，15～16時間の長時間労働がふつうであった。一方，重工業は最初から国営の軍需工場として発達した。

1894～1895（明治27～28）年の日清戦争の頃は，金属機械工業が発達し，織物工場も機械化され，日本の産業革命ともいえる時代であった。労働者数は増加していったが，女子労働者が過半数を占めていた。特に製糸工場では，農村から出稼ぎにきた女性労働者が多く，長時間労働に加え，彼女たちの寄宿舎は劣悪な環境にあった。こうした労働環境により多くの女工が結核によって死亡したことを契機に，わが国で初めて労働者を保護する法律として，工場法が1911（明治44）年に議会を通過した。

この工場法の施行に尽力したのが石原修である。石原は日本産業医学会の創設者でもあり，工場法とともにできた鉱業法の最初の鉱業監督官でもある。石原は工場における結核患者だけでなく，罹患し帰郷した者のなかにも多くの患者がいることをつきとめ，その調査結果を1913（大正2）年，『国家医学会雑誌』に2つの論文「女工ノ衛生学的観察」「女工と結核」として発表した。石原の論文「女工ノ衛生学的観察」の別冊「衛生学上より見たる女工の現況」が，貴衆両院議員に配布贈呈されたことが契機となり，「工場法」は議会通過5年後の1916（大正5）年にようやく施行された。工場法成立に資本家は反対したが，結核の蔓延による体力低下を懸念した軍や，医師会の建議も成立を後押ししたといわれている。

日本での業務上疾病が定められたのは工場法であり，古瀬安俊が医師としてわが国で初めての工場監督官の任についた。今でいう労働基準監督官のような職である。1923（大正12）年，工場法改正と工業最低年齢法が成立し，1929（昭和4）年には，婦人・少年の深夜業禁止が発効し，労働者保護の法律が整備されていった。

明治の初めからの産業保健に関する書籍をふりかえると，それらのほとんどは訳本である。わが国で初めての産業医学の本は，東京の芝区愛宕山で開業していた窪川忠吉（当時29歳）による『工業衛生学』（1901年）（図2.2）である。欧州各国の工場法を紹介し，労働者保護のための法律の必要性を論じた本書は，わが国の産業保健史上，極めて学術的価値の高いものである。

1921（大正10）年，岡山県倉敷町に，倉敷紡績社長の大原孫三郎によって，倉

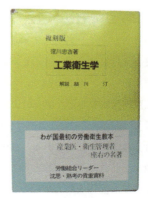

図2.2　工業衛生学（復刻版），窪川忠吉著，財団法人・労働安全衛生研修所，1990年

敷労働科学研究所が設立された。日本で最初の産業保健に関する研究機関である。初代の所長は**暉峻義等**（てるおか ぎとう）であり，労働者の疲労に関する研究を開始し，「労働科学研究」を1924（大正13）年に創刊した。倉敷労働科学研究所は，この領域では初の民間研究所であり，その後，川崎，千駄ヶ谷に移転し，現在の労働科学研究所となった。1929（昭和4）年は，日本産業衛生学会の前身となる産業衛生協議会が発足した年である。産業衛生協議会は，労働科学研究所の初代所長であった暉峻が中心となり，工場の医師や行政官などに呼びかけ，87名が倉敷に集まって発足し，1932（昭和7）年には日本産業衛生協会となり，その後，**日本産業衛生学会**へと発展していった。

（3）昭和時代

　1931（昭和6）年の満州事変以降，重化学工業が発展し，1942（昭和17）年には，金属，化学，機械工業の労働者数が全労働者数の50％を超え，男子労働者が女子労働者よりも多くなった。1938（昭和13）年に工場法の省令によって「工場医」が規定された。しかしこの頃から，軍国化のなかで工場法はほとんど機能しなくなっていった。1945（昭和20）年に第2次世界大戦が終わるまで，年少者，女子，学生は大量に軍需生産工場に動員され，戦争のために安全と衛生が犠牲となった。

　1972（昭和47）年に労働安全衛生法が成立するまでの産業保健の課題を振り返ってみると，以下の5つの課題があったと考えられる。第一に産業災害の問題，第二に，製糸工場などでの長時間労働による身体的・精神的疲労の問題，特に年少者や女性など社会的弱者の労働問題，第三に劣悪な労働環境による感染症，わが国では特に結核の問題，第四に，産業現場で使用される化学物質の中毒，第五に産業現場の騒音，振動，光線，温・湿度など物理的要因の生体影響である。

　第2次世界大戦後，技術革新の波が押し寄せ，労働の機械化が進んだ。1955（昭和30）年頃には，豊富な水力と石炭を利用し，塩化ビニルなどの合成樹脂の生産が本格化し，石炭から得たベンゼンを溶剤として利用した。その結果，ビニルサンダル製造従事者にベンゼン中毒による造血器障害が多発し，大きな社会問題となった。これを契機に，有機溶剤中毒予防規則が制定され，ベンゼンの溶剤としての使用は厳しく制限されるようになった。1960（昭和35）年頃からは石油化学工業が発展し，多種多様な有機化合物が生産され，職業性中毒が多数発生した。また，工場から排出された化学物質による公害が社会問題となった。その結果，公害反対とともに，職業病をなくすための労働者運動も盛んになり，**労働基準法**のなかの安全衛生に関わる内容を充実させた**労働安全衛生法**が1972（昭和47）年に制定された。労働基準法では，労働条件に関する最低基準を示し，その遵守を強制するという性格が強かったが，労働安全衛生法では，労働者の健康安全確保と快適な職場環境の形成が目的とされ，わが国の労働衛生は大きく進んだ。こうした法整備と，企業と労働者それぞれの努力によって，徐々に労働災害は減少し

ていった。労働災害による死傷者数は，1961（昭和 36）年の 6712 人をピークに減少していった。しかし，近年は下げ止まり傾向にあり，特に重大事故は減少していない。

1973（昭和 48）年の第 1 次オイルショックを契機に，わが国の高度経済成長期は終わり，化学工業の分野においても省資源・省エネルギーの形態へと変化していった。1991（平成 3）年のバブル崩壊後の長期間にわたる経済不況のなかで，労働者数が削減され，労働者の構成が変化した。正規雇用労働者は派遣労働者やパート労働者などの非正規労働者に置き換えられ，長時間労働*や過重労働*が増え，過労死*，自殺の増大など，メンタルヘルス不調が産業保健の重要な課題となった。

産業保健管理については，労働衛生 3 管理（作業環境管理，作業管理，健康管理）に加え，これらを総合的に推進するために組織・体制を整備し，問題点の把握を行うなどを担う総括管理の重要性が認識されている。1990 年代には，国際化にマッチした法令や制度の整備が進み，化学物質安全データシート（Material Safety Data Sheet：MSDS）や労働安全衛生マネジメントシステム（Occupational Safety and Health Management System：OSHMS）が加わり，新しい産業保健実務の基本ルールとなりつつある。

3. 産業医学の教育・研究・支援組織

産業医学の研究機関として，1956（昭和 31）年，労働省付属の労働衛生研究所が設立された。この研究所は 1976（昭和 51）年に産業医学総合研究所となり，2006（平成 18）年には産業医学安全研究所と統合され，現在は労働安全衛生総合研究所となっている。また産業医学の振興と優れた産業医および産業保健技術者の養成を目的として，1978（昭和 53）年に産業医科大学が設立された。

労働衛生における産業医に関する行政的な対応をみると，労働基準法における産業医は，「医師である衛生管理者」という位置づけであった。1996（平成 8）年の労働安全衛生法改正により，産業医は「産業医学に関する知識について一定の要件を備えること」となり，その結果，産業医学の研修受講等が必要要件となり，専門家としての資格が整備された。

1959（昭和 34）年，日本産業衛生協会から進化した日本産業衛生学会が誕生した。機関誌「産業医学」を発刊し，その会員数は 7590 名（2016 年 3 月時点）に達し，わが国の産業保健研究の中心として機能している。

労働者の健康管理には，産業保健スタッフによる衛生管理体制の確立が不可欠であるが，50 人未満の事業所では実現が困難である。そこで 1993（平成 5）年より，各都道府県に，事業所の産業保健活動の支援を目的として産業保健推進センターが開設され，専門相談や研修活動が開始された。併せて小規模事業所を対象とした労働者の健康相談，訪問指導，情報提供を目的として，地域産業保健センターが設置された。2014（平成 26）年からは，地域産業保健センターと産業保健推進センター，そしてメンタルヘルス対策支援センターの 3 つを統合し，産業保

[長時間労働]
わが国では労働基準法第 32 条で，1 週間に 40 時間，1 日 8 時間と労働時間の上限が決まっている。この上限を大幅に超えて労働することを長時間労働という。

[過重労働]
労使間で定めた時間外労働の範囲を大幅に超える状態。月 100 時間または 2〜6 カ月で月 80 時間を超えると，過重労働とみなされる。過重労働が原因の疾患による死亡または自殺を過労死という。

[過労死]
社会医学的な用語。長時間の時間外労働や精神的・肉体的な負担で，労働者がくも膜下出血や心筋梗塞などの疾患で突然死することや，過労が原因で自殺すること（過労自殺）をいう。

> **COLUMN**
>
> **細川一と水俣病**
>
> 　2016（平成 28）年は，「公害病の原点」といわれる水俣病の公式確認から 60 年目の年である。この水俣病に関わり，組織のなかで苦悩した医師としてチッソ附属病院長の細川一がいる。細川は，チッソという会社組織に雇用された医師（今でいえば産業医）であり，水俣病の原因解明に取り組んだ研究者でもある。彼は水俣病の原因解明につながる実験結果を得ながら，さまざまな理由からその公表を控えた。しかし，生涯，自らのその判断に苦悩した。同じく水俣病に深く関わった医学者として，原田正純がいる。原田は一貫して水俣病の患者サイドに立ち，患者救済に生涯を捧げた。
>
> 　私は水俣病に関わった 2 人の医学研究者の姿勢を見ながら，「組織人と個人」という二極のなかで，「産業医の中立性」とはどこにあるのか，そして自分ならどこに身をおくべきかを思案している。原田の強さに感動しながら，細川の苦悩にも人間として惹かれるものがある。みなさんも「組織から個人という連続性」のなかで，自分の立ち位置について，そして中立の意味について考えてほしい。

健総合支援センター・相談窓口（地域産業保健センター）として，都道府県ごとの総合的な産業保健活動を実施している。

4. わが国の職業がんの歴史と近年の事例

　特定の職業に従事することにより，その職業に特有な発がん因子に曝露して生じるがんを**職業がん**とよんでいる。化学発がんに関する研究の発展において，わが国は大きな業績をあげている。1935（昭和 10）年，八幡製鉄所病院の黒田静と川端是辰が発生炉工場の作業者に発生した肺がんをドイツの医学会誌に発表した。この報告が，タール蒸気による職業性肺がんを示した世界最初の報告であった。1948（昭和 23）年，ポットの報告（p.10 参照）から 173 年後，わが国で初めて，同じ八幡製鉄所病院の丸岡紀元が「陰嚢に発生する職業性タールがん」を報告した。これはススではなく，作業者が常にタールで汚染されている指先で陰茎基部を放尿時に触ることによって発生したと考えられる症例であった。

　職業性皮膚がんや肺がんと並んで重要な職業性膀胱がんがある。1961（昭和 36）年頃から，東京女子医大の石津澄子はベンジジンや β-ナフチルアミンなどの工場に発生した膀胱がんの調査研究を開始し，検診体制を確立した。石津の活躍は職業がん対策として特筆すべき業績である。

　過去の曝露に起因すると考えられる尿路系がんは，その後も一定数の発生はあったものの，多くの職業がん問題はわが国では終焉しつつあると考えられていた。しかし，そうした状況下，2005（平成 17）年，兵庫県尼崎市にあるアスベスト使

用工場の従業員が中皮腫によって「過去10年間で51人が死亡」していること，そしてアスベスト曝露歴のない工場周辺住民5人に中皮腫が発生していることが報道された。アスベストが中皮腫や肺がんなどの重篤な健康障害を引き起こすことは1960年代には明らかとなっており，本事例は産業保健関係者や住民にも大きな驚きを与えた。さらに，2012（平成24）年，大阪市の印刷会社の元従業員らが胆管がんを発症したとする労災事例が報告された。従業員らは，オフセット印刷の「校正印刷」という作業に従事しており，洗浄剤として使用されていた1,2-ジクロロプロパンとジクロロメタンが原因化学物質として可能性が高いと推測された。この会社では安全衛生管理体制の不備が指摘され，衛生委員会の開催，健康診断による健康状態の把握，産業医の選任や衛生管理者による巡視などの重要性が指摘された。こうした事例は，わが国においても職業性腫瘍が依然として未解決の問題であることを産業保健関係者に認識させた。

第3節 産業看護の歴史

　産業看護は「企業等に雇用され，労働安全衛生法等に則った活動をする専門職」ではなく，「すべての労働者を対象に，看護の理念に則った活動をする専門職」である。この概念（定義の一部）からすると，産業看護の起源がいつになるのか，成人看護や公衆衛生看護等他領域の看護との厳密な区別は難しい。

　また労働者の健康はその家族にも大きな影響を与える。家族看護の理念から考えると労働者のみへの看護を切り離すことはできず，実際に歴史を遡るほど労働と家族生活の場は一体化していることが多い。また農業労働や炭鉱労働などは，家族も含めてより広いコミュニティ全体として独特な文化を有する。このことから実際に，国内外においても古くから産業看護職は，労働者の家族へのケアや職場全体への集団ケアも行っていたことが明らかになった。

1. 英米の歴史

　看護の祖として有名な**フローレンス・ナイチンゲール**（F. Nightingale）の活動はどうだろう。1858年，ナイチンゲールは英国陸軍の死亡者の原因別記述統計を明らかにする統計図を独自に作成することで主要死因をつきとめ，これに対する対策の徹底により，42%にまで跳ね上がっていた死亡率を2ヶ月後に15%，3ヶ月後には5%にまで激減させた。その成果を同じダイアグラム上に表記し，活動の前後比較を政府に提示したことで，その後の保健制度および陸軍の組織改革にもつなげた。したがって，英国において彼女は疫学・統計学の先駆者としても認識されている。ジョン・スノー（J. Snow）がロンドンにコレラの感染地図を描いたのと同じ頃のことであった。

　さらにナイチンゲールはこの時実施した対策を「新鮮な空気，陽光，暖かさ，清

潔さ，静かさを適切に保ち，食事を適切に選択・管理すること，一日の生活リズムをつけること…」等と記述し，「すなわち，患者の生命力の消耗を最小にするようすべてを整え，回復力を高める援助をすること」とまとめ，これを「看護」と定義した。この過程は，量的研究では盲点となる対象者の主観を含むアクチュアリティに接近し，研究者が対象者との協働により現実を変革するまでの役割をとることで情報を探り出し，質的・帰納的に個別化されない真理を抽出したアクションリサーチ研究の最古の見本といえる。そして「看護」を当初より，決して個別的手当てや治療の補助に留まることではなく，人間の自然治癒力を重視し，予防医学の重要性を明確にし，環境管理やポピュレーションアプローチ（p.150 参照）を含む行為ととらえていた。1895 年には次のような言葉も残している。

『看護とは，病気の人にサービスをするだけでなく，健康な人にもサービスをすることである。われわれは人々に，いかに生きるかを教えなければならない。』

すでに今日の公衆衛生の基本的活動をすべて「看護」の中に包含していたといえ，現在の「看護行為」も自ずとこのような理念に基づいて展開されるようになった。またこの 19 世紀の英国産業革命時代に，工業繁栄の陰で貧困生活を送る労働者達が病気になっても受診できない状況を見かね，1859 年に**ウィリアム・ラスボーン**（W. Rathborn）が看護師**マリー・ロビンソン**（M. Robinson）を伴い病人の看護に加えて予防目的に衛生指導を行ったことは，訪問看護の起源として広く知られている。この活動は，労働者が元気に働けるように，治療は当然ながら，生活指導により病気の予防を図った最初の公衆衛生看護活動でもあり，産業保健活動とも考えられる。この活動を基にナイチンゲールの援助によって設立されたリバプール王立看護学校では，地区看護教育も含め，卒業生は英国企業や米国企業にも雇用されることになった。

19 世紀末の米国では，欧州からの移民たちが住み着いた町であるニューヨークのイースト・サイドにおいて，看護師であり医学生でもあった**リリアン・ウォルド**（L. Wald）が 1895 年に世界初の看護師セツルメントを開設した。彼女の自伝には，子どもの労働や若者の職業病，女工の労働条件や出産・育児との両立について克明に描かれている[1]。実態調査，安全対策，適切な賃金要求，労働組合の設立などを実践し，市や国の政治にも働きかけて啓発にも努めた。公衆衛生看護は社会への公正性を基本姿勢とし，集団ケアに留まらずそれを政策につなげる役割まであることは，現在の保健師なら当然心得て日常的に行っている業務であるが，ウォルドの功績が大きく影響していたことがわかる。

これらの先達の尊い実践は「臨床看護」「家族看護」「在宅看護」「公衆衛生看護」などにわたる歴史として広く認識されているが，その活動をよく見てみると「労働」の要素や「労働者が家族にもたらす影響」の要素を必ず考慮している。「労働者の看護」（産業看護）の視点から見てみても，「家族」や「生活」と切り離して「職場」だけでケアをしても意味がないことがわかる。また個別手当てだけでも限界があ

り，職場全体や自治体ならびに国の制度・政策にもつなげていかないと根本的解決に至らないこともわかる。「労働はすべての人類に普遍的な営み」であることを認識すると，「成人看護」や「家族看護」「老年看護」「精神看護」「母性看護」「小児看護」「在宅看護」「公衆衛生看護」等すべての看護専門家に「産業看護」の知識が重要であるともいえる。

　さて，狭義の産業看護の歴史を辿ると，英国企業に雇用された最初の看護職はフラワーデイ（P. Flowerday）といわれている。彼女は1878年にノーフォーク州のコールマン商会に雇用された。また，米国ではスチュワート（A. M. Stewart）が最初といわれており，彼女は1895年にバーモント大理石会社に雇用された。当初は休業者への訪問看護や救急看護が中心であったが，労働条件改善と労働者保護の機運の高まりによって，次第に予防的保健活動へと発展していった。その後，第一次世界大戦による生産増大に伴って企業の看護職雇用が拡大し，ボストンでは1915年に産業保健婦の登録が行われるようになった。

　産業保健婦は労働者の健康の守り手という人道的評価や，企業運営にとっても有益であるとの社会的評価を受けて，その後も増加・定着して行った。1920年に米国保健婦協会の中に産業保健婦部会が設けられ，さらに1942年には米国産業保健婦協会が設立された。国際労働機関（ILO）はこの活動に早くから注目し，1959年の産業衛生サービス勧告において，彼女らが「権限ある団体によって規定される水準による資格を持っているべきである」と明記した。

　一方，現在の世界の産業保健における看護職の活躍に大きく影響した史実として特筆すべきなのは，1972年のローベンス報告である（下記参照）。この報告に基づき英国では1974年に「職場における保健安全等に関する法律」（Health and Safety at Work etc. Act 1974　略称「HSWA」）を発行し，従来の「法規準拠型」から「自主対応型」の安全衛生活動へと改革を成し遂げ，EU圏の先進工業国もこれに続くようになった。現在では日本も含め世界の国々で，「自主対応型」の産業保健活動が基本となった。このことは看護職にとって，事業主と従業員が自主的活動を進められるようにするファシリテイターとしての活躍の広がりにつながった。

ローベンス報告

　それまでの英国の産業保健は，法によって詳細に規定された事項に従うことを要求される「法規準拠型」が主流であった。しかし，あまりにも法律が多すぎること，法律の多くが本質的に不備であること，監督機関が再分化しすぎていることを問題点とし，これに代わる手法として，基本的に必要な事項のみを規定し，細部は事業者の自己責任に委ねる「自主対応型」を提案した。その大きな特色として，最低基準の達成のみでなく，合理的に実施可能な範囲（So far as is practicable）においての向上を求めていることが挙げられる。

　提出から40年以上を経た今日でも，同報告はその重要性を失っておらず，現在も世界の労働安全衛生政策に大きな影響を与えている。

近年米国では，産業環境看護職（Occupational Environmetal Health Nurse：OEHN）の職能団体である米国産業看護協会（The American Association of Occupational Health Nurses Inc：**AAOHN**）が，1999年4月にOEHNの資格と専門的役割について「コンピテンシー」として公表した。以後，AAOHNは，4年おきにOEHNの専門性と行動特性を改定し出版することで，産業看護職の職務・人材育成・および実践能力について公開し，市民やステークホルダーに対して職能集団としての説明責任をはたしている。

現在米国の産業看護職の多くは修士課程の修了者であり，資格としては，大学院卒業後に取得できる産業看護専門看護師（certified occupational health nurse-specialist：COHN-S），あるいは産業看護のプラクティショナー（occupational health nurse practitioner：OHNP）を有している。

2. わが国の歴史[2-5]

（1）芽生え：明治〜大正

日本では1800年代から鉱夫の煙毒*に関する記録がある。わが国の労働衛生の芽生えは鉱山にあったともいわれ，足尾銅山では1884年本山に医局が開設され，看護婦も常駐した記録がある。その後，釜石製鉄所，八幡製鉄所，鐘淵紡績，印刷局にも医局や診療所が開設された。看護婦がいた記録はあるものの，その業務内容は明らかになっていない。炭鉱や紡績の過酷な労働，栄養不足，不衛生な生活環境から，脚気*（次ページのコラム参照），じん肺*，結核*，外傷を患う者が多数出たことにより，政府は1882（明治15）年から工場法立案に入った。しかし資本家や経営者からの猛反対にあい，法案の制定は難航した。1911（明治44）年になって公布に至ったものの，産業の沈滞を理由に施行はさらに延び，1916（大正5）年にようやく実施された。

労働者救済の施策は，青少年の結核罹患率上昇によって緊急性を帯び，看護職が女工寄宿舎の生活管理や労働者の健康管理をはじめた。戦時体制下では生産増強のため労働衛生の重要性が増し，医学者たちのこの分野への進出も活発となり，協力して働く看護職が要請された。1921（大正10）年，倉敷紡績社長・大原孫三郎は私財を投じ岡山県倉敷町の万寿工場内に，暉峻義等らの参加を得て倉敷労働科学研究所を設立した。職工の疲労や健康に関する科学的な研究に取り組みはじめ，わが国の労働衛生学の発展に大きな影響を与えた。看護婦たちも労働衛生活動から身上相談まで行っていた。1922（大正11）年，工場，鉱山，交通業などの従事者を被保険者とする「健康保険法」が制定され，健康保険組合が設立されると，会社・工場や健保組合で，傷病者の処置のために診療所が設置されるようになった。その中で看護婦の業務は，従業員の傷病対策中心から，次第に伝染性疾患の予防対策へと広げられていった*。

一方，地域行政を拠点とする保健師*の活動は，大正時代の社会事業の成立および，当時の「公衆衛生看護婦」のリーダーが英米留学により公衆衛生看護活動を

[煙毒]
燃料鉱物や金属鉱物の採掘や精錬時に発生する排煙や鉱毒ガスによる健康障害。

[脚気]
ビタミンB1不足により起こる疾患。全身倦怠感，食欲不振，下腿浮腫等の症状がある。江戸から昭和初期まで多くの死者を出し，原因不明の病気と恐れられていた。

[じん肺]
粉塵や微粒子を長期間吸引し，肺に蓄積することによって起こる肺疾患の総称。化学成分により症状は異なるが，石綿肺（p.95参照）やけい肺（p.11脚注参照）などがある。

[結核]
結核菌の経気道感染で起こる。全身倦怠感，食欲不振，体重減少，長期間の微熱，咳嗽，血痰などを主症状とする感染症で，紀元前からの古い病気である。日本では明治以降の産業革命とともに蔓延し，昭和25年まで死因の第1位を占めた。「国民病」「亡国病」とよばれ，医学史のほか経済史や文化史にも強い影響を与えた。現在では治療法が確立されているが，依然として日本の結核罹患率は先進諸国よりも数倍高い。

* 長野県岡谷市の市立蚕糸博物館に「製糸工場病室看護婦名簿」が所蔵されている。当時を知る人からの聞き取りによると「このあたりの大きな工場には看護婦が雇われており，ほとんどが寮母を兼ね，寮と病室の管理をやっていた」とのことである[4]。

* 当時は「公衆衛生看護婦」「公衆衛生訪問婦」「巡回看護婦」などの呼称で呼ばれた。

> **COLUMN**
>
> **看護学の父・疫学の父：高木兼寛**
>
> 　高木兼寛（1849-1920）は宮崎県宮崎市高岡町出身の海軍軍医であり，慈恵会医科大学の学祖である。そして看護学の重要性を認識し，わが国初の看護学校の創設者でもある。宮崎県立看護大学にはすばらしい講堂があり，高木講堂と名付けられている。高木の医学者としての最大の功績は，脚気と食事との関連を明確にしたことである。今でこそ脚気の原因はビタミンB1不足であることが明らかになっているが，明治時代は原因不明の病気として恐れられた。高木は脚気の原因が白米中心の和食にあるという仮説を立てた。そして遠洋航海船"筑波"を用い，大量の脚気患者が発生した"龍驤"と同じ航路をとらせて比較検討するという日本初の大規模な食事介入研究を行った。その結果，改善食（麦飯）を与えた筑波の乗組員のあいだでは脚気患者が激減し，その原因の1つが白米食にあることを明らかにした。こうして高木は海軍の脚気患者を減らすことに成功する。一方，陸軍軍医首脳であった森 林太郎（鷗外）は実験室で白米食の分析を行い，白米食がパン等の小麦食より栄養学的に優れていると報告し，高木の説を"統計にもとづく学理なき説"と非難するに終始した。脚気の原因をめぐる海軍・高木兼寛，陸軍・森 林太郎との学問的対決が，吉村 昭著の『白い航跡』（講談社）に描かれている。

日本に導入したことで発展を遂げていった。ロンドンで公衆衛生看護を学んだ田淵まさ代による日本赤十字社の社会看護婦育成や，関東大震災を契機に開始された済生会巡回看護事業などがその始まりである。

（2）昭和初期

　昭和に入り，米国コロンビア大学で学んだ保良せきが推進した大阪朝日新聞社会事業団の公衆衛生訪問婦協会の設置，米国の公衆衛生看護婦であったクリスチャンM. ヌノが中心となった聖路加病院公衆衛生看護部の活動，東北地方の凶作が契機となった東北更新会等の活動と並んで，簡易保険の健康相談所*においても開業医と連携しながらの被保険者への巡回看護制度が開始されていった。

　この時代の社会状況は，1931（昭和6）年の満州事変と翌年の五・一五事件による政党政治の弱体化など，大正デモクラシー時代とは一線を画す戦時体制へと急速に変化していった。重工業や化学工業が重視され，鉱業とともに生産増強に対する戦時要請が強化されるようになった。この社会状況は，工場結核とともに新たな職業病の発生をまねいた。1935（昭和10）年には，業務上の疾病指定に炭疸病，けい肺，ワイル氏病，日射病，熱射病などが挙げられ，労働者災害扶助法が適用されることが告示された。

　1933（昭和8）年，社会局長官の「労働者の肺結核予防上適当なる施設如何」の

[簡易保険健康相談所]
被保険者の健康相談や巡回看護を行う施設として，逓信省により大正11年（1922）に通信局所在地7ヶ所に設置された。社会保険制度が未熟な時代に重要な役割を果たし，昭和19年には321ヶ所となった。その後全国313ヶ所の簡易保険健康相談所は保健所に統合されたことより，保健所のルーツともいわれている。

諮問に対し，日本産業衛生協会（現・日本産業衛生学会）は答申の中で勧告を行っている。その要旨は以下のとおりであった。

(1) 発病防止に関するもの
- 入社時の健康診断の励行
- 工場医および鉱山医の設置
- 過労の防止
- 労働者の健康の保持増進のために栄養改善，衛生施設の改善を行う
- 肺結核の早期発見
- 保健看護婦（現在の保健師）または保健係の設置
- 健康相談所の増設および内容充実

(2) 感染防止に関するもの
- 開放性結核患者の隔離と消毒
- 健康保険法の医療給付（結核に対する期間の延長）
- 労働者のためのサナトリウム設置

例として，藤倉電線，日本鋼管，石川島造船その他の工場などで公衆衛生を専攻した看護婦が採用されるようになり，「健康相談婦」や「家庭訪問婦」「保健看護婦」等の名称で，健康診断，保健指導，家庭訪問等により主に結核対策に尽力するとともに，職場内，寮，社宅等の伝染病や食中毒の予防対策，衛生教育にも当たるようになった。1937（昭和12）年に刊行された「日本産業衛生協会会報 53号」に，大阪東洋紡績における「産業看護婦」の活動状況が報告されており，そのなかで英，独における産業看護についてもふれられているのは興味深い（下記参照）。

このように，わが国のみならず英，独にも共通して，職場のみならず家庭にも訪問し，家族も含めた健康相談や，彼らの文化に合わせたアウトリーチ型活動*

【アウトリーチ型活動】
看護・医療を最も緊急に必要とする人ほど，困難を抱えながらもさまざまな理由で病院や保健所に足を運ばない人が多く，施設型支援では取りこぼされてしまうことが多い。アウトリーチはこうした潜在的なニーズとつながる手法として開発され，まずは現場に足を運び共感的に理解することを基本とする。最近では芸術文化や教育などさまざまな分野で必要とされ広がりを見せているが，保健師では草創期より訪問を基本とするアウトリーチ型活動を基本としてきた。

> 「産業看護婦に就て」東洋紡績 近松寅三（日本産業衛生協会会報53号 抜粋）
>
> 扨て我社東洋紡では昭和5年より此制度を採用，係員を工場に多年勤務の看護婦中より選抜し，之を保健看護婦と名称して工場寄宿舎内に配置（健康相談室を特設）常に従業員家族の保健に関して良き相談者となり，疾病の早期発見並に衛生知識の向上を図り其指導に当たらしめてをる。鯉沼教授の御話では近頃英独にも高給のFabrikpflegerin; Fabrik-Nurseが居り，独逸の如きは数工場を兼務し工場のみならず労働者の家庭にも出張して指導保健に任じてをると云ふことである。而して彼のFabrikpflegerinが如何様に活動してをるか詳細は不明であるが，工場経営法，風俗習慣，其他諸般の事情の異る我国では此制度の上にも亦特殊性が認められる。例へば工場の建設にしても外国では土地の住民を目当に営まれてをるが，吾国の工場は大抵都市を離れて存在し殊に我国産業の主要位置を占むる繊維工場の従業員は殆ど農山漁村の教育並に衛生思想の低い家庭の子女を募集し，之を本邦独特の寄宿舎に収容せしめてをる。従て斯る女工手に対する取扱には大に考慮を要し既ち其制度は我国情に適応したるものでなくてはならんと考える。

を常に考えていたことがわかる。

　企業における労働衛生研究も盛んになり，日本鋼管予防医学研究所，三井産業医学研究所，八幡製鉄所労働衛生研究室，芝浦製作所労働研究室，鐘淵紡績労働衛生研究室などが設立された。

　1937（昭和12）年，保健所法が制定され「保健婦」という名称が用いられるようになった頃，日中戦争が始まり，企業の多くは軍需工場へと変わっていった。一般徴用工，動員学徒等を含めて従業員は何十倍かに増加し，ほとんどの企業や工場で保健婦が採用されるようになった。生産第一の時代にあっても保健婦はたえず工場を回り，外傷現場の調査，作業環境改善の提言，傷病発生統計作成等の災害防止に努めたほか，伝染病予防のため便所，寮，食堂の衛生状態点検や指導などを行ったとのことである。また，従業員全員の個別記録を作成し，病気休業者の家庭訪問，衛生教育，相談のほか，動員学徒の特別健康管理，ツベルクリン反応検査・BCG接種，要注意従業員の日課表を作成して安静時間を与えるなど，幅広い活動も行っていた。

　一方，当時全国の地域でも広く「保健婦」が活躍していたが，彼女らは「社会保健婦」「社会事業保健婦」「健康保健婦」「農村保健婦」「巡回保健婦」「応召軍人家族巡回保健婦」など，さまざまな呼ばれ方をし，活動内容も不統一な状況であった。そうしたなかで，保健婦たちは自らの専門レベルの統一と身分確立を求めて立ち上がり，1940（昭和15）年に第一回全国社会保健婦大会を大阪朝日新聞社講堂にて開催した。「東北から沖縄までさまざまな呼称の保健婦が620人参加し，体験発表と技術交流を行った。この領域の職種を確立する必要性を認識し，政府に要請した」と記録されている。このような動きに呼応し，厚生省も「国民保健指導業務の重要性に鑑み，保健婦資格を一定させよう」という姿勢を示した。こうして翌1941（昭和16）年には厚生・文部両省の後援を得て，さらなる大規模な第二回全国保健婦大会が開催され，北海道，台湾，朝鮮からの参加者を合わせて800人が参加した。なお，参加者名簿には「工場衛生婦」「工場看護婦」などの名称がみられたことから，産業看護職も多く参加していたことが伺える。この大会において，東京保健婦協会の井上なつゑを中心に，厚生大臣への「保健婦ノ資格制定促進方建議ノ件」がまとめられ「保健婦の現状においては職域奉公の実を挙ぐるに欠くる所あるを認めたるを以て速に保健婦資格を制定せられたし（後略）」として提出した。なお，国家試験受験資格については，「少なくとも高等女学校卒業後二ヵ年ないし三ヵ年の認定看護婦教育を受け卒業後更に六ヵ月ないし一ヵ年の保健婦教育を受けた者であって，その上産婆の資格を有すれば尚更結構」という高い教育水準を求めていたが，除外されるのではないかという心配から，教育水準には触れずに国家認定を求める建議としたとのことであった[5]。

　こうして1941（昭和16）年2月に出された建議書は，同年4月には厚生省に中央衛生会が設置・付議されて原案が可決し，7月10日には「保健婦規則」制定という速さであった。この保健婦規則において，保健婦は「保健婦の名称を使用し

て疾病予防の指導，母性又は乳幼児の保健衛生指導，傷病者の療養補導その他日常生活上必要なる保健衛生指導の業務をなす者」と定義され，「業務執行上必要があるときは看護婦規則にかかわらず看護の業務を行うことができる（7条）」と規定された。

（3）戦時下〜戦後

　同年1941（昭和16）年の12月には太平洋戦争が始まり，国民生活の窮乏化はいっそう進行していった。健兵健民政策を進めるために保健所が強化・拡充され，保健婦の法的位置づけについても国民医療法において明確化された。戦局の緊迫化に伴って軍需生産の重要度が増し，労働者の福祉を目的とする労働保護政策は軽視されるようになった。生産増強のための労務管理強化に重点が置かれ，1943（昭和18）年3月には戦時行政特例法が公布，即日施行され，工場法は事実上その機能をまったく停止した。この影響は結核罹患率の顕著な上昇に現れた。

　このような厳しい状況下にあっても産業看護職は着実な活動を行っており，現在に通ずる産業看護活動の基礎を形づくっていたことが，当時の教材的資料から読み取れる（下記参照）。また，国鉄で開発された結核管理体系は，その後の日本

昭和18年に発行された教材的資料（抜粋）[4]

　産業保健婦の目的は直接的には，工場従業員の疾病予防，工場災害の防止，応急手当，健康増進，ひいては能率増進，生産力拡充にある訳であり，そのために，工場医局活動への助力，従業員に対する一般保健療養知識の指示，訪問看護，日常健康生活の指導等は勿論，これらの活動を通じて産業衛生上の調査研究，関係法律（工場法，鉱業法，労働者災害扶助法，健康保険法等）に基く従業員の保護等をなす訳であるが，しかし，その目的を完遂するためには，工場内だけ勤労に適した環境を整備したり，勤労条件を調節することももちろん必要であるが，矢張り工場外即ち主として家庭での生活が健康なものでなければいけない。

　（中略）

　従って，（中略）産業保健婦の任務は，何処までも前述の如く工場従業員の保健増進であるが，しかし活動の実際は半ば以上が勤労の生活を対象としてなされるものであり（但し必要があれば従業員の家庭近傍の一般住民をもその対象として取上げねばならない）従って，工場厚生施設の拡大強化を図ること勿論必要であるが，若し，それが不足する場合は地域の厚生施設と円滑な連絡をとることが必要である。その結果，その仕事の内容は一般保健婦と重複する点も多い訳である。従って，産業保健婦が本来の活動に挺身するためには，地域の保健婦網が整備されねばならないことになるのである。もし地域の保健婦網が完備して居れば，産業保健婦は，勤労者の家庭生活の指導をこれに委託することが出来るであろうから。

　（中略）

　勤労者が工場側には言ひ得ない種類の不安を訴えることもあるであろう。（中略）しかし，言ふまでもなく産業保健婦は，自分が耳にしたことをその儘工場へ洩らし（中略）単なる不満や噂話の伝播者に堕してはならない。要するに産業保健婦は保健指導の面から，産業報告運動に協力するものであることを忘れてはならない。

の集団検診方式の標準となる功績を残した*。

戦後の時期に特筆すべきは，開拓保健婦の壮絶な努力であり，決して産業保健と無関係とはいえない。当時は食糧の確保が喫緊の課題であり，都市疎開者，帰還軍人，引揚者の生活の場と就労の提供としても農地開拓事業が脚光を浴びた。しかし開拓地は電気・水・道路などのライフラインが未整備であり，これを切り開いて畑，牧場，果樹園，水田に変えていく労作は，健康を損なう重労働であるうえに生活困難も付随していた。

開拓保健婦は入植者の生活・健康の支援事業として制度化され，保健所・市町村保健婦や国民健康保険組合保健婦とは別に，農林省の管轄で全国に約300名が配置されていた。入植者の生活実態に合わせた保健指導や健康教育，能力に応じた小集団活動等を実施したが，この活動には，過酷な環境下，社会資源不足の中にあっても，個人・家族・集団のそれぞれに働きかけて健康づくりを目指す保健師活動のすべてが集約されている。いくつかの手記が残されているので[6-8]，日本の公衆衛生活動の原点として，次世代に語り継ぐべき歴史である。

戦後は米国の占領政策に基づき，保健・医療制度の抜本的な改革が推進された。新憲法の下，保健所法，労働基準法とともに看護職の資質を高める保健婦助産婦看護婦法などが成立していった。

「もはや戦後ではない」(昭和31年度・経済白書) という言葉が使われた昭和30年代からは，技術革新を基盤とした世界にも例をみない高度成長の道*をたどり，第一次オイルショックの1973 (昭和48) 年までに国民総生産 (GNP) は平均年率10％という驚異的な成長率を示した。あらゆる分野で技術革新が進み，それに伴い労働災害の大型化，新たな職業病の発生，工場廃棄物による公害という問題も生じた。1961 (昭和36) 年には死者6712人とピークを記録し，休業1日以上の死傷者数も81万人を超えた。

このような状況の中，事業主の自主的な災害防止活動の促進を目的として，1964 (昭和39) 年に「労働災害防止団体等に関する法律*」が制定された。また産業社会の進展に即応できる労働災害，職業病防止のための総合立法の必要性が叫ばれるようになり，1972 (昭和47) 年，労働安全衛生法が制定された。

産業看護職の雇用も生産工場のみならず，多業種に拡大し，建設業，金融業，商業，広告業などの事業場に広く採用され，業務内容も変化していった。

(4) 労働安全衛生法制定以降

1911 (明治44) 年制定の工場法から1947 (昭和22) 年制定の労働基準法を経て，1972 (昭和47) 年，職場の安全衛生に関する単独法として「労働安全衛生法」が制定された。「労働基準法と相まって，労働災害防止のための危害防止基準の確立，責任体制の明確化及び自主的活動の促進の措置を講ずる等その防止に関する総合的計画的な対策を推進することにより職場における労働者の安全と健康を確保するとともに，快適な職場環境の形成と促進を目的とする (第一条)」とあるよ

---

* 国鉄は1939 (昭和14) 年に，職員の体力管理 (現在の健康管理) に関する規定を策定し，結核管理体系の組織化を進めた。1941 (昭和16) 年には，ツベルクリン反応とレントゲン間接撮影を軸に検診を実施し，これがその後の日本の結核集団検診方式として標準化されるもとになった。

* "神武景気" "岩戸景気" などとよばれる。

* 1972 (昭和47) 年に労働災害防止団体法と改称した。

うに，産業衛生水準を向上させる基盤が整った。

　この時，日本看護協会事業所保健婦委員会*は，産業保健婦の法的身分確立へ向けて討議を重ね，当時の日本看護協会会長名（小林冨美栄）で「労働安全衛生法における産業保健婦の位置づけに関する要望書」を労働大臣に提出した。しかし結果的に法律条文化には至らず，1972（昭和47）年9月18日に出された通達「労働安全衛生規則の施行について」の中で，衛生管理者の免許を有する保健婦の積極的活用が推進された。さらに翌1973（昭和48）年6月26日付けの通達「衛生管理者としての保健婦の活用について」では，保健婦の配置，業務内容，処遇改善などの行政措置を引き出すことができた（下記参照）。このような産業保健婦に対する社会的認識の前進には，地道な活動の蓄積があった。

　1973（昭和48）年の第1次オイルショックを境に，長く続いた高度経済成長も幕を閉じた。この後も産業構造の変化は続き，1975（昭和50）年代半ばには，サービス業などの第三次産業が全産業の60％近くに達した。製造業では，鉄鋼，造船などの重厚長大型からマイクロエレクトロニクス（ME）などの「軽薄短小型」産業の比重が高まった。またME・OA化を中心に技術革新が進み，産業用ロボットによる災害や，VDT作業者（p.47参照）の眼精疲労，精神神経障害，頸肩腕障害などの新たな健康問題もクローズアップされた。1985（昭和60）年の労働省通達「VDT作業のための労働衛生上の指針について」の中で，VDT作業にかかわる健康管理を，保健婦・看護婦との連携を強化することにより効果的に行うことが望まれる，と記された。

　労働災害に占める高齢者の比率は，1981（昭和56）年には50歳以上で30％を超えるなど年々高くなってきた。また，社会における人命尊重理念の浸透は，国民一般の権利意識を高め，企業に対する損害賠償の請求件数の増加と高額化となって表れるようになった。1975（昭和50）年には，最高裁で「企業の安全配慮義務」が認められ，労働災害の防止に万全の措置をとるよう，企業は厳しく求められる

* 1954（昭和29）年に日本看護協会産業保健婦研究会として発足し，1955（昭和30）年，事業所保健婦委員会に改称した。

労働省通達（1973（昭和48）年6月26日）「衛生管理者としての保健婦の活用について」（抜粋）

一　例えば常時使用する労働者が1,000人をこえる事業場，有害な業務を行う事業場等においては，保健婦を活用し，有所見者，有害業務従事者などの健康様態の常態的把握や，日常の健康相談，指導に当たらせるようにすること。

二　上記以外の事業場であっても保健室，健康管理室等を設置する事業場においては保健婦を配置し，労働者の保健指導，健康相談等にあたらせるようにすること。

三　保健婦は，産業医の協力者として疾病の予防対策，健康診断の事後措置の指導，現場衛生担当者の指導等にあたらせること。

四　保健婦が選任されている事業場に対しては，保健婦の知識，技術が十分に活用されるよう指導し，あわせて，その処遇の改善を通じてその能力が十分に発揮されるよう指導すること。

ようになった。

事業場では，安全に配慮した設備投資，安全衛生教育の充実，ゼロ災害運動などが活発に行われるようになった。これに伴い，昭和47年に労働安全衛生法が制定されてからの10年間で，休業4日以上の死傷者数は4分の1に減少し，死亡者数は半減した。

従来の職業病予防という観点からだけではなく，さらに進めて，より積極的な心身両面の健康づくりが求められるようになってきた。この考え方は，1988（昭和63）年の労働安全衛生法の改正により，企業の努力義務として導入された，すべての働く人を対象とした総合的な「心とからだの健康づくり運動＝トータル・ヘルス・プロモーション・プラン（THP）」へ発展することとなった。あらゆる健康レベルの人々に対して，労働のみならず生活も視野に入れ，生きがいを尊重した全人的支援を実践する産業看護職の役割がますます重要になってきた。

昭和の終わり頃からはじまったバブル景気も，1990（平成2）年から1991（平成3）年にかけて株価・地価が急落して終わりを告げた。1992（平成4）年には第1次オイルショック以来のマイナス成長を記録するなど，日本は深刻な不況期に入った。企業の在り方は，従来の日本的経営システムから，能力主義導入など根本からの見直しを迫られることとなった。労働災害に占める第三次産業の割合は年々増加し，全産業の4割近くになった。労働災害全体としては，死傷災害，死亡災害ともに労働安全衛生法制定後の20年間で半減したが，「災害未体験世代」への対応が課題となり，危険を擬似体験するなどして，危険に対する感受性を高めようとする安全体感教育なども生まれた。

1992（平成4）年の労働安全衛生法改正では，「疲労やストレスを感じることの少ない快適な職場環境の形成」が示された。個々の労働者にきめ細やかな配慮をしながら，職場コミュニティ全体として健康な文化・風土を築き上げていく活動も，産業看護職の専門性のひとつであり，ますます期待が寄せられるようになった。1993年（平成5年）からは，小規模事業場を対象とした産業保健サービスの提供機関として，地域産業保健センターが全国に設置され，その「地域産業保健センター事業の運営について」という労働省からの事務連絡の中にも，保健婦および看護婦の役割が規定された。このように産業看護職の役割への期待が徐々に高まるようになり，1996（平成8）年の労働安全衛生法改正において，保健婦が，健康診断の事後措置としての保健指導を実施する人材として位置づけられた。

（5）法規準拠型から自主対応型へ

バブル崩壊後の景気低迷は続き，雇用調整が進むなど産業界全体に閉塞感がみなぎるようになった。特に2008（平成20）年の「リーマン・ショック」といわれる米国発の世界的金融危機は，わが国にも大きな経済収縮をもたらした。

1990年代後半から，鉄道トンネル岩盤崩落事故やウラン加工施設の臨界事故が相次いで起こった。さらに，2000年代に入ってからも大規模工場における爆発，

鉄道脱線などの重大事故が起こり，事業場の安全管理が社会問題になった。同時に産業界で使用される化学物質が5万種を超えている現状にも鑑み，それまでの物質ごとの法規制の準拠型対策ではなく，各事業場が自主的に自社のリスクをアセスメントし，安全衛生管理を進める「自主対応型」の活動を推進する必要性が増してきた。英国で1972年に提出されたローベンス報告（p.18参照）に基づく改革の成功に習い，わが国でも新たな仕組みとして，厚生労働省告示による「労働安全衛生マネジメントシステムに関する指針」*が示された。その後の2008（平成20）年厚生労働省公示の第11次労働災害防止計画にも，事業者責任と労働者参加による自主対応型の包括的予防の推進が謳われた。事業主と労働者の自己効力感*を高めエンパワメント（p.158参照）するファシリテイターとして，産業看護職の専門性が大いに活かされるようになった。

さらに，少子高齢化，女性の社会進出，第三次産業比率の増大，パート・派遣労働者の増加，深夜業の増加，IT化の進展等，社会状況や産業構造にさまざまな変化が生じ，能力主義や成果主義の導入が広まった。厚生労働省が5年おきに実施している労働者健康状況調査では，近年，血中脂質をはじめとする有所見率が上昇し，慢性疾患等の作業関連疾患が増加している。また，1997（平成9）年以降「仕事や職業生活に関する強い不安，悩み，ストレスがある」と回答する労働者が6割を超える状況が続いた。メンタルヘルスへの取り組みが重要課題となり，2000（平成12）年に「事業場における労働者の心の健康づくりのための指針」が示された。その後，2006（平成18）年に公表された「労働者の心の健康の保持増進のための指針」では，「事業場内メンタルヘルス推進担当者としては，衛生管理者等や常勤の保健師等から選任することが望ましい」「一定の規模以上の事業場にあっては（中略）保健師等を確保し，活用することが望ましい」とされ，保健師の役割として「産業医等及び衛生管理者等と協力しながら，セルフケア及びラインによるケアを支援し，教育研修の企画・実施，職場環境等の評価と改善，労働者及び管理監督者からの相談対応，保健指導等に当たる」と明記された。

人々の働き方に対する意識や環境はいまだ社会構造の変化に適応しきれず，仕事と生活が両立しにくい状況が続いている。誰もがやりがいや充実感を感じながら働き，仕事上の責任を果たす一方で，子育て・介護の時間や，家庭，地域，自己啓発等にかかる個人の時間をもてる健康で豊かな生活ができるよう，社会全体で仕事と生活の調和を実現することを希求していくことを目的に，2007（平成19）年，政府，地方公共団体，経済界，労働界の合意により，「仕事と生活の調和（ワーク・ライフ・バランス）憲章」が策定された。労働者を全人的にとらえ，職場のみならず家庭も視野に入れながらケアすることは，いうまでもなく看護職の基本的姿勢であるため，職場において種々の工夫を考案できると思われる。

2014（平成26）年6月の労働安全衛生法改正においては，労働者50人以上の事業場に対して心理的な負担の程度を把握するための検査（ストレスチェック）が義務付けられ，その実施者は「医師，保健師等による」と明記された。また，厚生

注：1999（平成11）年労働省告示，2006（平成18）年改正

【自己効力感】
期待する結果が得られると予測し，そのために必要な行動をうまく行えるという確信のこと（p.139参照）。

労働省発行の「ストレスチェック制度導入マニュアル」では，ストレスチェックの実施者として，医師，保健師のほかに「厚生労働大臣の定める研修を受けた看護師・精神保健福祉士」も示され，この中から選ぶ必要があると記載された。この法の第一義的目的は，労働者自身のストレスへの気づきを促すことと，集団分析による職場のストレス要因の明確化であり，これによりメンタルヘルス不調者の発生を未然に防ぐ一次予防につなげることである。したがって産業看護職は，事業主が従業員と協力して職場のストレス要因への対策を進めていけるように支援する役割として，本来の専門性を発揮できる。前述の「労働安全衛生マネジメントシステム」と並んで「ストレス対策」においても同様に事業場の「自主対応型」の活動が求められており，産業看護職の積極的参加が重要である。

　働きすぎによる死亡もまだ解消されない問題であり，労働条件や環境の整備が進んでいる各国のなかで，わが国は立ち遅れている現状がある。こうした中，「過労死等防止対策推進法」が2014（平成26）年11月に施行された。また「働き方改革を推進するための関係法律の整備に関する法律（働き方改革関連法）」が2019（平成31）年4月から施行され，「長時間労働の是正」「正規・非正規の不合理な処遇差の解消」「多様な働き方の実現」が3本柱に取り組まれている。

3. 産業看護学の教育・研究・支援組織[5, 9]

　わが国には長年，産業看護に関する専門的な教育課程がなく，また保健師教育カリキュラムの中の産業看護に関する教育内容も不足していた。こうしたことから，現場で働く産業看護職が自らの活動の向上を目指して集まり，相互に研鑽を積むための職能組織がつくられてきた歴史がある。

（1）学会，研究会

　先駆けは，1954（昭和29）年に設置された日本看護協会産業保健婦委員会*である。また，健康保険組合連合会でも1962（昭和37）年から保健婦研修会を定期的に開催し，1966（昭和41）年には産業保健婦連絡協議会を発足させた。1969（昭和44）年に第16回国際労働衛生会議が東京で開催された際には，産業看護職も参加し，産業看護の位置づけ，法的身分の確立，産業看護に関する教育制度，産業看護カリキュラムの必要性等に対する要望が高まった。

　1978（昭和53）年には，日本産業衛生学会に産業看護研究会が設置された。この研究会では，産業看護の本質について議論され，1991（平成3）年に産業看護を定義し，また，産業看護職の役割と職務を明確化し，産業看護の発展に大きく寄与した。この研究会は発展的に解消し，1992（平成4）年に産業看護部会となった。1995（平成7）年に産業看護職継続教育システムが構築され，日本産業衛生学会を主催するほか，都道府県に設置されていた産業保健推進センターでの系統的な教育が実施されるようになった。

　2000年代に入ると欧米各国の産業保健の潮流が自主対応型に変化したことを受

* 1955（昭和30）年に事業所保健婦委員会に改称。

けて，産業看護部会は産業看護の定義を見直し，2005（平成17）年に新しい定義を示した。日本産業衛生学会では，産業看護職の質の向上を目指した「日本産業衛生学会産業保健看護専門家制度」を2015（平成27）年からスタートした。産業保健看護専門家制度登録者（以下，登録者），産業保健看護専門家（以下，専門家），産業保健看護上級専門家（以下，上級専門家）の3段階の資格がある。任意の講座受講あるいは自己学習の後に産業保健看護専門家制度登録者試験に合格することにより，登録者となることができ，その後，産業保健看護専門家試験に合格することで専門家となることができる。そのためには，研修の履修，学会等での発表や論文執筆，社会貢献活動の報告が必要となる。上級専門家となるためには書類審査に合格しなくてはならないが，そのためには，研修の履修，学会等での発表や論文執筆，社会貢献活動の報告が必須となる。

（2）学問としての位置づけ

一方，産業看護学の学問としての位置づけは，保健師教育のカリキュラムにみることができる[9]。1949（昭和24）年の第5回保健師教育改訂で，公衆衛生看護の特殊部門の1つとして「産業保健指導」が含まれたが，時間数や内容の規定は示されなかった。1951（昭和26）年の第6回保健師教育改訂において，その時間数が10時間と示された。1990（平成2）年の第8回保健師教育改訂では「公衆衛生看護論」が「公衆衛生看護学」となり，その一部として「産業保健指導論」が30時間盛り込まれ，これをもって「産業看護学」の学問としての位置づけの"芽"ができたと考えられている。

その後，1997（平成9）年に日本地域看護学会が発足し，「地域看護学の四領域」として「学校看護学」「在宅看護学」「公衆衛生看護学」「産業看護学」を体系化し，ここで学問としての本格的な位置づけができたと考えられている。しかし，四領域はそれぞれの専門性があることから単独の学問としての学会も存在し，独自の発展を遂げてきた。

「学校看護学」は，1954（昭和29）年に設立された日本学校保健学会において，学校医や学校薬剤師，ならびに教育学部出身の養護教諭らによって学術として発展してきた。「在宅看護学」は，1996（平成8）年に設立された日本在宅ケア学会において，理学療法士や作業療法士ならびに介護福祉士らによって学問として発展してきた。さらに，2011（平成23）年には看護職による日本在宅看護学会が設立された。行政保健を中心とする「公衆衛生看護学」については，全国地域保健師学術研究会や日本保健師学術集会で「保健師」の機能に関する議論が重ねられ，2012（平成24）年に日本公衆衛生看護学会が設立された。産業看護職も保健師資格を有する者を中心に，この学会の一員として立場を確立しているが，2012（平成24）年に，より「産業看護学」に特化した日本産業看護学会が設立された。

4. 今後の展望[10]

　産業看護職が時代のニーズに合わせて果たしてきた役割と，学問としての歴史を概観した。当初職業病予防を主な目的に推進された労働安全衛生政策は，時代とともに私傷病（作業関連疾患）や心の健康への配慮も含む内容に変わり，近年では家庭生活とのバランスも視野に入れた「働き方改革」を含めた活動を，労使の参加・協力による自主対応型で進める枠組みが示されるようになった。このように拡充された労働安全衛生活動の目的を達成するために，今後はすべての労働者に対して，自主対応型活動を行える力をエンパワメントする支援が必要と考えられる。

　看護とはなにか。それは「対象者および対象集団が健康になろうとする潜在能力を引き出し，それを最大限に発揮できるよう，ハイリスクアプローチ（p.150参照）とポピュレーションアプローチを組み合わせて個別ケアと集団ケアを行い，環境改善や制度改革につなげ，すべてを整えること」ではないだろうか。ナイチンゲールは，「看護とは，病気の人にサービスをするだけでなく，健康な人にもサービスをすることである。われわれは人々に，いかに生きるかを教えなければならない」という言葉も残した。この精神は産業看護職にも根づいており，活動の起源から，労働者を家族も含めて全人的にとらえ，身体的側面のみならず心理的側面や社会的側面も総合的に判断し，その人がその人らしく働き生活できるように支えてきた。また個別ケアに留まらず，職場全体を1つの単位ととらえ，システム論に基づく文化・風土の醸成もダイナミックに展開してきた。

　今後，各事業場でそれぞれが独自の自主対応型労働安全衛生を進めていく中で，産業看護職が，産業医などの近接領域の専門職や事業主ならびに労務管理担当者などと連携しながら，適切なアドバイスや支援を行うことがますます重要になると考えられる。

【文献】
1) Lillian D. Wald 著　阿部里美訳（2004）：リリアン・ウォルド～地域看護の母～自伝　ヘンリー・ストリートの家．日本看護協会出版会
2) 榎一江（2005）：大正期の工場看護婦　～製糸経営による看護婦養成の事例から～．大原社会問題研究所雑誌　No. 554
3) 三浦豊彦（1980～1992）：労働と健康の歴史（第1巻～第7巻）．労働科学研究所出版部
4) 木下安子，水梨律子，鎌田登志子他，日本看護協会編：産業看護のあゆみ．日本看護協会出版会
5) 深沢くにへ（2000）：産業看護のあゆみ　～人と人とのふれあいを通して～．労働調査会
6) 岩見ヒサ（2013）：吾が住み処ここより外になし　～田野畑村元開拓保健婦のあゆみ～．萌文社
7) 波川京子（2011）：保健師活動をつなぐ　～広島県開拓保健婦の足跡～．クオリティケア
8) 大西若稲（1987）：さい果ての原野に生きて　～開拓保健婦の記録～．日本看護協会出版会
9) 河野啓子（2014）：日本産業看護学会誌の発刊に寄せて．日本産業看護学会誌 1(1), 1-9
10) 池田智子（2013）：産業看護職が果たしてきた役割と今後の展望．産業医科大学雑誌　35巻特集号『産業医と労働安全衛生法四十年』, 59-66

第3章 わが国の産業構造および産業保健の実態

森岡 郁晴／池田 智子／桜井 なおみ

この章で学ぶこと
- 日本の産業構造や労働態様の変化を理解しよう。
- 事業場組織の変化を理解しよう。
- 労働者の健康問題の動向を理解しよう。
- 日本女性の働き方の特徴と社会的課題について理解しよう。
- 一般女性保護および母性保護の法制度に関する知識を定着させよう。
- 今後の重要課題のひとつである「がんと就労」について理解し，看護職の役割を考えよう。

[キーワード] 第三次産業，障害者雇用，高齢者雇用，女性労働者，労働力率，外国人労働者，組織再編，成果主義，健康経営，ホワイト500，CSR，派遣，長時間労働，IT化，離職と定着，労働災害，メンタルヘルス，職業性疾病，化学物質，業務上疾病，労働基準法，生物学的モニタリング，リスクアセスメント，コントロール・バンディング，SDS，腰痛，熱中症，VDT作業，災害関連作業，作業関連疾患，生活習慣病，特定保健指導，こころの耳，ストレスチェック，職場復帰支援，過重労働，ワーク・ライフ・バランス，高年齢労働者，女性労働者，M字カーブ，非正規雇用，女性の非正規雇用者，一般女性保護，母性保護，男女雇用機会均等法，育児・介護休業法，母性健康管理指導事項連絡カード，男女差別，セクシャルハラスメント，家庭生活との両立，次世代育成支援対策，ファミリー・フレンドリー企業，ファミリー・サポートセンター事業，ワーク・ライフ・バランス憲章，がんと就労，非正規雇用とがん，配偶者とがん，心の不調

はじめに

　日本の産業構造や労働態様は時代とともに常に変化している。産業看護職には，社会背景を十分に把握した上で労働者のヘルスニーズに対応する力が要求される。また女性労働者の健康を守るための特別な法律が制定されているが，その理由はなぜか。母性保護や身体機能ならびに社会的役割機能の観点から，女性労働者の健康支援のあり方を考えてみよう。さらに生涯がん罹患リスクが，男性63％，女性47％という現代，治療と職業生活の両立支援が，産業看護職に求められる重要課題の1つである。

　そこで本章では，第1節で「産業構造の変遷と現状」を概観し，第2節で「労働者の健康問題の変遷と対策」について述べる。第3節では「女性労働者への健康支援」についてまとめ，第4節では「がんと就労」の現状を取り上げる。

第1節 ● 産業構造の変遷と現状

1. 労働人口の変遷

（1）第三次産業の就業者数の増大

2019（令和元）年の就業者は6886万人と，前年に比べ56万人増加，また7年連続の増加をみせている。男性は3828万人と前年比11万人の増加，女性は3058万人と44万人の増加である[1]。

15〜64歳の就業者は5980万人で前年比25万人増加する一方，65歳以上の就業者は907万人で32万人増加，女性は2012（平成24）年以降，男性は2014（平成26）年以降増加している[1]。

近年は，業種ごとの就業者数の変化が著しい。1950（昭和25）年には「農林漁業」が48.5％を占め，「製造業」は15.8％，「サービス業」は9.2％であった。1955（昭和30）年から1970（昭和45）年ごろの高度経済成長に伴い，「農林漁業」の割合が大きく減少し，一方，「製造業」の割合が26.1％まで増加した[2]。その後「農林漁業」「製造業」の割合は減り，「サービス業」が増え，**第三次産業化***が進んだ（図3.1）。この1950年から現代に至るまでの経済状況の変遷を図3.2に示した。第三次産業（サービス業，電気・ガス・熱供給・水道業，運輸・通信業，卸売・小売，飲食，金融・保険業，不動産業，公務）は，1970（昭和45）年の46.6％から2015（平成27）年の71.9％へ増え，今後もさらに増加傾向にある。産業中分類別にみると，2003（平成15）年からの15年間で就業者数の増加が著しいのは，「社会保険・社会福祉・介護事業」「医療業」などの医療，福祉の産業である。

2007（平成19）年から2009（平成21）年には，1947（昭和22）〜1949（昭和24）年生まれの団塊世代が退職時期を迎え，雇用構造から技能伝承まで，社会に大きな影響をもたらした。さらに，2008（平成20）年のリーマンショックと2011（平成23）年の東日本大震災は，その直後に国内総生産（GDP）*の急激な落ち込みをもたらし，国内の経済活動に甚大な影響を及ぼした。その後，製造業においては，厳しいコスト競争の中，人員の合理化が行われている。一方，建設業においては，東日本大震災後の復興に伴う需要が急増し，全国的な人材不足等が生じている。

（2）非正規労働者，障害者，高年齢労働者の増加

近年は，雇用形態にも大きな変化が見られる。

労働者全体に占める非正規労働者の割合は，1990（平成2）年に20.2％であったが，その後急速に増加し，2019（令和元）年には38.3％に達した（図3.3）。非正規労働者のうち，63.0％が女性である。

2008（平成20）年の障害者雇用促進法の改正を受けて**障害者雇用***も進んでお

［第三次産業］
サービス業，電気・ガス・水道業，運輸・通信業，卸売・小売，飲食，金融・保険業，不動産業，公務の産業が含まれる。第一次産業は農業，林業，漁業を，第二次産業は鉱業，建設業，製造業を指す。

［国内総生産（GDP：gross domestic product）］
国民総生産から海外からの純所得を差し引いたものを指す。国民総生産が国民によって生産された価値を集計したものであるのに対し，国内総生産は国内で生産された価値を集計したものである。

［障害者雇用］
身体障害，精神障害，知的障害，発達障害などをもつ求職者のための雇用支援を指す。雇用率が法で決められているが，不況下に達成するには困難な状況である。身体・精神・知的障害に比べ発達障害の雇用の難しい現状がある。

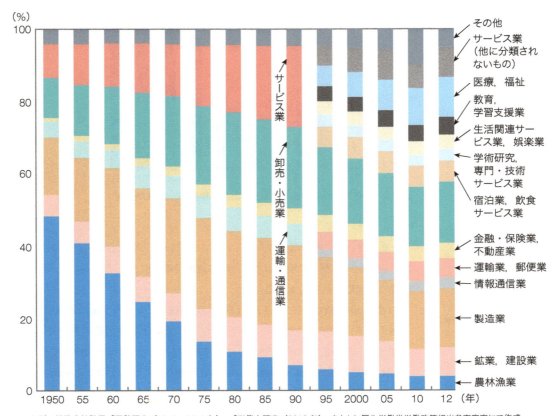

図3.1 産業別就業者構成割合の推移（出典：厚生労働省 平成25年版 労働経済の分析）[2]

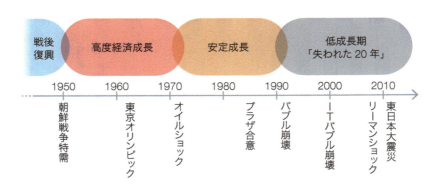

図3.2 1950年から現代に至るまでの経済状況の変遷

第3章 わが国の産業構造および産業保健の実態

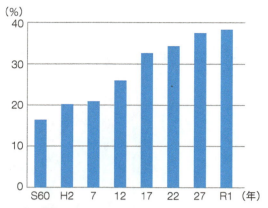

図3.3 非正規労働者の割合の推移（出典：総務省　労働力調査）

り，雇用されている障害者の数は，2002（平成14）年の24.6万人から2019（令和元）年には56.1万人に増加した[3]。障害者雇用率の引き上げ等により，今後も障害者の雇用増加が見込まれる。

60歳以上の高齢者人口は過去20年間でほぼ倍増しており，**高齢者雇用**の促進と相まって，高年齢労働者の数が増えた。55歳以上の雇用者の割合をみると，1990（平成2）年には14.3％であったが，2019（令和元）年には30.5％に増えている（図3.4）。今後も人口の高齢化が進むことから，これまで以上に労働者に占める高年齢者の割合は高くなることが見込まれる。

（3）女性労働者の増加と就業継続

女性の年齢階級別就業率の年次推移をみると，20代後半〜30代前半の上昇が著しい（図3.19参照）。図3.5に示すとおり，1975（昭和50）年には25〜29歳で

【高齢者雇用】
急増する高齢者は女性等とともに，労働力の供給源として期待されている。60歳を超えても働き続けるために，雇用の場を増やすとともに，能力を十分に発揮できるしくみを整備することが求められている。

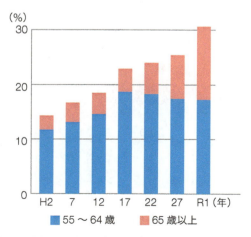

図3.4　高年齢雇用者の割合の推移
　　　（出典：総務省　労働力調査）

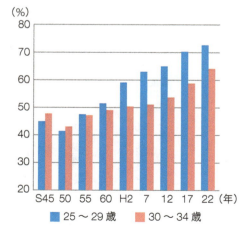

図3.5　25〜29歳および30〜34歳の女性の就業率の推移（出典：内閣府　男女共同参画白書2017）[4]

は41.4％，30〜34歳では43.0％であったが，2019（令和元）年にはそれぞれ85.1％，77.5％まで上昇した[4]。

しかし全年齢の中では20代後半から30代の**労働力率**＊が著しく減少する，いわゆる「M字カーブ」を描いている（図3.19参照）。最も減少するM字カーブの谷は年々浅くなり，1975（昭和50）年ごろの「25〜29歳」から「30〜34歳」に，2010（平成22）年頃からは「35〜39歳」に移行している。この変化の要因として，主な就業者が高校卒から大学卒に移行してきたこと，長期的に就業を継続する者や，結婚・出産を経ても就業を続ける者が増えていることなどが考えられている。詳細は第3節で解説する。

[労働力率]
生産年齢人口（満15歳以上65歳未満）に占める労働力人口の比率をいう。労働力人口は，生産年齢人口のうち労働の意思と能力をもつ者の数をいい，就業者（休業者も含む）と完全失業者の合計を指す。

（4）外国人労働者の増加

外国人労働者は年々増加傾向にある。合法的な就労者数は，1995（平成7）年の14万人から2019（令和元）年には166万人まで増加した（図3.6）[5]。多数が不法就労を行っていると考えられる不法残留者数は，2019（令和元）年に8.3万人と推計されている。

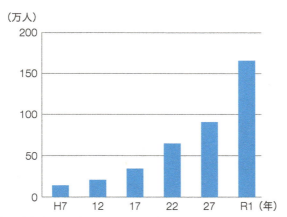

図3.6　外国人労働者数の推移（出典：厚生労働省　外国人雇用状況の届出状況について）[5]

国籍別では，中国人が全体の25.2％（2019年）を占めている。在留資格別では，永住者など身分による在留外国人が最も多く，**技能実習生**＊，留学生などの資格外活動，高度技術者・通訳などの専門的・技術的分野が続いている。最近は留学生などの資格外活動による就労の増加が著しい。円安で留学しやすくなったため，それに伴い留学生のアルバイトが増えてきていることが背景として考えられる。

[技能実習生]
技能研修生は一定水準の技術を身につけ，在留状況が良好であれば，さらに最長2年間，技能実習生として在留できる。技能実習生は，研修を修了した者のうち，雇用関係の下で，より実践的に技術を修得しようとする者を指す。

2. 企業組織の変遷

経済状況の変化や産業のグローバル化に伴い，国内外における競争力強化や国際的なマーケット拡大に伴う事業拡大のために，企業は組織等を変化させている。

(1) 組織再編・買収

　組織再編とは，事業の効率的な運営や拡大を目的として，組織等を編成しなおすことである。これには，吸収合併（合併する企業のうち1つの会社が存続），新設合併（合併する各企業が解散して新たな会社を設立），株式買収（企業の発行済株式の全部を親会社が取得して子会社化）などがある。

　M&Aは，mergers and acquisitions（合併と買収）の略で，企業の合併や買収の総称である。他の企業を取得しようとする際，吸収合併や株式買収を行うことから，企業の取得という意味で用いられる。

　組織再編は，企業グループの再編，新規事業への参入などを目的として実施されることが多く，その例として，ソフトバンクが日本テレコムを，楽天がイーバンク銀行を買収した例が挙げられる。大企業だけでなく，中小企業においても雇用・人材資源の維持（失業，人材資源の散逸回避）や事業承継（後継者難への対応）のために行われている。今後の人口減少社会を考えると，組織再編は活用されていくと推察される。

(2) 成果主義

　成果主義とは，業務の成果のみを評価し，そこに至るまでの過程・努力を考慮せずに給与や人事を決定することである。

　多くの仕事や努力をして成果をあげている者は，成果を上げていない者と給与や人事面の評価の差が小さい場合，不満感から生産性が低下してしまう可能性がある。しかし，成果で給与を査定することにより，高い生産性を維持できることが期待されるとともに，向上心がある者は，より成果を挙げようと仕事や努力をすることになる。一例として，日産自動車が経営危機の際，カルロス・ゴーン社長の下で導入し，業績がV字回復した例が挙げられる。

　業務の成果が売り上げなどのように数値で表せるものは評価しやすい。しかし，製品の品質や社員の技術力など数値で表すことができないものはその評価が難しいため，「頑張ったのに評価が低かった」という思いから，勤労意欲が落ちてしまう可能性がある。また，将来性といった長期的な貢献が評価されないため，短期間で成果が得られる業務を中心にしてしまう，技術を伝授することは相手の成果を上げることになるため，技術の伝授や継承が希薄になってしまうなどの問題点もある。

(3) 健康経営，CSR

　健康経営＊とは，従業員の健康増進を経営課題として捉え，その実践を図ることで，単に医療費という経費の節減のみならず，従業員の生産性や創造性，企業イメージの向上を目指す経営手法を指す。労働人口の減少を見据えた人的生産性の向上が企業の重要課題となってきた2010（平成22）年頃から，大企業を中心に始まった。経済産業省は，東京証券取引所と共同でこのような取り組みを後押し

[健康経営]
従業員の健康に配慮した経営手法を指す。従業員の健康が企業に不可欠であると認識し，従業員への健康情報の提供や投資を行うことで，生産性の低下を防ぎ，医療費を抑え，収益性の向上を目指す取り組みを指す。

するために「健康経営銘柄」として企業を選定している。また，2016（平成28）年度から，経済界，医療関係団体・自治体リーダーから構成される日本健康会議*と共同で，大規模法人（上場企業に限らない）のうち保険者と連携して優良な健康経営を実践している法人500社を「健康経営優良法人（ホワイト500）」として認定する制度が2017年にスタートした。

　優良な法人の選定に当たっては，「経営理念に健康経営が謳われているか」「組織体制は整備されているか」「制度・施策は実行されているか」「取り組みによる医療費や生産性等は評価・改善されているか」「法令順守やリスクマネジメントは行われているか」の5つの柱で評価される。

　CSR（Corporate Social Responsibility：企業の社会的責任）とは，企業の事業活動を通じて，自主的に社会に貢献する責任のことである。地域への環境配慮，従業員の労働安全衛生，雇用状況，製品の品質，取引先への配慮などについて，説明責任を果たすことが基本的な活動である。しかし，企業や社員による寄付やボランティアなどの社会貢献活動と混同されることが多い。

　日本社会は調和を尊ぶことから，また，企業は持続的発展の観点から，CSRを経験的に会得し，実践していたが，経済団体がCSRの普及に努めたことにより，一定の成果がみられている。これまで「法令順守」「地域や地球環境の保護」など，商品や環境に対する事項が中心であったが，近年「従業員の資質」も含まれており，従業員の能力向上を図る企業もみられるようになった。

【日本健康会議】
行政の支援を受け，民間組織が連携して健康寿命延伸と適正な医療について実効的な活動を行うために組織された活動体である。勤労世代の健康増進，高齢者の就労・社会参加を促進し，ひいては経済の活性化にもつなげることを目指している。

3. 労働形態の変遷

（1）労働力流動化

　労働力流動化とは，労働者が会社を移りやすくすることで労働市場が流動化し，そのことによって企業が発展，成長し，雇用が生まれるという考え方である。

　正規社員の解雇を規制する基準によって，正規社員は解雇から守られているため，企業は雇用に関して慎重になっている。これが，失業者がなかなか再就職できない，あるいは，一度辞めると次の新しい職に就きにくいため，仕事が自分に向いていないと思っても辞められないという状況の背景要因になっている。

　労働力流動化のなかでは，正規社員の解雇に対する規制緩和が注目されている。解雇しやすくすることで人材の移動を促すとともに，正規社員と非正規社員の雇用保障の差を小さくすることが狙いである。しかし，この規制緩和は，正規社員の失業者が増えるだけで，雇用の増大，失業率の低下にはつながらないという反対意見もある。

（2）労働者派遣

　労働者派遣は，派遣元となる人材派遣会社に登録している者を，派遣先となる事業所へ派遣して，派遣先担当者の指揮命令のもとで労働サービスを提供する雇用形態である。

[労働者派遣法]
正式名称は「労働者派遣事業の適正な運用の確保及び派遣労働者の就業条件の整備等に関する法律」である。雇用する労働者を他人の指揮命令による労働に従事させる事業の適正な運営と，その労働者の就業条件の整備を目的とする。

　労働者派遣は1975（昭和50）年頃から急速に増え始めた。1985（昭和60）年の労働者派遣法*によって，専門的力量が必要とされる13業種について例外的に認められたが，後に原則自由化された。2017（平成29）年では，派遣労働者が就業している事業所の割合は12.7％である[6]。また，派遣労働者数は2008（平成20）年に140万人にまで増加した。2008（平成20）年のリーマンショックにより減少したが，2013年頃より増加し，2018（平成30）年は136万人である[7]。

（3）長時間労働

　1980年代後半に「24時間戦えますか」というキャッチフレーズがあったように，**長時間労働**は当たり前であった。この頃の年間総実労働時間は2110時間前後であった。しかし，労働時間の長さが問題となり，短縮されるようになった。

　近年，年間総実労働時間は減少している。しかし，これは労働時間の短いパートタイム労働者の割合が増えていることに起因する。非正規社員はフルタイムでも長く残業することは少ない。そのしわ寄せが，正規社員にのしかかってきている。1994（平成6）年以降の年間総実労働時間をみると，パートタイム労働者は1100時間程度を推移しているのに対し，正規社員は2000時間を超えている[8]。

　週60時間以上働く者の割合は，1993（平成5）年は20歳代後半から50歳代まで平均的に高かったが，2014（平成26）年では全体的に低下する中，30歳代から40歳代は引き続き高い[9]。40歳代を中心した長時間労働の背景には，1990年代の不況期に人員削減や採用抑制措置があり，部下が少ないためにプレーイングマネジャーとして仕事をしている姿が推察されている。

　連合総研の「勤労者の仕事と暮らしについてのアンケート調査」報告書（2018年）から[10]，所定労働時間を超えて働いた理由をみると，最も多いのは「人手が足りないから」の49.8％で，次いで「突発的な仕事があるから」39.6％，「残業を織り込んだ業務運営となっているから」29.4％であり，労働者側からは解決できない理由が多かった。このような理由を背景に，長時間労働が慢性化していると考えられる。

　その一方で，「自分が納得できるように仕事を仕上げたいから」17.8％，「残業手当を生活の当てにしているから」11.5％など，自らの意思で行う者も少なくない。さらに，「先に帰りづらい雰囲気があるから」12.6％，「査定に影響するから」3.6％など，古い職場風土を引きずった理由も存在していた。

（4）業務のIT化とコミュニケーション

　情報の伝達は対人コミュニケーションに頼らずとも，電話，FAX，メール，SNSなど，さまざまな手段でできるようになった。このようなIT機器を使った業務が多くなることで，仕事の場所が離れていても，あるいは休憩の時間が合わなくとも情報を伝達することができ，職場でお互いに声をかける機会が少なくなった。「IT化によって職場のコミュニケーションが希薄化するか」という議論がある。

平成19年版国民生活白書によると[11]，社内で電子メールやイントラネット*などを利用している人に，ITを活用したコミュニケーションや情報共有についてどのような問題点を感じているかを聞いたところ，「だれがどんな情報をもっているのかがわからない」が53.2％と最も多かった。コミュニケーションに関する項目としては，「ネットに頼りすぎて生のコミュニケーションが希薄になりがち」と回答した者が26.1％であり，電子メールでのやりとりやネット上の情報検索に頼ることが増え，従業員同士が直接コミュニケーションを取る機会が少なくなっていることがうかがえる。それを反映して，社内でコミュニケーションが「あまり取れていない」「まったく取れていない」と回答した者は26.6％であり，約4分の1の社員が社内コミュニケーションは不十分と感じていた。

IT機器をうまく使えている人は友人の数が多いなどの研究結果があり，現実的にはこれらの機器を使わずに仕事をすることは難しい。したがって，IT機器のメリットを生かしたコミュニケーションに目を向ける必要がある。例えば，社内のIT機器で会話のきっかけとなる情報を提供し，交流の場を用意し，社内のコミュニケーションにつなげていくことなどが考えられる。

【イントラネット】
企業などある特定の組織内でのみ使われるネットワークのこと。

（5）新規学卒者の離職状況

離職率は，ある時点で就業していた労働者のうち，一定の期間（例えば1年）のうちにどれくらいの者が離職したかを表わす指標であり，この値が高ければ，労働者がその仕事に定着していないことがうかがえる。

2017（平成29）年3月に卒業した新規学卒者*における卒業後3年以内の離職状況をみると[12]，大学は32.8％，高校は39.5％であった。大学卒は10人に3人以上が，高校卒では10人に4人が，3年以内に会社を辞めてしまうことを示している。

労働政策研究・研修機構は，「初めて勤務した会社」を離職した正社員に対して，その離職の理由を尋ねた結果，「労働時間・休日・休暇の条件がよくなかった（29.2％）」，「人間関係がよくなかった（22.7％）」，「仕事が自分に合わない（21.8％）」の順で多かった[13]。

これを初職継続期間別にみると，入職から1年未満の特に早期に辞めた場合，1〜3年未満で辞めた場合は，3年以上の勤続の後に辞めた場合に比べて，人間関係と仕事が合わないという理由の差が大きい。3年以上の勤続後の離職の場合は，「結婚，子育てのため」や「会社に将来性がない」が多くなっている。3年未満の早い離職には，仕事のミスマッチや職場の問題点などの要因が大きいと考えられる。

【新規学卒者】
学校を卒業したばかりで正社員での勤務経験のない人材を指す。

【文献】
1) 総務省統計局　令和元年　労働力調査年報：
　https://www.stat.go.jp/data/roudou/report/2019/pdf/summary1.pdf
2) 厚生労働省　産業構造，職業構造の推移 第2節：
　https://www.mhlw.go.jp/wp/hakusyo/roudou/13/dl/13-1-4_02.pdf

第3章　わが国の産業構造および産業保健の実態

3) 内閣府　令和元年版　障害者白書：
https://www8.cao.go.jp/shougai/whitepaper/r02hakusho/zenbun/pdf/s2_2-1.pdf
4) 内閣府男女共同参画局　男女共同参画白書 令和 2 年版　第 2 章第 1 節　就業をめぐる状況：https://www.gender.go.jp/about_danjo/whitepaper/r02/zentai/html/honpen/b1_s02_01.html
5) 厚生労働省　「外国人雇用状況」の届出状況まとめ：
https://www.mhlw.go.jp/content/11655000/000590310.pdf
6) 厚生労働省　平成 29 年派遣労働者実態調査の概況（再集計確報版）：
https://www.mhlw.go.jp/toukei/itiran/roudou/koyou/haken/18/dl/haken18_1_01.pdf
7) 厚生労働省　労働者派遣事業の事業報告の集計結果について：
https://www.mhlw.go.jp/stf/houdou/0000199502_00003.html
8) 厚生労働省　年間総実労働時間の推移：https://www.mhlw.go.jp/file/05-Shingikai-12602000-Seisakutoukatsukan-Sanjikanshitsu_Roudouseisakutantou/shiryou3.pdf
9) 男女共同参画局　週労働時間 60 時間以上の男性就業者の割合：
http://www.gender.go.jp/about_danjo/whitepaper/h27/zentai/html/zuhyo/zuhyo01-03-05.html
10) 連合総研　第 36 回「勤労者の仕事と暮らしについてのアンケート調査」報告書：
https://www.rengo-soken.or.jp/work/0104a1db06ebef133729a4e98c8ff9f32458ebd6.pdf
11) 内閣府　平成 19 年版国民生活白書：
http://warp.da.ndl.go.jp/info:ndljp/pid/9990748/www5.cao.go.jp/seikatsu/whitepaper/h19/01_honpen/html/07sh030302.html
12) 厚生労働省　新規学卒者の離職状況：
https://www.mhlw.go.jp/stf/seisakunitsuite/bunya/0000137940.html
13) 労働政策研究・研修機構　第 6 章 早期離職とその後の就業状況：
https://www.jil.go.jp/institute/siryo/2016/documents/0171_06.pdf

第2節　労働者の健康問題の変遷と対策

1. 労働災害

[労働災害]
労働者の業務上または通勤途上の負傷・疾病・障害・死亡が，業務との間に因果関係がある場合に認められる。因果関係は，業務遂行性（使用者の管理下で就業）と業務起因性（業務と死傷病等との間に因果関係）の2つの基準により判断される。

労働災害[*]は，労働者の業務上の，あるいは通勤途上の負傷・疾病・障害・死亡のことである。労働者が労働災害により負傷した（休業 4 日以上）場合あるいは死亡した場合は，労働基準監督署長に届ける必要がある。

厚生労働省は，1958（昭和 33）年以来 5 年ごとに，労働災害を減少させるために労働安全衛生行政が重点的に取り組む事項を定め，中期計画を立て，これに基づき種々の対策を強力に推進してきた。2018（平成 30）年には「第 13 次労働災害防止計画」を策定し，対策を進めている[1)]。

労働災害による休業 4 日以上の死傷者数の推移をみると，1961（昭和 36）年以来減少したが，2004（平成 16）年以降は横ばいで，2019（令和元）年には 12 万5611 人である[2)]。一方，労働災害による死亡者数は 845 人で，過去最少となった。原因は，高所からの「墜落・転落」，「交通事故（道路）」，機械などによる「はさまれ・巻き込まれ」が多い（図 3.7）。

業種別に死傷者数の推移をみると，従来大きな割合を占めていた製造業，建設業では，それぞれ過去 10 年で大幅な減少が見られる（図 3.8A）。一方，第三次産業では増加し，小売業，社会福祉施設（介護施設），飲食店（以下，小売業等）で労働災害が多く，特に社会福祉施設では，過去 10 年で約 2.5 倍と急増している。また，陸上貨物運送事業では，減少傾向が見られない。そのため，小売業等や陸上貨物運送事業に対する取り組みが重要となってきている（図 3.8B）。

このような状況の前述の「第 13 次労働災害防止計画」は，以下のような特徴を

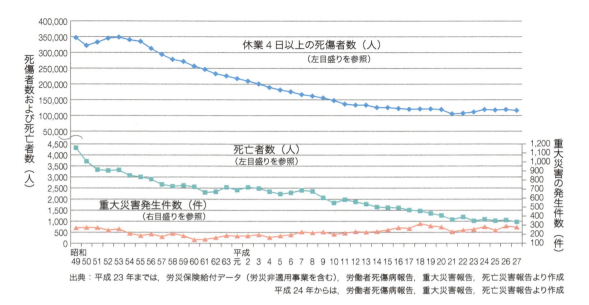

図3.7 労働災害発生状況の推移（出典：厚生労働省　平成27年労働災害発生状況等）[3]

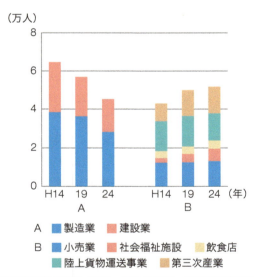

図3.8 業種別の死傷者数の推移（出典：厚生労働省　労働者死傷病報告）

もっている[1]。労働災害全体の減少目標に加え，重点対策ごとに数値目標を設定し，達成状況をふまえて対策を展開する。例えば，**メンタルヘルス**対策に取り組む事業場の割合を80％以上と定めている。また，労働災害が増加し，全体に占める割合が高まっている第三次産業に焦点を当て，特に災害の多い「小売業」「社会福祉施設」「飲食店」に対する集中的な取り組みを実施する。さらに，依然として死亡災害の半数以上を占める建設業，製造業に対して，「墜落・転落災害」「施設・設備・機械等に起因する災害」に重点を当てて取り組むことを挙げている。

第3章　わが国の産業構造および産業保健の実態　41

[健康診断]
事業者に実施が義務づけられている健康診断には、一般健康診断と、有害な業務に常時従事する労働者等に対して行う、特殊健康診断、じん肺健診、歯科医師による健診がある。一般健康診断には、雇入時の健康診断、特定業務従事者の健康診断、海外派遣労働者の健康診断、給食従業員の検便がある。

[職業病]
特定の職業に従事することにより罹る、あるいは罹る確率が非常に高くなる病気の総称である。医学用語では「職業性疾病」、労働基準法では「業務上疾病」と表現される。労災保険制度では、補償の対象となる疾病は「職業病リスト」で定めている。

[化学物質]
労働安全衛生法では、元素及び化合物を指す。現在、数万種類の化学物質が市場に出回っている。固体、液体、気体、ミスト等々の状態で存在する。固体では粉状が健康影響を起こしやすく、呼吸により気管や肺に吸入されてしまう。

[腰痛]
腰痛は認定基準で「災害性腰痛」と「災害性の原因によらない（非災害性）腰痛」の2つに分けられている。前者は、負傷のほか、突発的な出来事で急激な力の作用が腰部にかかり突然腰が痛くなるもので、後者は、特にそうした事故的要素はなく、重量物取扱い業務等、作業の状態や期間からみて仕事が原因でだんだん腰が痛くなったと考えられるものである。

　小売業等では非正規労働者の割合が高いことから，充実した安全衛生活動が必要である。また，労働災害の多くがバックヤード（売場の裏側にある倉庫や作業や準備のための部屋）で発生しているため，危険箇所の見える化（危険マップによる危険箇所の表示等），KY活動（作業者が，事故や災害を防ぐために，自分たちが従事している作業に潜む危険を予想し，指摘しあう訓練）等が重要である。

　社会福祉施設では，人口の高齢化の進展による需要の拡大により，従事する労働者が今後も増えることが予想される。社会福祉施設における労働災害は腰痛が多くを占めていることから，腰痛予防対策指針（2013年改定）で定める腰痛の健康診断*に加え，介護機器の導入等による腰痛予防が必要である。

　陸上貨物運送事業では，小売業・飲食店と同様に，トラック運転者に対する安全衛生教育の強化が望まれる。

2. 職業性疾病

（1）職業性疾病

　職業性疾病は職業病*ともいわれる医学用語で，一定の職業に従事し，その職業上の有害因子（物理的因子，化学物質*，作業態様など）にさらされることによって起きる病気が広く含まれる。

　一方，業務上疾病は労働基準法の法律用語である。業務に起因して発生または自然経過を越えて悪化した疾病を指し，医学用語である職業性疾病と重なる部分が多いがイコールではない。医学的な治療を必要とした場合は，事業者がその療養費を支払わなければならず（労災補償），その認定は労働基準監督署長によって行われる。

　業務上疾病者数をみると，業務上の負傷に起因する疾病が全体の約7割を占めている（2019（令和元）年：8310人中6015人，図3.9）。この中でも腰痛*（災害性腰痛）が多い（5132人）。次いで，2009（平成21）年まではじん肺およびじん肺合併症が多かったが，2010（平成22）年以降は物理的因子（異常温度，異常気圧下など）による疾病が多くなった（2019年：1118人）。

　このような状況に応じて，職業性疾病の対策は変化してきている。これまでは，じん肺，さまざまな化学物質による急性中毒やがんなどの健康障害を防止することに主眼が置かれてきた。有機溶剤の健康障害を防止するために，尿中の有機溶剤代謝物（例えばトルエンの場合，馬尿酸）を測定する生物学的モニタリング*が行われている。近年では，これまでの健康障害に加えて職場のさまざまなストレスによるメンタルヘルス不調や，過重労働による健康障害，屋内の事務所における受動喫煙への対策などが重要になってきている。

　一方，障害者の雇用も進んでおり，障害者の心身の条件に応じた適正配置*や，障害の種類や程度に応じた適切な安全衛生対策が必要である。また，今後も人口の高齢化が進み，これまで以上に労働者に占める高年齢者の割合は高くなるため，労働者の高齢化によるリスクの増大も念頭におく必要がある。

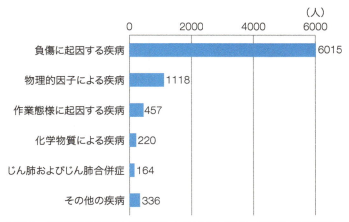

図 3.9　疾病分類別業務上疾病者数（2019 年）（出典：業務上疾病調査）

（2）化学物質による健康障害
① 化学物質による健康障害

　大阪市の印刷業で元従業員ら 17 人が胆管がんを発症し，うち 9 人が死亡した事例（2014 年）を契機に，化学物質による職業がんが注目を浴びた。

　化学物質は，労働安全衛生法により①製造，輸入，使用が禁止されているもの（石綿など），②製造に際し厚生労働大臣の認可を受けなければならないもの（PCB など），③製造・取り扱い上の管理が必要なものの 3 つに分けられて，規制されている。②と③の化学物質は，有機溶剤中毒予防規則，特定化学物質障害予防規則等の特別な規則に従い，適切に管理するように定められている。有機溶剤は，他の物質を溶かす性質をもつ有機化合物の総称であり，特定化学物質は，職業がん，皮膚炎，神経障害を発症させる恐れのある化学物質である。

　前述の事例では，特別な規則で規制されていない化学物質が原因となって胆管がんが発症したことから，化学物質の管理が厳格化された。具体的には，事業者に危険性または有害性の調査（リスクアセスメント）が義務づけられた（2015（平成 27）年）。また，特定化学物質障害予防規則が改正され，いくつかの化学物質が特定化学物質に追加された（2015 年）。

　特別な規則で規制されていない化学物質であっても，化学物質は，局所排気装置，作業環境測定などの作業環境管理*とともに，防毒マスクの使用などの作業管理を徹底することが重要である。

② 危険性または有害性の調査（リスクアセスメント）

　危険性または有害性の調査（リスクアセスメント）は，就業に係わる危険性または有害性を特定し，それに対してリスクを下げる措置を検討する一連の流れである。具体的には，就業に係わる危険性または有害性の特定，特定された危険性または有害性のリスクの見積り，見積りに基づくリスクを下げるための優先度の設定およびリスクを下げる措置の内容の検討，優先度に応じたリスク

[生物学的モニタリング]
有機溶剤などの有害物質を取り扱う作業者の血液，尿などを採取して，それに含まれる有害物質やその代謝物の濃度から，その人が有害物を吸収した量を推測する方法である。例えば，トルエンの場合，その代謝物である馬尿酸の尿中濃度を測定する。この方法を用いると健康リスクがわかりやすくなるため，特殊健康診断で実施することになっている。

[適正配置]
労働者の生理学的，心理学的な能力に適合する職業環境に労働者を配置し，健康状態の悪化を予防することを指す。

[作業環境管理]
労働衛生分野における「3 管理」の 1 つで，作業環境中に含まれる，作業者の健康に悪影響を及ぼす有害物質の管理やリスクの低減を行っていく一環の作業を指す。有害物質の中には作業環境測定が必要なものもある。

> **COLUMN**
>
> **職場における受動喫煙防止対策**
>
> 　受動喫煙は，自らの意思と無関係に空気中のタバコの煙を吸入することであり，非喫煙者に不快感やストレス，さらには健康への悪影響を与えている。そのため，労働者の健康確保の観点から，受動喫煙を防止することが求められている。なお，タバコの煙は，国際がん研究機関（IARC）*において発がん性の最も強いグループ１に分類されている。
>
> 　職場における受動喫煙防止対策は，1996（平成8）年の職場における喫煙対策ガイドラインにより快適職場形成の一環として始まった。2003（平成15）年の健康増進法，2014年（平成26）年の労働安全衛生法の改正により，努力義務となった。
>
> 　職場における受動喫煙防止対策について，健康増進法により多数の者が利用する施設等の管理者等に義務付けられた事項と，労働安全衛生法により屋内勤務の労働者に対して事業者が実施すべき事項をまとめた指針（職場における受動喫煙防止のためのガイドライン）が，2019（令和元）年に策定された。
>
> 　事務所，工場，ホテル，旅館，飲食店など（第二種施設）多数の者が利用する施設は原則屋内全面禁煙となり，喫煙箇所は「喫煙専用室」または「加熱式たばこ専用室」に限られる。また，これらの喫煙のための専用室は，非喫煙場所にタバコの煙が漏れないように，一定の基準を満たすことが必要である。
>
> 　飲食店のうち，既存の小規模飲食店（既存特定飲食提供施設）には経過措置が設けられ，喫煙可能である。しかし，喫煙可能区域を設定したうえで当該区域における適切な換気の実施（換気措置）が求められている。
>
> 　健康増進法では，業者が屋内，屋外を含め喫煙可能な場所に20歳未満の者を立ち入らせることを禁止している。したがって，喫煙専用室等の清掃作業はできないし，経過措置の対象の飲食店の場合，20歳未満の者は入店できない。

［国際がん研究機関（IARC：International Agency for Research on Cancer）］
世界保健機関（WHO）の外部組織のひとつで，発がんメカニズムの解明や原因の特定によって発がんを抑制するために，化学物質，放射線やウイルスなどの人に対する発がんの強さを評価し，公表している。

を下げる措置の実施の順で行われる。

　リスクアセスメントは安全衛生全体を含むものであるが，安全分野が先行しており，衛生分野の取り組みは後回しにされがちなようである。

　リスクアセスメントは，原材料を新規に採用したり変更したりするとき，作業方法または作業手順を新規に採用したり変更したりするときのように，リスクに変化が生じる，あるいは生じるおそれのある時に実施することになっている。このための指針が厚生労働省から公表されている[4,5]。

　リスクアセスメントを実施している事業場を規模別にみると，500～999人では64.0％であるが，50～99人では53.7％であり[6]，規模が大きい事業場での取り組みは進んでいるが，中小規模事業場では遅れている。中小規模事業場に対してリスクアセスメントの導入，さらには，労働安全衛生マネジメントシ

ステムの導入を促進するために，「中小規模事業場向け労働安全衛生マネジメントシステム*導入マニュアル」[7]を活用することが肝要であろう。

前述の事例に対応し，リスクアセスメントが義務づけられた化学物質は，安全データシート（SDS）の交付が義務づけられている673物質である。化学物質等のリスクアセスメントは，業種，事業所規模を問わず，化学物質を取り扱う事業場はすべて実施することが求められている。

③ コントロール・バンディング

危険性または有害性の高い化学物質を適切に管理するために，化学物質に関するリスクアセスメントが大切である。リスクアセスメントの簡易実用的な手法として，コントロール・バンディングがある。これは，専門的知識がなくても化学物質のリスクアセスメントが可能となるツールとして開発され，曝露量の測定結果などの情報を用いずに，安全データシート（下記参照）などの情報を利用して行う。専門的知識をもつ者に頼ることが難しい中小企業などでも利用できることが評価され，広く公表されている[8]。

コントロール・バンディングは，化学物質の有害性と曝露情報との組み合わせに基づいてリスクを評価し，必要な管理対策の区分を示す方法である。液体または粉体を扱う作業では化学物質の「有害性」「揮発性，飛散性」「取扱量」の3つの要素によってリスクレベルを推定し，レベルに応じた化学物質の管理のための一般的実施事項を示すほか，一般的に行われる作業については，より具体的な実施事項を個別の対策管理シートとして示すことができる。推定曝露量に応じた曝露防止のために必要な対策が具体的に示されるので，化学物質の管理に積極的に活用することが望まれる。

④ 安全データシート

リスクアセスメント等による事業者の自主的な化学物質管理のためには，危険有害性の表示と安全データシート（SDS：Safety Data Sheet）を活用する。安全データシートとは，有害性のおそれがある化学物質を含む製品を他の事業者に譲渡，または提供する際に，対象化学物質等の性状や取り扱いに関する情報を提供するための文書を指す。

SDSは，製造許可物質のほか爆発性等の危険性のある化学物質673物質について交付される。

これらの物質について，①名称，②成分およびその含有量，③物理的および化学的性質，④人体に及ぼす作用，⑤貯蔵または取り扱い上の注意，⑧危険性または有害性の要約など11項目を記載することになっている。記載項目は，「化学品の分類及び表示に関する世界調和システム（GHS*）」と整合するように制定されたJIS Z7253:2012にも示されている。これには，1. 化学名および会社情報，2. 危険有害性の要約，3. 組成及び成分情報，4. 応急処置など16項目を記載するようになっている。これに従ってSDSを記載すれば，有害危険性の種類と区分によって標章（絵表示）が必要となる[9]。

【労働安全衛生マネジメントシステム（OSHMS）】
事業者が安全衛生管理を「計画（Plan）－実施（Do）－評価（Check）－改善（Act）」（PDCAサイクル）という一連の過程で，労働者と協力をして自主的に継続的に進めることにより，労働災害を防止し，労働者の健康を保持増進し，快適な職場環境を形成し，事業場の安全衛生水準の向上を図ることを目的とした安全衛生管理のしくみをいう。

【GHS（Globally Harmonized System of Classification and Labelling of Chemicals）】
化学品の危険有害性を世界的に統一された一定の基準に従って分類し，絵表示等を用いてわかりやすく容器のラベルや安全データシート（SDS：Safety Data Sheet）に表示し，労働災害の防止や作業者の健康，環境の保護に役立てようとすることを指す。

具体的には，製造許可の対象物質（7物質）と労働安全衛生法施行令で定める表示・通知義務対象物質（666物質）が対象になっている。交付されたSDSは，事業場において活用することが肝要である。例えば，ライン管理者や作業者の安全衛生教育に用いることや，リスクアセスメントのためのデータとして活用する。また，作業場の見やすい場所に掲示するあるいは備え付けるようにし，作業者がいつでも利用できるようにする。このため，「ラベルでアクション」をキャッチフレーズとして，化学物質のもつ危険有害性を把握し行動を起こすことが勧められている。

（3）腰痛

業務上疾病の約6割を占める腰痛が，小売業等，陸上貨物運送事業の業種で多く，特に社会福祉施設では発生件数が急増し，全体の2割を占める。

腰痛の種類には，被災時の災害性による分類（災害性腰痛と非災害性腰痛）と症状の経過による分類（急性腰痛と慢性腰痛）がある。災害性腰痛は，重量物運搬中の転倒や腰部への予想以上の過重な負荷などにより突然発症するものをいい，非災害性腰痛は，重量物を取り扱う業務等腰部に過度の負担のかかる業務により発症するものである。

一方，急性腰痛は，明らかな外傷に起因することなく急性に発症したもので，慢性腰痛は慢性に持続するものである。慢性腰痛の原因は多様であり，腰椎部に原因があるだけでなく，内臓疾患や心因性に由来する場合もあり，骨などに異常がない場合は全人的な観点から痛みの原因を調べていく必要がある。

腰痛の予防対策としては，「職場における腰痛予防対策指針（2013（平成25）年）」[10]で，作業管理*として①自動化・省力化，②作業姿勢・動作などが，健康管理*として①健康診断，②腰痛予防体操が示され，さらに，労働衛生教育が示されている。多くの業種において雇入れ時の教育や研修会に腰痛予防を盛り込むとともに，社会福祉施設では介護機器の積極的な導入が望まれる。

（4）熱中症

熱中症は，高温多湿な環境下において，体内の水分および塩分のバランスが崩れたり，体内の体温調整機構が破たんしたりして発症する障害である。

職場における熱中症は，2010（平成22）年には記録的な猛暑により多発したが，その後も夏季を中心に依然として頻発している（図3.10）[11]。

厚生労働省では，「職場における熱中症予防対策マニュアル（2009（平成21）年）」[12]を公表している。マニュアルでは，熱中症の予防として，WBGT値（暑さ指数）の活用を勧めている。WBGT（Wet-Bulb Globe Temperature：湿球黒球温度）は，暑熱環境による熱ストレスの評価を行う指数である。その値が基準値を超える場合は，当該作業場所に冷房等を行う，作業強度の低い作業に変更するなどの対策が必要である。有効な対策を行うためには，夏季の屋外作業時などに

[作業管理]
労働衛生分野における「3管理」の1つで，作業者の作業手順，道具や服装などを工夫し，作業の生産性を高めるとともに，作業による作業環境の悪化を防止し，作業から健康障害の要因を除去するマネジメントを指す。

[健康管理]
労働衛生分野における「3管理」の1つで，労働災害の防止だけでなく，快適な職場環境の実現と作業条件の改善を通して，作業者の安全と健康を確保することを指す。健康診断の実施，過重労働の防止，メンタルヘルス対策などが中心となっている。

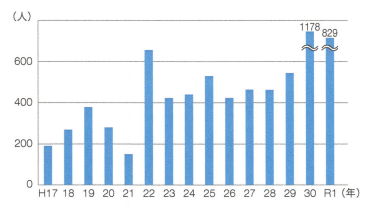

図3.10 熱中症による死傷者数の推移（出典：厚生労働省 労働者死傷病報告）

WBGT値を測定することが望まれる。

熱中症を疑わせる症状が現われた場合は，救急処置として涼しい場所で身体を冷し，水分や塩分の摂取等をうながし，必要に応じて，救急隊を要請したり，医師の診察を手配したりする。厚生労働省の指針（職場における熱中症の予防について：2009年）[13]では，熱中症を疑わせる具体的な症状として，従来の病態ではなく，重症度に応じた症状分類を示している*。

中央労働災害防止協会は，製造業向けの「熱中症予防対策のためのリスクアセスメントマニュアル」[14]を公表しているので，職場における熱中症予防対策としてリスクアセスメントを導入する際に参考となる。

(5) 情報機器作業

職場におけるIT化はますます進行しており，タブレット，スマートフォン等の携帯用情報機器が普及し，これらを使用して情報機器作業を行うなど，作業形態は多様化している。そのため，従来のようにVDT作業を類型化してその類型別に健康確保対策の方法を画一的に示すことは困難で，個々の事業場のそれぞれの作業形態に応じたきめ細かな対策を検討することが必要になってきた。

そのため，VDT作業を中心としたガイドラインが情報機器作業のための「情報機器作業における労働衛生管理のためのガイドライン」に名称を変更し，技術的な項目や作業管理の見直し等が行われた。

このガイドラインでは，照明，採光などの作業環境管理のほか，作業時間管理として「一連続作業時間が1時間を超えないようにし，次の連続作業までの間に10分～15分の作業休止時間を設け，かつ，一連続作業時間内において1回～2回程度の小休止を設けること」や，「椅子の座面の高さ，机や作業面の高さ，キーボード，マウス，ディスプレイの位置等を調整すること」，健康管理として健康診断，健康相談，職場体操などの実施を勧めている。

[熱中症の症状と重症度分類]
熱中症は従来，主に症状から熱失神，熱痙攣，熱疲労，熱射病など分類されてきた。これらの諸症状・病態を一連のものとして取り扱い，3段階の重症度（Ⅰ度：軽症，Ⅱ度：中度，Ⅲ度：重度）に応じて分類されたものが，熱中症の症状と重症度分類である。

[在宅ワーク]
COVID-19の蔓延を機に拡大したICTによる遠隔作業は，多くの労働者や学生にとって今後も主要な役割をもつようになると考えられる。しかし，孤立感，時間管理の困難さ，照明等の環境不備などの問題が残る。これらを軽減するために，下記資料のような人間工学に基づいたポイントが示された。
https://www.ergonomics.jp/official/page-docs/product/report/7tips_guideline_0623_Jp_final.pdf

(6) 災害関連作業に伴う健康障害

① 復旧・復興に向けた工事における労働衛生対策

2011（平成23）年3月に発生した東日本大震災による被害の復旧・復興に向けた各種工事に伴い，被災地以外の地域でも建設業者等の人材不足が生じている。そのため，新規に就労する者等に対して，教育・経験不足による，高所からの墜落や重機の取り扱いミスによる災害や，作業中の石綿等有害物質への曝露などを防止しなければならない。この状況は2016（平成28）年4月に起きた熊本地震においても同様である。建設業の新規就労者等に対する安全衛生教育の確実な実施や，建設現場の安全衛生管理の充実が望まれる。

厚生労働省では，建築物等の解体・改修工事，がれきの処理などの作業における労働災害の対策を徹底させるために，石綿の気中濃度モニタリングや，復旧作業員およびボランティアを対象にした安全講習会などを実施し，また多くの通達も出している。これらの対策の徹底が望まれる。

② 放射線障害防止対策

東日本大震災の影響で事故を起こした東京電力福島第一原子力発電所の廃炉に向けた作業や，放射性物質が飛散した地域の除染作業における被ばく防止を徹底する必要がある。厚生労働省は，放射性物質により汚染された土壌等を除染するための業務等に係る電離放射線障害防止規則（2011（平成23）年），除染等業務に従事する労働者の放射線障害防止のためのガイドライン（2011年）を公表している。これらに基づいて，作業者の被ばく線量の管理や特別教育等の実施が望まれる。ガイドラインには記載されていないが，除染作業者のメンタルヘルスケア*を含めた健康相談等の拡充も必要である。

3. 作業関連疾患

従来の健康管理では，健康障害を引き起こす作業要因や作業そのものについて対策を進め，作業者側の個人的な要因はあまり注目されてこなかった。例えば，作業者の脊椎に変形があると，重量物取扱作業以外の作業でも，腰痛症を起こしやすい。近年，疾病の原因が仕事の質や量，職場の人間関係など心理，社会的なものに変化したことにより，作業者側の個人的な要因と作業との関係が注目され，作業関連という言葉が使われるようになった。作業関連疾患*とは，個人的な要因や生活習慣に職業上の要因が加わって発生したり悪化したりした疾患である。

このような疾患として，①腰痛，頸肩の痛み等の筋骨格系疾患，②高血圧，虚血性心疾患などの循環器疾患，③気管支炎，せき，たん等の慢性非特異性呼吸器疾患，④胃・十二指腸潰瘍，うつ病などのストレス関連疾患など幅広いものが含まれている。

例えば，喫煙習慣がある労働者が精神的ストレスの多い職場で働いていて胃潰瘍になった場合，喫煙習慣という生活習慣に精神的ストレスという作業要因が関与し胃潰瘍を引き起こしやすくしたと考える。

[メンタルヘルスケア]
組織全体の心の健康レベルを引き上げることを指し，実施対象は労働者と職場環境等に大別される。労働者の場合は，メンタルヘルス不調者への対応（ハイリスクアプローチ）と全労働者への対応（ポピュレーションアプローチ）に分けられる。これらを同時に進めていくことが重要である。

[作業関連疾患]
作業に関連して発症する疾病を指す。作業が原因で発症するもの，作業が原因と考えられるが作業に関係なくても発症するもの，作業には関係ないが作業が増悪原因と考えられるものが含まれている。WHOが主な疾病を挙げている。

4. 生活習慣病

（1）一般健康診断

　職場の健康管理の特徴として，事業者が最低限実施すべき健康管理の内容が定められていることが挙げられる。労働安全衛生法，省令などがその具体的な内容を定めている。これらに基づき，事業者は一般健康診断を行い，作業者の個別の健康状態を把握したうえで，適切な健康管理を実施することになっている。

　一般健康診断の中には，雇入れ時健康診断，定期健康診断，特定業務従事者の健康診断*，海外派遣労働者の健康診断，給食従業員の検便の5種類の健康診断がある。一般健康診断は，事業者が費用を負担して医師が実施しなければならない。一部の健康診断を除き，健康診断の結果は5年間保存しなければならない。また，常時従事する労働者数が50人以上の事業場の事業主は，所轄の労働監督署長に，定期健康診断と特定業務従事者の健康診断の受診者数と有所見者数（所見のあった者の数）を報告しなければならない。

　定期健康診断の結果をみると，所見のあった者（以下，有所見者）の割合（以下，有所見率）は年々増加し，2019（令和元）年では56.6％と，労働者の半数以上が有所見者となっている（図3.11）。こうした労働者の健康管理には，労働者にも自主的な健康管理の努力が求められるが，職場における健康診断の実施に加え，その結果に基づく事後措置*や保健指導*の実施が必要である。

　健康診断の事後措置には，就業上の措置がある。これは，就業上の区分（通常勤務，就業制限，要休業に大別される）を産業医等の意見を聞いて判定するものである。

　保健指導については，事業者が有所見者を対象として医師または保健師による保健指導を実施するように努めなければならない。定期健康診断の項目別に有所見率を見ると（2019年），血中脂質検査が33.1％，血圧検査が17.8％，肝機能検査が14.3％，血糖検査が12.7％であり，生活習慣病に関する検査が所見の多くを占めている。したがって，保健指導は，検査データの有所見を改善するために，作業に関連した課題だけではなく，栄養摂取，運動，休養など生活習慣における課題についても指導していく必要がある。

（2）特定健康診査，特定保健指導

　特定健康診査*，特定保健指導*は，高齢者の医療の確保に関する法律に基づき，医療保険者の義務として，40～74歳の被保険者と被扶養者のうち生活習慣病のハイリスク者（内臓脂肪型肥満）に対して，食生活の改善や運動を指導する生活習慣病対策である。これまで職場で行われてきた心身両面にわたる健康保持増進（THP：トータル・ヘルス・プロモーション・プラン）は，年齢に関係なくすべての労働者を対象に，特定健康診査，特定保健指導の対象外である40歳未満の者や有所見のない者も対象とし，メンタルヘルスケアを含めた健康指導を行うも

[特定業務従事者の健康診断]
特定業務に常時従事する労働者に対し，事業者は当該業務への配置替えの際及び6ヶ月以内ごとに1回，健康診断を行わなければならない。深夜業務などの「特定業務」は，労働安全衛生規則（第13条第1項第2号）に挙げられている。

[事後措置]
一般健康診断の実施後には，健康診断結果の労働者への通知，健康診断結果についての医師等からの意見聴取等を行い，必要がある場合は，就業場所の変更，作業の転換，労働時間の短縮，深夜業の回数の減少等の措置を行う必要がある。

[保健指導]
事業者は，健康診断の結果，健康の保持に努める必要がある労働者に対し，医師または保健師による保健指導を行う努力義務がある。健康診断結果を基に，健康の保持増進のために業務内容の聞き取りやメンタルケアなども行う。

[特定健康診査]
40～74歳の医療保険の加入者を対象に実施する，メタボリックシンドローム（内臓脂肪症候群）に着目した健診で，身長，体重，腹囲の身体計測，血圧測定，脂質，血糖，肝機能の血液検査などを行う。

[特定保健指導]
特定健康診査の結果から，生活習慣病の発症リスクが高く，生活習慣の改善による予防効果が期待できる者に対して，生活習慣を見直すサポートを行う。リスクの程度に応じて，動機づけ支援と積極的支援（よりリスクが高い）がある。

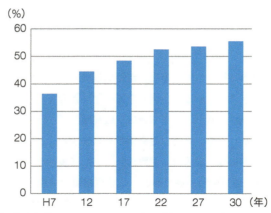

図 3.11　定期健康診断結果で所見のあった者の割合の推移（出典：定期健康診断結果調査）

のである。

　生活習慣病を効果的に予防するためには，特定健康診査によるハイリスク者への指導はもとより，ハイリスク者を生じさせないように，職場においては医療保険者と連携しつつ，すべての労働者を対象に THP を実施することが望まれる。

　がん，脳卒中などの疾病に罹患した場合には，事業場がこのような方々に対して適切な就業上の措置や治療に対する配慮を行い，治療と仕事が両立できるようにするためのガイドライン＊が公表されている。

5. メンタルヘルス

（1）心の健康確保をめぐる状況

　社会情勢の変化に伴い，仕事の質や量，職場の人間関係をはじめとした職場環境，さらには雇用形態が変化し，それに伴う心の健康問題を抱える労働者が増え，職業生活等に関して強い不安やストレスを感じる労働者が5割を超えるようになった（図 3.12）。その主な原因は「仕事の質・量の問題」（59.4％）であった（図 3.13）。

　仕事による強いストレスが原因で精神障害を発病することがある。このような場合，労働災害（労災）として請求すると，一定の判断基準に基づき，労災と認定される。精神障害の労災認定件数は大幅に増加し[16]，精神障害の労災認定件数は2014（平成 26）年以降約 500 件となっている（図 3.14）。このような状況に対して，メンタルヘルス不調に対する取り組みは重要な課題であるが，取り組んでいる事業所はしだいに増加しているが，まだ 6 割であり（図 3.15），事業所規模が小さくなるにつれてその割合は低くなっている（図 3.16）。

　労働者の心の健康の保持増進のための指針（2006（平成 18）年）では，事業者は，メンタルヘルスケアを積極的に推進するために，心の健康づくり計画＊を策定するとともに，ストレスチェック制度の活用，関係者に対する教育研修・情報提供，4 つのケア（労働者自身によるセルフケア，管理監督者（ライン）によるケ

[事業場における治療と仕事の両立支援のためのガイドライン]
がん，脳卒中などの疾病を抱える方々が治療と仕事が両立できるようにするために，事業場における取り組みなどをまとめたもので，勤務状況を主治医に提供する際の様式，治療の状況や就業継続の可否，職場復帰の可否等について主治医の意見を求める際の様式，両立支援プラン・職場復帰支援プランの作成例が記載されている。

[心の健康づくり計画]
「労働者の心の健康の保持増進のための指針」（メンタルヘルス指針）では，事業者がメンタルヘルスケアを積極的に推進することを表明するとともに，衛生委員会等において審議を行って策定する必要があると述べている。

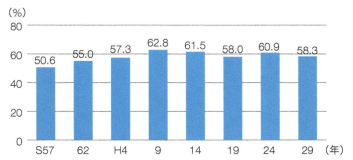

図3.12　強い不安，悩み，ストレスがある労働者の推移（出典：厚生労働省　労働者健康状況調査）

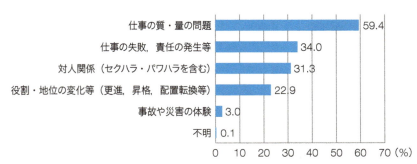

図3.13　職業生活でのストレスの状況（出典：厚生労働省　平成30年労働安全衛生調査）

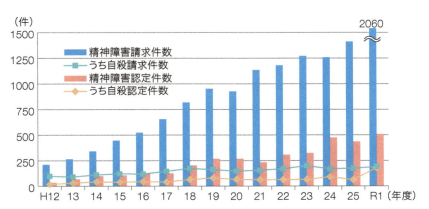

「厚生労働省：平成26年度における脳・心臓疾患及び精神障害等に係る労災補償状況について」等から作図

図3.14　精神障害の労災補償状況の推移

ア，産業保健スタッフによるケア，事業場外資源によるケア*）を効果的に推進し，職場環境の改善，メンタルヘルス不調への対応，職場復帰のための支援が行われるようにする必要があるとしている。

厚生労働省は，心の健康と自殺や過重労働による健康障害についての情報提供窓口として，働く人のメンタルヘルス・ポータルサイト「こころの耳」を開設している。

[事業場外資源によるケア]
事業場外のさまざまな機関や専門家（事業場外資源）が必要に応じて行う，心の健康づくり対策を支援するための活動を指し，心の健康相談，カウンセリング，診断，治療，復職指導，教育研修，情報提供，助言などがある。

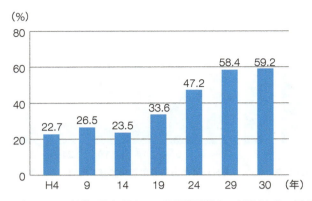

図 3.15 メンタルヘルス対策に取り組んでいる事業所割合の変遷（出典：平成 30 年労働安全衛生調査）

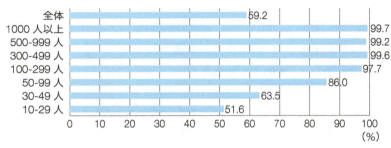

図 3.16 メンタルヘルス対策に取り組んでいる事業所割合（事業所規模別）（出典：平成 30 年度労働安全衛生調査）

（2）ストレスチェック制度

2015（平成 27）年 12 月に施行された改正労働安全衛生法により，常時使用する労働者に対して，医師，保健師等による心理的な負担を把握するための検査（ストレスチェック）の実施が義務付けられた。この法の一義的目的は高ストレス者の発見（二次予防）ではなく，本人の気づきと職場改善を促す一次予防である。本人の気づきは，ストレスチェックの結果，ストレスチェックの実施者（医師，保健師等）から面接指導が必要と判断された労働者が面接指導を希望すると申し出た場合，医師による面接指導が義務付けられることになった。事業者は，面接指導を実施した医師の意見を勘案して，必要があると認めるときは適切な措置（就業場所の変更，作業の転換，労働時間の短縮等）を講じなければならない。また職場改善は，ストレスチェックの結果を職場ごとに集団分析し，リスクアセスメントのような手法を活用し，職場における過度のストレスの要因となるリスクを特定・評価し，必要な措置を講じていることが事業者の努力義務とされた。

（3）自殺

心の病気，特にうつ病が密接に関連しているものに自殺*がある。自殺者は 1998（平成 10）年に 3 万人を超え，その後も高止まりしていたが，2012（平成 24）年

[自殺]
自分で自分を殺すことを指す。精神疾患や慢性疼痛を有する疾患，金銭的や人間関係の問題など，さまざまな事情が複雑に絡み合って生じることが多い。WHO は，適切な防止策を行うことで防止できるとして予防戦略を推進している。

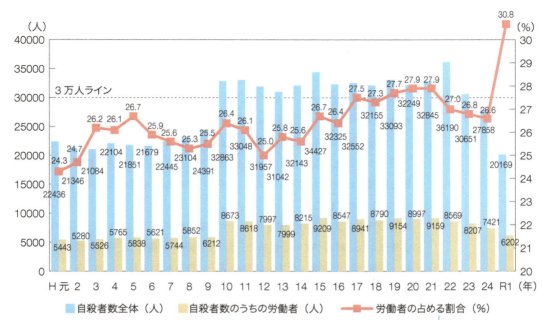

図 3.17 自殺者数の推移

に 3 万人を下回った。警察庁「自殺の状況」によると，被雇用者・勤め人の自殺も減少傾向にあるが，経済・生活問題が重視されている（図 3.17）。

厚生労働省では「職場における自殺の予防と対応」（2007（平成 19）年）を公表している。自殺対策基本法（2006（平成 18）年）が施行され，内閣府において自殺総合対策大綱（2007（平成 19）年）が策定され，2012（平成 24）年に見直しが行われた。

自殺が遺族に及ぼす影響は大きく，さらに職場で関係のあった人々にも深刻な影響を与えることから，自殺対策は，予防だけでなく事後対応も含めたリスクマネジメントが望まれる。

（4）職場のハラスメント

職場におけるいじめや嫌がらせなどのハラスメントは，相手の尊厳や人格を傷つける行為であるとともに，職場の秩序を乱し，人間関係を悪化させ，労働者の勤労意欲を落し，生産性を低下させてしまう。職場のハラスメントは，労働者のメンタルヘルス不調の原因にもなることから，ハラスメントの防止に取り組む必要がある。

都道府県労働局等に設置した総合労働相談コーナーに寄せられる「いじめ・嫌がらせ」に関する相談は年々増加し，2019（令和元）年に 8 万 8000 件となり，相談内容の中で最も多い（31.3％）[17]。こうした状況を受け，厚生労働省は 2018（平成 24）年「職場のパワーハラスメントの予防・解決に向けた提言」を取りまとめ，パワハラを「優位な関係を背景に」「業務の適正な範囲を超えた言動により」「就業環境を害すること」と定義し，6 類型を典型例＊としている[17]。

【パワハラ 6 類型の典型例】
1. 身体的な攻撃（暴行・傷害），2. 精神的な攻撃（脅迫・名誉毀損・侮辱・ひどい暴言），3. 人間関係からの切り離し（隔離・仲間外し・無視），4. 過大な要求（業務上明らかに不要なことや遂行不可能なことの強制，仕事の妨害），5. 過小な要求（業務上の合理性なく，能力や経験とかけ離れた程度の低い仕事を命じることや仕事を与えないこと），6. 個の侵害（私的なことに過度に立ち入ること）

さらに，2019（令和元）年，職場における「いじめ・嫌がらせ」を防止するための「改正労働施策総合推進法（パワハラ防止法）」が成立し，2020（令和2）年6月（中小企業は2022（令和4）年4月）に施行される。

　この法律で事業場に課せられた義務は「雇用管理上必要な措置を講じること」で，「職場におけるパワーハラスメントに関して雇用管理上講ずべき措置等に関する指針」では，具体的に「方針等の明確化及びその周知・啓発」「相談に応じ，適切に対応するために必要な体制の整備」「職場におけるパワーハラスメントに係る事後の迅速かつ適切な対応」「相談者・行為者等のプライバシーを保護すること，その旨を労働者に対して周知すること，パワハラの相談を理由とする不利益取扱いの禁止」を挙げている。

　職場のハラスメントの問題を解決，予防するためには，一人ひとりの尊厳や人格が尊重される職場づくりを目指し，会社の方針を明確にし，実態の把握，周知・啓発，相談体制の整備，ケアや再発の防止に取り組むことが必要である。

（5）職場復帰支援

　メンタルヘルス不調により休職した労働者が円滑に職場に復帰し，就業を再開，継続できるようにするために，「心の健康問題により休業した労働者の職場復帰支援の手引き」（2004（平成16）年，2012（平成24）年改定）が公表されている。これによると，事業者が行う労働者に対する支援として，個々の事業場の実態に即した職場復帰支援プログラムの作成，その実施に関する体制や規定の整備，労働者・管理監督者の相互の理解と協力，主治医との連携がある。

　職場復帰支援*において，産業医等は管理監督者などを専門的な立場から支援し，必要な助言や指導を行う。特に，主治医との連携を密にし，情報交換や医療的な判断においては中心的な役割を担う。衛生管理者等は，産業医等の助言，指導等をふまえて，職場復帰支援が円滑に行われるよう労働者に対するケアと管理監督者のサポートを行う。保健師は，産業医や衛生管理者などと協力しながら，労働者に対するケアや管理監督者に対する支援を行う。

　このように，産業保健スタッフ等を中心に，労働者，管理監督者が互いに十分理解して，主治医との連携を図りつつ互いに協力しながら取り組むが，労働者のプライバシーに十分配慮しながら進めていくことが重要である。

6. 雇用形態と健康管理

（1）非正規労働者

　労働者の3人に1人以上がパートやアルバイトなどの非正規労働者となっているため，非正規労働者に関する健康管理も重要な課題になっている。

　パートタイム労働者は，1週間の所定労働時間が正規社員に比べて短い労働者である。短時間労働者の雇用管理の改善等に関する法律（1993年）に基づいて，正規社員の週所定労働時間の3/4以上働くパートタイム労働者に対しては，健康

[職場復帰（リワーク）支援]
メンタルヘルスの不調で長期休業していた労働者の復職を支援することを指す。職場が適切な対応をとるために，関係者の役割や活動の基本をルール化しておくこと（復職支援プログラムの作成）が望まれている。

診断を実施する義務がある。正規社員の週所定労働時間の1/2以上3/4未満働くパートタイム労働者に対しては，「健康診断の実施が望ましい」とされている[18]。パートタイム労働者の健康診断の実施状況をみると，正規社員の週所定労働時間の3/4以上働く者は91.8％であるのに対し，1/2以上3/4未満働く者は72.1％と低く，1/2未満働く者は58.7％とさらに低い（2014（平成26）年）。

　一定の有害業務に常時従事している者については，短時間労働者に該当するか否かにかかわりなく，特殊健康診断*を実施する義務がある。

　雇用期間が1年未満の季節労働者などは，定期健康診断を実施する義務はないが，一定の有害業務に常時従事している場合は，特殊健康診断を実施する義務がある。

　非正規労働者に対しても，事業者は健康管理を徹底して，本人や同僚に健康障害が生じないようにしなければならない。そのための取り組みとして，雇入れ時教育や健康診断を実施して，その結果をふまえて必要な対策を行うことが肝要である。

（2）派遣労働者

　派遣労働者は，労働者派遣法（1985（昭和60）年，2015（平成27）年改正）に基づいて，派遣元事業者に雇用され，派遣先事業者に使用される。定期健康診断などの一般的な健康管理，ストレスチェックと面接指導については，派遣元事業者の責任のもとに行い，作業環境に特徴的な健康管理については，派遣先事業者の責任において行うことになる。実施が努力義務であるストレスチェック結果をもとにした職場の集団的分析は，派遣先事業者が派遣労働者をも含めて実施する。

　一定の有害業務に常時従事している場合は，派遣先事業者が特殊健康診断を行うことになる。ただし，長時間労働者に対する面接指導は，派遣元事業者が実施する。

　このように，派遣労働者は雇用が不安定であり，事業者の責任が分担されていることから，労働衛生管理が不徹底になりやすい。

　効果的な健康管理を進めていくためには，派遣元事業者と派遣先事業者の産業保健担当者が相互に連絡を取り合い，分担内容を取り決めることが重要である。

7. 過重労働

（1）過重労働による健康影響

　長時間にわたる過重な労働は，疲労の蓄積をもたらす最も重要な要因であり，長時間労働による睡眠時間の短縮は，脳，心臓疾患の発生と関連性が強い。そこで，厚生労働省は過重労働*による健康障害防止のための総合対策（2006年，2011年改正）を策定し，過重労働による健康障害を防止するために，事業者に対して時間外・休日労働の削減，労働者の健康管理の徹底等の必要な措置を講じるよう求めた。

［特殊健康診断］
法令で定められた業務または特定の物質を取り扱う労働者を対象にした健康診断を指す。じん肺，有機溶剤，鉛，四アルキル鉛，特定化学物質，高気圧作業，電離放射線の法定のものや，紫外線，赤外線などの行政指導のものがある。「特定業務従事者の健康診断」と同じではなく，特殊健康診断の方が対象者が狭い。

［過重労働］
長時間にわたる過重な労働は，疲労の蓄積をもたらす要因であり，脳疾患や心臓疾患の発症との関連性が強い。労働者の健康管理として，長時間労働者に対する面接指導等が行われている。さらに，時間外や休日の労働を削減し，有給休暇の取得を推進する等が望まれる。

[働き方改革]
「働き方改革を推進するための関係法律の整備に関する法律（働き方改革関連法）」が2019年4月から施行された。この法律は，「長時間労働の是正」，「正規・非正規の不合理な処遇差の解消」，「多様な働き方の実現」という3つが柱になっている。

[働き方改革と時間外労働の上限]
時間外労働の上限規制が導入され，残業時間の上限は，原則として月45時間・年360時間とし，2019（平成31）年4月（中小企業は2020（令和2）年4月）から，臨時的な特別の事情がなければこれを超えることはできない。

[ワーク・ライフ・バランス]
それぞれが仕事と生活を共存させ，望む人生を生きることを指す。労働者が働きながら仕事以外の責任や要望を果たせる環境を企業が提供することにより，その能力を最大限に発揮し，会社に貢献してもらうことを目的としている。

　過重負荷の要因には，長時間労働の他にも，不規則な勤務，拘束時間の長い勤務，出張の多い勤務，精神的緊張を伴う業務などの労災認定基準の負荷要因，業務内容，職場の人間関係などの職場ストレス負荷要因，家庭環境などの職場外のストレス負荷要因，生活習慣や基礎疾患などの個人要因について考慮する必要がある。

　労働者に業務による過重負荷が加わることにより，労働者が脳血管疾患や虚血性心疾患等を発症した場合，労災に認定される。近年の脳・心臓疾患の労災認定件数をみると，その件数は減少傾向が見られず，2014（平成26）年度は277件であった。そこで，過労死等防止対策推進法（2014（平成26）年）が制定され，過労死等を防止するための対策を推進することが国の責務となり，過労死等の防止のための対策に関する大綱（2015（平成27）年）が閣議決定された。

　過重労働による脳・心臓疾患を防止するためには，疲労回復のための十分な睡眠時間または休憩時間が確保できないような長時間にわたる過重労働をなくすとともに，疲労が蓄積するおそれのある場合の健康管理を強化することが必要である。働き方改革*に伴う時間外労働の上限*を守るとともに，健康管理として，月100時間超の残業が行われている場合には，その指導を徹底し，長時間労働者への医師による面接指導を実施することが挙げられる。

　過重労働による健康影響は，脳・心臓疾患だけでなく，メンタルヘルス不調も含まれている。そこで，労働者自身が厚生労働省で公開されている労働者の疲労蓄積度自己診断チェックリスト[19]を活用し，自らも積極的な健康管理を進めていくとともに，働き方・休み方を見直すことも肝要である。

(2) ワーク・ライフ・バランス

　過重労働による健康障害を防止するために，仕事と生活の調和（ワーク・ライフ・バランス*）の観点からも長時間労働の抑制が求められている。

　国内外における企業間競争の激化，長期的な経済の低迷や産業構造の変化により，労働時間の短い非正規社員が増加する一方で，正規社員の労働時間は高止まりしている。また，女性の社会参加が進み，勤労者世帯の過半数が共働き世帯になる等，人々の生き方が多様化しているが，働き方や子育て支援などの社会的基盤はこうした変化に対応したものとなっていない。

　このような状況に対応して，内閣府は仕事と生活の調和（ワーク・ライフ・バランス）憲章（2007（平成19）年）を策定した[20]。この憲章によると，仕事と生活の調和が実現した社会とは「国民一人ひとりがやりがいや充実感を感じながら働き，仕事上の責任を果たすとともに，家庭や地域生活などにおいても，子育て期，中高年期といった人生の各段階に応じて多様な生き方が選択・実現できる社会」であるとしている。また，働く者の取り組みとして，職場の一員として自らの働き方を見直し，仕事の進め方の効率化や時間の使い方の柔軟化によって時間当たりにおける生産性の向上を図り，メリハリのある働き方に努めることを挙げ

ている。

8. 高年齢労働者

高年齢労働者*が何歳以上を指すかには統一的な基準はなく，法令や行政においてそれぞれで年齢を決めている。例えば，高年齢者等の雇用の安定に関する法では，高年齢者は55歳以上，雇用保険では，64歳以前から引き続き雇用されていた人が65歳以上になると高年齢継続被保険者になる。ここでは55歳以上を高年齢労働者とする[21]。

高年齢労働者は，災害発生率が若年労働者に比べて高く，年齢階層別の年千人率*をみると，50歳代では30歳代の1.5倍となり，60歳以上ではさらに高い。この結果，50歳以上の高年齢労働者が休業4日以上の死傷災害全体に占める割合は44%である。今後，高年齢労働者のさらなる増加が予想されるため，加齢による身体機能の低下や基礎疾患に関連する労働災害の発生防止を強化する必要がある。

身体機能の低下に伴う取り組みとして，段差の解消，手すりの設置，必要な照明の確保などのリスクの低減や，身体機能の低下を防ぐための運動が望まれる。

基礎疾患等の健康障害リスクをもつ労働者に対して，労働者自身による健康管理を徹底するとともに，日常的な作業管理や労務管理の中で，労働災害につながるような状態で作業に従事することのないように注意する。

具体的対策として，厚生労働省から「高年齢労働者に配慮した職場改善マニュアル」（2009（平成21）年）[22]，「高年齢労働者の安全と衛生管理のためのガイドライン（2020）（令和2）年」*が示されている。

【文献】
1) 厚生労働省　第13次労働災害防止計画について：
https://www.mhlw.go.jp/stf/seisakunitsuite/bunya/0000197308.html
2) 厚生労働省　労働災害発生状況：
https://www.mhlw.go.jp/bunya/roudoukijun/anzeneisei11/rousai-hassei/dl/b19-16.pdf
3) 厚生労働省　業務上疾病発生状況等調査：
https://www.mhlw.go.jp/stf/newpage_12883.html
4) 厚生労働省　危険性又は有害性等の調査等に関する指針：
https://www.mhlw.go.jp/file/06-Seisakujouhou-11300000-Roudoukijunkyokuanzeneiseibu/0000077404.pdf
5) 厚生労働省　化学物質等による危険性又は有害性等の調査等に関する指針：
https://www.mhlw.go.jp/new-info/kobetu/roudou/gyousei/anzen/dl/0603-1.pdf
6) 厚生労働省　平成29年労働安全衛生調査（実態調査）：
https://www.e-stat.go.jp/stat-search/files?page=1&toukei=00450110&tstat=000001069310
7) 厚生労働省　中小規模事業場向け労働安全衛生マネジメントシステム導入マニュアル：
https://www.mhlw.go.jp/stf/seisakunitsuite/bunya/0000048654.html
8) 厚生労働省　職場のあんぜんサイト　化学物質のリスクアセスメント実施支援：
https://anzeninfo.mhlw.go.jp/user/anzen/kag/ankgc07_1.htm
9) 厚生労働省　GHS対応ラベルおよびSDSの作成マニュアル：
https://www.nihs.go.jp/mhlw/chemical/doku/GHSmanual.pdf
10) 厚生労働省　職場における腰痛予防対策指針：
https://www.mhlw.go.jp/stf/houdou/2r98520000034et4-att/2r98520000034pjn_1.pdf
11) 厚生労働省　2019年職場における熱中症による死傷災害の発生状況：
https://www.mhlw.go.jp/content/11303000/000634421.pdf
12) 厚生労働省　職場における熱中症予防対策マニュアル：
https://www.mhlw.go.jp/file/06-Seisakujouhou-11200000-Roudoukijunkyoku/manual.pdf
13) 厚生労働省　職場における熱中症の予防について：
https://www.mhlw.go.jp/bunya/roudoukijun/anzeneisei33/

[高年齢労働者]
一般に，豊富な知識と経験をもち，業務全体を把握した上での判断力と統率力を備えているが，加齢に伴う心身機能の低下は労働災害発生の要因の1つとなるので，機械設備，作業環境，作業方法の改善，健康の保持増進，安全衛生教育の実施などに取り組む必要がある。

[年千人率]
労働者1000人あたり1年間に発生する死傷者数。

[高年齢労働者の安全と健康確保のためのガイドライン]
高年齢労働者の労働災害防止を目的として，職場環境の改善，高年齢労働者の健康や体力の状況に応じた対応など，事業者や労働者が取り組む事項を取りまとめたもの。通称はエイジフレンドリーガイドラインで，エイジフレンドリーとは「高齢者の特性を考慮した」を意味する言葉である。

[新型コロナウイルス感染症]
新型コロナウイルス感染症（COVID-19）大流行の事態を受けて，「職場における新型コロナウイルス感染症の拡大を防止するためのチェックリスト」が公表された。このリストは，職場における感染拡大を防止するための基本的な対策の実施状況について，事業者と労働者が確認することを目的としている。
一方，新型コロナウイルス感染症に罹患した労働者による労災保険の請求件数が増加している。厚生労働省では，業務に起因して感染したものであると認められる場合には労災保険給付の対象となるとしており，患者の診療もしくは看護または介護の業務等に従事する医師，看護師，介護従事者等が感染した場合には原則として労災保険給付の対象となるほか，それ以外の業種の労働者についても，感染が業務による場合には給付の対象となる。

14）中央労働災害防止協会　熱中症予防対策のためのリスクアセスメントマニュアル：
https://www.jisha.or.jp/research/report/201503_02.html
15）厚生労働省　情報機器作業における労働衛生管理のためのガイドライン：
http://www.nikkuei.or.jp/img/f_users/r_132025885icon20190723140629.pdf
16）厚生労働省　令和元年度「過労死等の労災補償状況」：
https://www.mhlw.go.jp/content/11402000/000521999.pdf
17）厚生労働省　ハラスメントの類型と種類：
https://www.no-harassment.mhlw.go.jp/foundation/pawahara-six-types/
18）厚生労働省　パートタイム労働法の改正（平成27年4月1日施行）について：
https://www.mhlw.go.jp/stf/seisakunitsuite/bunya/0000060383.html
19）厚生労働省　労働者の疲労蓄積度自己診断チェックリスト：
https://www.mhlw.go.jp/houdou/2003/05/h0520-3.html
20）内閣府　仕事と生活の調和（ワーク・ライフ・バランス）憲章：
http://wwwa.cao.go.jp/wlb/government/20barrier_html/20html/charter.html
21）厚生労働省　職場のあんぜんサイト　高年齢労働者：
https://anzeninfo.mhlw.go.jp/yougo/yougo58_1.html
22）厚生労働省　高年齢労働者に配慮した職場改善マニュアル：
https://www.mhlw.go.jp/new-info/kobetu/roudou/gyousei/anzen/dl/0903-1a.pdf
23）厚生労働省　「高年齢労働者の安全と健康確保のためのガイドライン」（エイジフレンドリーガイドライン）：https://www.mhlw.go.jp/stf/newpage_10178.html
24）厚生労働省　職場における新型コロナウイルス感染症の拡大を防止するためのチェックリスト：
https://www.mhlw.go.jp/content/11302000/000630736.pdf

【参考文献】
衛生管理（上）＜第1種用＞　中央災害防止協会
労働衛生のしおり　令和2年度　中央災害防止協会

第3節　女性労働者への健康支援　（巻末資料参照）

1. 女性労働者の現状

（1）女性の年齢階級別労働力率の年次推移

　2019（令和元）年の**女性労働力人口**は3058万人で，前年に比べて44万人増加した。雇用者総数に占める女性割合は，40％台を微増で推移し，過去最高を更新した（図3.18）。10年前の平成21年と比較するとすべての年齢階級で労働力率は上昇しており，上昇幅が最も大きいのは60～64歳であった（15.3ポイント上昇）。
　30～39歳（76.7％）を底とする特徴的な落ち込みは「**M字カーブ**」*とよばれている[1]。M字カーブ解消のため，**女性活躍推進法***等に基づき，生産性，持続可能性等の高いワーク・ライフ・バランス等推進企業を加点評価する取り組みを2016（平成28）年度から実施している。2009（平成21）年と比較すると，30～34歳では10.3ポイント，35～39歳では11.2ポイント上昇しており，グラフ全体の形はM字型から台形に近づきつつある。共働き世帯数は継続的に増加し，1997（平成9）年には片働き*世帯数を上回り（p.60の図3.20），その後も増加を続け，片働き世帯数との差が拡大している。

（2）女性の年齢階級別労働力率の国際比較

　前述のように日本では，近年M字カーブの谷の右上方向への変化を示しているが，諸外国に目を移すと，M字カーブという現象自体，韓国には見られるものの

＊平成30年版働く女性の実情：厚生労働省

［M字カーブ］
女性の年齢階級別労働力率をグラフで表したときに描かれるM字型の曲線を指す。出産・育児期にあたる30歳代で就業率が落ち込み，子育てが一段落した後に再就職する人が多いことを示している。p.35参照。

［女性の職業生活における活躍の推進に関する法律（女性活躍推進法）　2016（平成28）年施行，2019（令和元）年改正］
従業員数101人以上の事業主に，女性活躍に関する行動計画を策定・届出・公表し，その計画のPDCAを実行することが義務付けられた。優良な事業主は厚生労働大臣の認定を受けることができる（「えるぼし」認定）。

［片働き］
妻または夫の現金収入がまったくなく，夫または妻だけで家計を支えている家庭を指す。終身雇用制度の崩壊や不況の影響で男性の雇用が不安定化，低賃金化したためもあり，片働き家庭は減少している。

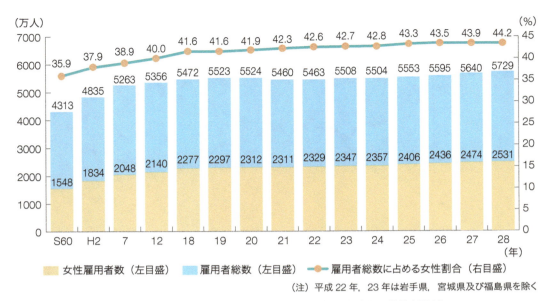

図3.18 雇用者総数に占める女性の割合（出典：総務省統計局　平成28年度版　労働力調査）

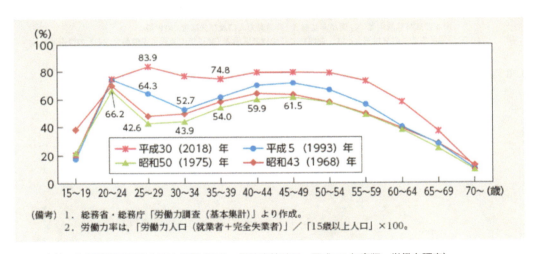

図3.19 女性の年齢階級別労働力率の推移（出典：総務省統計局　平成30年度版　労働力調査）

他の欧米諸国では見られない（p.60の図3.21）。また日本人男性が，20代後半以降ほぼ一貫して主要国中第1位の労働力率なのに対して（p.60の図3.22），日本人女性は20代後半から65歳までの全年齢層において，欧米諸国に比べて労働力率が低い。

（3）女性の働き方

女性の理想とするライフコースを尋ねると，「両立コース」（結婚し子どもをもつが，仕事も一生続ける）および「再就職コース」（結婚し子どもをもつが，結婚あるいは出産の機会にいったん退職し，子育て後に再び仕事をもつ）を選択する者が

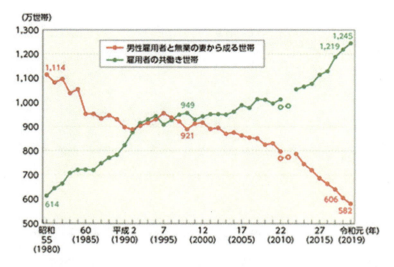

（備考）1. 昭和55年から平成13年までは総務庁「労働力調査特別調査」（各年2月。ただし、昭和55年から57年は各年3月。平成14年以降は総務省「労働力調査（詳細集計）」より作成。「労働力調査特別調査」と「労働力調査（詳細集計）」とでは、調査方法、調査月等が相違することから、時系列比較には注意を要する。
2. 「男性雇用者と無業の妻から成る世帯」とは、平成29年までは、夫が非農林業雇用者で、妻が非就業者（非労働力人口及び完全失業者）の世帯。平成30年以降は、就業状態の分類区分の変更に伴い、夫が非農林業雇用者で、妻が非就業者（非労働力人口及び失業者）の世帯。
3. 「雇用者の共働き世帯」とは、夫婦共に非農林業雇用者（非正規の職員・従業員を含む）の世帯。
4. 平成22年及び23年の値（白抜き表示）は、岩手県、宮城県及び福島県を除く全国の結果。

図 3.20　共働き世帯・片働き世帯の年次推移（出典：内閣府　平成27年版　男女共同参画白書）

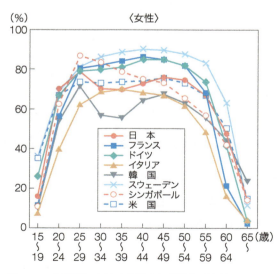

図 3.21　主要国における女性の年齢階級別労働力率（出典：内閣府　平成26年版　男女共同参画白書）

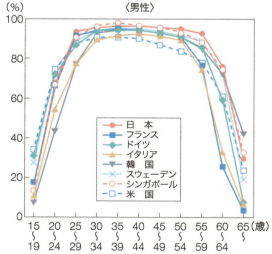

図 3.22　主要国における男性の年齢階級別労働力率（出典：内閣府　平成26年版　男女共同参画白書）

2010（平成22）年時点でそれぞれ30％を超えており，特に両立コースを選択する者については1992（平成4）年の調査以降，一貫して増加傾向にある[2]（図3.23）。

一方，第一子出産を機に離職する女性は6割超で，この状況は20年以上変化していない（p.62の図3.24）。その理由は，長時間労働を背景に「仕事と育児の両立の困難さ」が多い[3]。すなわち，「仕事と家庭生活をバランスよく行いたい」と希望しても，現実は「家庭生活」を優先している姿がうかがえる。

平成30年の非正規雇用*労働者の割合は女性56.1％，男性22.2％で共に前年に比べやや低下した。平成2～28年にかけて最も割合が上昇したのは男女とも65歳以上の層である。15～24歳の若年層は横ばいないしやや低下傾向で推移している（図3.25）。

男女間の賃金格差については，企業内での実態把握や解決策の必要性の「気づき」を促すため，「男女間賃金格差解消に向けた労使の取組支援のためのガイドライン」（2010（平成22）年 厚生労働省）を公表し，企業の自主的な取組を支援してきた。しかし2014年においても依然として，OECD諸国で比較すると日本は第3位と極めて男女間の賃金格差が高い（図3.26）。原則として同一労働，同一賃金がうたわれていても，現状は女性労働者の賃金が低い水準にある。この原因には，幼少期からの男女役割分担意識の保守的文化から，女性が家事や育児と有給雇用を両立できるような職務を選択しやすいことや，昇格差別が根強く残っていることなどが考えられている。

【非正規雇用】
「正規雇用」以外の有期雇用をいう。正規雇用と比較して，一般的に雇用が不安定で，給与が少なく（時間給が低い，退職金がない），キャリア形成のしくみが整備されていない（昇進・昇級の制度がない）という特徴がある。

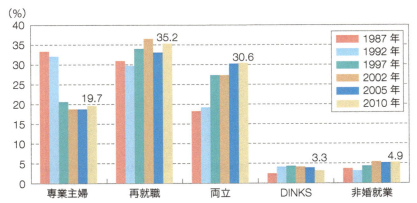

図3.23　女性の理想ライフコース
　　　　（出典：厚生労働省　平成26年　国民生活基礎調査の概況）

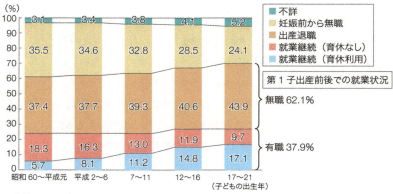

図 3.24 出産時の離職状況（出典：男女共同参画会議基本問題・影響調査専門調査会報告書 2012 年 2 月）

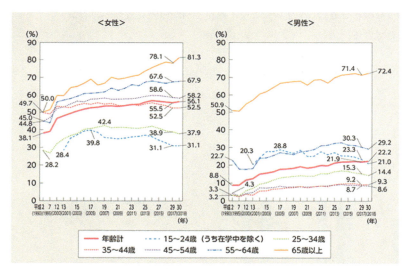

（備考）1. 昭和 60 年から平成 13 年までは総務庁「労働力調査特別調査」（各年 2 月）より、平成 14 年以降は総務省「労働力調査（詳細集計）」（年平均）より作成。「労働力調査特別調査」と「労働力調査（詳細集計）」とでは、調査方法、調査月等が相違することから、時系列比較には注意を要する。
2. 「非正規の職員・従業員」は、平成 20 年までは「パート・アルバイト」、「労働者派遣事業所の派遣社員」、「契約社員・嘱託」及び「その他」の合計、平成 21 年以降は、新たにこの項目を設けて集計した値。
3. 非正規雇用労働者の割合は、「非正規の職員・従業員」／（「正規の職員・従業員」＋「非正規の職員・従業員」）× 100。
4. 平成 23 年値は、岩手県、宮城県及び福島県について総務省が補完的に推計した値。

図 3.25 男女別年齢階級別非正規雇用者の割合の推移（出典：内閣府　平成 30 年版　男女共同参画白書）

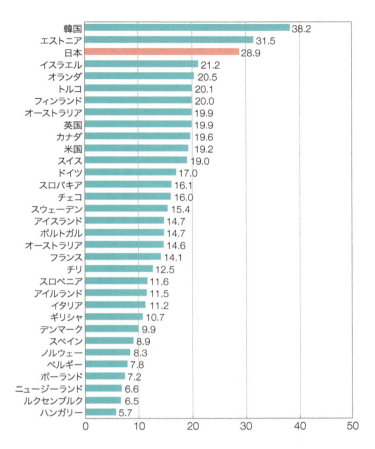

図3.26 OECD諸国のフルタイム労働者の男女賃金格差（男女の中位所得の差を男性中位所得で除した数値）（出典：Online OECD Employment database 2014.9.16）

2. 女性労働者の保護

（1）一般女性保護と母性保護

　労働法上の女性労働者に対する保護の考え方は，一般的な女性保護（一般女性保護）と妊娠・出産に関する母性保護に区別される。女性の体に備わった妊娠，出産，保育の機能（母性）は，当該期間だけでなく一生を通じて，また，独身者や子どものいない人も含めてすべての女性に対して影響を与えている。労働によってこの母性機能が妨げられることのないように，労働の一定の制限を権利として保障することが，元来の「母性保護」であった。近年では，妊娠中または出産後も働き続ける女性の増加とともに少子化が一層進展する中で，職場において働きながら安心して子どもを産むことができる条件を整備するという意味でも，その重要性が増している。

（2）一般女性保護

労働基準法64条の2第2号では，満18歳以上の女性を，女性労働基準規則*5)で定める坑内業務に就かせてはならないと規定されている（巻末資料 p.217 参照）。

また女性労働基準規則では，重量物取り扱い作業や化学物質取り扱い作業に就業制限が設けられている。例えば，重量物は満18歳以上で，断続作業の場合30 kgまで，継続作業の場合20 kgまでとされている。また化学物質については，妊娠や出産・授乳機能に影響のある26物質を指定し，作業環境測定の結果「第3管理区分」（規制対象となる化学物質の空気中の平均濃度が規制値を超える状態）となった屋内作業場での業務，および，タンク内，船倉内での業務など規制対象となる化学物質の蒸気や粉じんの発散が著しく，呼吸用保護具*の着用が義務づけられている業務が就業禁止の対象となっている。

生理休暇は母性保護の1つととらえられていたが，妊娠・出産をしない女性にも必要な健康・安全保護として考えるのが適切として，労働基準法68条に「生理日の就業が著しく困難な女性が休暇を請求したときは，その者を生理日に就業させてはならない」と規定し，一般女性保護として扱われている。

なお，法規制はなくても産業看護職として配慮が必要な，一般女性に特有の身体的特徴もある。たとえば不定愁訴，貧血，子宮がん，乳がん，更年期障害などへのケアは十分に行わなければならない。ピンクリボン*運動を職場に取り入れることや，自治体等と連携してイベントを開催するなどの活動も多くの事業場で取り組まれている。

（3）母性保護

母体や胎児の健康を守るため，一定の「母性健康管理」が事業主に義務づけられている。通勤緩和，休憩配慮，症状等への対応が必要である。また，保健指導または健康診査を受診するために必要な時間を確保しなければならない。出産予定日前6週間（多胎妊娠の場合は14週間）は，休暇を請求された場合就業させることはできない。これらは**労働基準法，男女雇用機会均等法***，**育児・介護休業法**に定められているので，どの法律にどのことが規定されているのか，条文の内容を整理しておく必要がある（巻末資料）。整理の例を表3.1に示した。

一方，婚姻，妊娠，出産したことや，産前・産後休業を請求したことなどを理由とする解雇その他の不利益取扱いは禁止されている（男女雇用機会均等法9条）。主治医等が行った指導事項の内容を，妊産婦である女性労働者から事業主へ的確に伝えるために，**母性健康管理指導事項連絡カード**がある（資料 p.68 参照）。事業主は，このカードの記載内容に応じ，男女雇用機会均等法第13条に基づく適切な措置を講じる義務がある。

なお，妊娠中に起こり得る症状として，妊娠悪阻，貧血，浮腫，蛋白尿，高血圧，静脈瘤，腰痛症，膀胱炎，子宮内胎児発育遅延，切迫流産，切迫早産などがあり，産後には回復不全もある。法規制がなくても，看護職としてこれらの症状

［女性労働基準規則］
労働基準法の規定に基づき，ならびに同法を実施するために定められた。坑内業務や危険有害業務の就業制限の範囲等を定めている。

［呼吸用保護具］
健康影響のおそれがある物質が存在する環境中で，呼吸を保護する目的で着用する個人用保護具。防じんマスク，電動ファン付き呼吸用保護具，防毒マスク，送気マスク，空気呼吸器などの種類がある。

［ピンクリボン］
乳がんの早期発見と乳がん検診の重要性を啓発する，世界的なキャンペーンの名称・シンボル。日本では毎年10月1日を「ピンクリボンデー」とし，全国各地でイベントが開催されている。

表3.1 女性労働者保護に関する法律における対象と内容

	労働基準法	男女雇用機会均等法	育児・介護休業法
対象	●満18歳以上の女性 ●妊産婦等 ●生理日の就業困難な女性	●妊娠中の女性労働者 ●産後1年以内の女性労働者	●男女労働者
内容	●坑内業務の就業制限 ●危険有害業務就業制限 ●軽易業務転換 ●時間外労働制限 ●産前産後休業 ●育児時間 ●生理休暇	●保健指導または健康診査を受けるための時間の確保 ●指導事項を守るための措置 ●通勤緩和措置	●育児休業 ●育児目的休暇

には十分な注意とケアが必要である。

（4）社会的課題への支援

女性労働者の主な社会的課題として，男女差別，セクシャルハラスメント，家庭生活（特に育児・介護）との両立困難が挙げられる。

男女差別に関しては，雇用の機会（募集・採用），配置，昇進，教育訓練，賃金，定年，退職，解雇などの面で男女平等に扱うことを定めた男女雇用機会均等法が1985（昭和60）年に制定され，1986年より施行された。1997（平成9）年に一部改正され，①それまで努力義務だった募集・採用，配置・昇進も含めて差別を禁止，②女性のみの募集・女性優遇も原則禁止，③違反に対し企業名公表という制裁措置の創設，④調停の申請には「相手の同意」が不要になったこと，⑤**ポジティブ・アクション***の創設，⑥セクシャルハラスメント対策の創設，などが盛り込まれた。なお，関連法として労働基準法の一部改正があり，「女性の深夜労働・残業や休日労働の制限（女子保護規定）」が撤廃された。2006（平成18）年の改正では，女性のみならず男性に対する差別も禁止され，また，結果的に一方の性が不利となる，体力や転勤を要件とする採用などを「間接差別」とし，これも禁止した。

職場における**セクシャルハラスメント**は，男女雇用機会均等法11条1項に「職場において相手（労働者）の意思に反して不快や不安な状態に追いこむ性的な言動に起因するものであって，①当該労働者がその労働条件につき不利益を受けること（対価型），または②労働者の就業環境が害されること（環境型）」と定義されている。同法では事業者に「セクハラに関し雇用管理上講ずべき措置」を講じる義務を課し，違反した事業者に対して勧告をし，事業者がこれに従わなかったときは，事業者の名称とともに，その旨を公表することができると定められている。

2019（令和元）年に労働施策総合推進法が改正され，パワーハラスメント対策の法制化と同時に，セクシャルハラスメント等防止対策の実効性の向上も盛り込

[男女雇用機会均等法の内容]
1. 雇用管理の各ステージにおける性別を理由とする差別の禁止
2. 間接差別の禁止
3. 女性労働者に係る措置に関する特例
4. 妊娠・出産等を理由とする不利益取り扱いの禁止
5. セクシャルハラスメント対策
6. 母性健康管理措置
7. ポジティブ・アクションに対する国の措置
8. 労働者と事業主の間に紛争が生じた場合の救済措置
9. 法施行のために必要がある場合の指導等
10. 派遣先に対する男女雇用機会均等法の適用

[ポジティブ・アクション]
具体的にどのような措置が適法なポジティブ・アクションとなるかは，厚生労働大臣が定める「事業主が適切に対処するために必要な指針（平成18年10月11日厚生労働省告示第614号）」に定められている。例えば，これまで管理職の大半が男性労働者によって占められていた企業において，女性管理職を増やすために，昇進・昇格試験の受験を女性労働者のみに奨励することや，昇進・昇格基準を満たす労働者の中から男性労働者よりも女性労働者を優先して配置することは，ポジティブ・アクションとして認められている。

まれた。

家庭生活（特に育児・介護）との両立困難については，前項において「第一子出産を機に離職する女性が6割超の状況が20年以上変化していない」ことや，その理由として「仕事と育児の両立困難」の回答が多いという現状を述べてきた（p.601（3）参照）。これに対する育児や介護のサポートシステムとして以下がある。

① 育児・介護休業法（1995（平成7）年）

　事業主に対して，雇用した男女労働者から育児や介護の申請があった場合，雇用関係を継続したまま一定期間の休暇を与えることを認めるよう義務づけている。「子ども看護休暇制度」「時間外労働・深夜業の制限」「勤務時間短縮等の措置」「転勤についての配慮」「育児休業や介護休業をする労働者への経済的支援」「不利益取り扱いの禁止」なども定められている。2017（平成29）年には改正法*が施行され，育児休業を取得しやすい職場環境の推進が図られた。

　現在，男性の育児休業取得率は5.14％にとどまっている。一方で，3歳未満の子どもをもつ20～40歳代の男性正社員のうち，育児休業を利用したかったが利用できなかった人の割合は3割にものぼり，実際の育児休業取得率との乖離が生じている。このことから厚生労働省では，男性の育児と仕事の両立を推進する「イクメンプロジェクト*」を2010（平成22）年から実施している。

② 次世代育成支援対策（2003（平成15）年7月「次世代育成支援対策推進法」）

　300人以上を雇用する事業主は，仕事と子育ての両立のために必要な雇用環境整備を進める行動計画を策定・届け出る義務がある。優良企業は「くるみん・プラチナくるみん認定*」を受けることができる。

③ ファミリー・フレンドリー企業の普及促進（1999（平成11）年厚生労働省）

　事業場内に，仕事と育児・介護が両立できるさまざまな制度をつくり，多様で柔軟な働き方を労働者が選択できるような取組みを行う企業を，厚生労働省が表彰する制度である。

④ ファミリー・サポートセンター事業（2005（平成17）年から開始，2015（平成27）年度からは「地域子ども子育て支援事業」として実施）

　乳幼児や小学生等の児童を有する子育て中の労働者や主婦等を会員として，児童の預かりの援助を受けることを希望する者と，当該援助を行うことを希望する者との相互援助活動に関する連絡，調整を行う事業であり，国から補助を受け，市町村が設置している。相互援助活動例として，保育施設までの送迎，放課後の子どもの預かり，急用時・外出時など一時的預かり，病児・病後児の預かりなどがある。

⑤ ワーク・ライフ・バランス憲章（2007（平成19）年12月）

　関係閣僚，経済界，労働界，地方公共団体の代表等からなる「官民トップ会議」において，「仕事と生活の調和（ワーク・ライフ・バランス）憲章」「仕事と生活の調和推進のための行動指針」が策定された。

　ワーク・ライフ・バランス*憲章には「国民一人ひとりがやりがいや充実感

[改正育児・介護休業法　2017（平成29）年10月1日]
改正のポイントは以下の3点である。
1. 最長2歳まで育児休業期間を再延長できるようになった。
2. 事業主が対象者個別に育児休業等に関する制度を知らせる努力義務が創設された。
3. 育児目的の休暇制度（子の行事参加等）の努力義務が創設された。

[イクメンプロジェクト]
厚生労働省が2010（平成22）年より，男性の育児休業取得，仕事と家庭の両立，育児への参画を促すため，積極的に育児をしている・これからしたい男性や，企業・自治体，学生等に向けたさまざまな事業を実施している。

[くるみん・プラチナくるみん認定]
次世代育成支援対策推進法に基づき一般事業主行動計画を策定した企業のうち，計画に定めた目標を達成し，一定の基準を満たした企業は，申請により「子育てサポート企業」として，厚生労働大臣の認定（くるみん認定）を受けることができる。くるみん認定をすでに受け，相当程度両立支援制度の導入や利用が進み，継続的な取組を推進している企業はプラチナくるみん認定を受けることができる。

[ワーク・ライフ・バランス]
すべての労働者が「仕事」と育児や介護，趣味や学習，地域活動などの「仕事以外の生活」との調和をとり，その両方を充実させる働き方・生き方のことを指す。

を感じながら働き，仕事上の責任を果たすとともに，家庭や地域生活などにおいても，子育て期，中高年期といった人生の各段階に応じて多様な生き方が選択・実現できる社会」を目指すことが示されている。具体的には，(i)就労による経済的自立が可能な社会，(ii)健康で豊かな生活のための時間が確保できる社会，(iii)多様な働き方・生き方が選択できる社会，が謳われている。

「仕事と生活の調和推進のための行動指針」には，「企業と働く者」「国民」「国」「地方自治体」に対して「各主体が果たすべき役割」が提示されている。「企業と働く者」に対しては，「個々の企業の実情に合った効果的な進め方を労使で話し合い，自主的に取り組んでいくことを基本」としている。その主な具体的取り組みとして，「経営トップがリーダーシップを発揮し，職場風土改革のための意識改革，柔軟な働き方の実現等に取り組む」「働く者も，職場の一員として，自らの働き方を見直し，時間制約の中でメリハリのある働き方に努める」などを挙げている。

（5）女性支援からすべての労働者支援の時代へ（働き方改革を経て改正労働施策総合推進法制定）

正規雇用労働者と非正規雇用労働者との間の待遇差是正に向け，平成25年に施行された改正労働契約法に**無期転換ルール**＊が設けられた。

労働施策総合推進法＊は通称「パワハラ防止法」と呼ばれているが，正確には**働き方改革**＊の実現に向け総合的戦略を示した法律である[6]。「労働施策に関する基本的な事項」を①労働時間の短縮等の労働環境の整備，②雇用形態または就業形態の異なる労働者の間の均衡のとれた待遇の確保，多様な就業形態の普及および雇用・就業形態の改善，③多様な人材の活躍促進，④育児・介護または治療と仕事の両立支援，⑤人的資本の質の向上と職業能力評価の充実，⑥転職・再就職支援，職業紹介等に関する施策の充実，⑦働き方改革の円滑な実施に向けた取組，の側面から整理しており，これらに沿って今後の政策が展開していくと考えられる。

女性が働きやすく，育児・介護・治療と両立しやすい職場はすべての労働者にとっても働きやすい職場である。これまで女性支援の面では変化が起きにくい職場もあったといえるが，様々な課題に直面した日本は今，働き方に関する法改正が相次いでいる。女性のみならず多様な人材が活躍できる社会に向けて今後の展開が注目される。

【文献】
1）内閣府男女共同参画局　男女共同参画白書　令和元年度版：http://www.gender.go.jp/about_danjo/whitepaper/r01/zentai/html/honpen/b2_s04_01.html
2）厚生労働省　平成26年　国民生活基礎調査の概況：http://www.mhlw.go.jp/toukei/saikin/hw/k-tyosa/k-tyosa14/index.html
3）経済産業省　「ホワイト企業」女性が本当に安心して働ける会社：www.meti.go.jp/policy/economy/jinzai/diversity/downloadfiles/1407_white.pptx
4）厚生労働省　平成27年賃金構造基本統計調査の概況
5）女性労働基準規則：http://law.e-gov.go.jp/htmldata/S61/S61F04101000003.html
6）厚生労働省　労働施策基本方針：https://www.mhlw.go.jp/stf/newpage_03094.html

[無期転換ルール]
有期労働契約が5年を超えて反復契約された場合は，有期契約労働者（パートタイマーやアルバイト）の申し込みにより，期間の定めのない労働契約（無期労働契約）に転換される制度。

[働き方改革関連法と労働施策総合推進法]
時間外労働時間の設定や，非正規・正規労働者間の不合理な待遇相違の禁止等を盛り込む「働き方改革関連法」が2018（平成30）年に成立し，労働8法が一括改正された。こうしたなかで，「雇用対策法（1966（昭和41）年制定）」も，2018（平成30）年に「労働施策の総合的な推進並びに労働者の雇用の安定及び職業生活の充実等に関する法律（労働施策総合推進法）」に改められた。

資 料

(表)

母性健康管理指導事項連絡カード

平成　　年　　月　　日

事 業 主 殿

医療機関等名 _____

医師等氏名 _____ 印

下記の1の者は、健康診査及び保健指導の結果、下記2～4の措置を講ずることが必要であると認めます。

記

1 氏 名 等

氏　　名		妊娠週数	週	分娩予定日	年　　月　　日

2 指導事項（該当する指導項目に○を付けてください。）

症　状　等		指導項目	標　準　措　置
つわり	症状が著しい場合		勤務時間の短縮
妊娠悪阻（おそ）			休業（入院加療）
妊婦貧血	Hb9g/dl以上11g/dl未満		負担の大きい作業の制限又は勤務時間の短縮
	Hb9g/dl未満		休業（自宅療養）
子宮内胎児発育遅延	軽症		負担の大きい作業の制限又は勤務時間の短縮
	重症		休業（自宅療養又は入院加療）
切迫流産（妊娠22週未満）			休業（自宅療養又は入院加療）
切迫早産（妊娠22週以後）			休業（自宅療養又は入院加療）
妊娠浮腫（ふしゅ）	軽症		負担の大きい作業、長時間の立作業、同一姿勢を強制される作業の制限又は勤務時間の短縮
	重症		休業（入院加療）
妊娠蛋白尿（たん）	軽症		負担の大きい作業、ストレス・緊張を多く感じる作業の制限又は勤務時間の短縮
	重症		休業（入院加療）
妊娠高血圧症候群（妊娠中毒症）	高血圧が見られる場合	軽症	負担の大きい作業、ストレス・緊張を多く感じる作業の制限又は勤務時間の短縮
		重症	休業（入院加療）
	高血圧に蛋白尿を伴う場合	軽症	負担の大きい作業、ストレス・緊張を多く感じる作業の制限又は勤務時間の短縮
		重症	休業（入院加療）
妊娠前から持っている病気（妊娠により症状の悪化が見られる場合）	軽症		負担の大きい作業の制限又は勤務時間の短縮
	重症		休業（自宅療養又は入院加療）

(裏)

症状 等			指導項目	標準措置
妊娠中にかかりやすい病気	静脈瘤	症状が著しい場合		長時間の立作業、同一姿勢を強制される作業の制限又は横になっての休憩
	痔	症状が著しい場合		
	腰痛症	症状が著しい場合		長時間の立作業、腰に負担のかかる作業、同一姿勢を強制される作業の制限
	膀胱炎	軽症		負担の大きい作業、長時間作業場所を離れることのできない作業、寒い場所での作業の制限
		重症		休業（入院加療）
多胎妊娠　（　　　　　　胎）				必要に応じ、負担の大きい作業の制限又は勤務時間の短縮
				多胎で特殊な例又は三胎以上の場合、特に慎重な管理が必要
産後の回復不全		軽症		負担の大きい作業の制限又は勤務時間の短縮
		重症		休業（自宅療養）

標準措置と異なる措置が必要である等の特記事項があれば記入してください。

3　上記2の措置が必要な期間（当面の予定期間に○を付けてください。）

| 1週間（　　月　　日〜　　月　　日） |
| 2週間（　　月　　日〜　　月　　日） |
| 4週間（　　月　　日〜　　月　　日） |
| その他（　　　　　　　　　　　　） |

4　その他の指導事項（措置が必要である場合は○を付けてください。）

| 妊娠中の通勤緩和の措置 | |
| 妊娠中の休憩に関する措置 | |

〔記入上の注意〕
（1）「4　その他の指導事項」の「妊娠中の通勤緩和の措置」欄には、交通機関の混雑状況及び妊娠経過の状況にかんがみ、措置が必要な場合、○印をご記入ください。
（2）「4　その他の指導事項」の「妊娠中の休憩に関する措置」欄には、作業の状況及び妊娠経過の状況にかんがみ、休憩に関する措置が必要な場合、○印をご記入ください。

指導事項を守るための措置申請書

上記のとおり、医師等の指導事項に基づく措置を申請します。

平成　　年　　月　　日

所属　　　　　　　　　　　　　　　　
氏名　　　　　　　　　　　　　　　印

事業主殿

　この様式の「母性健康管理指導事項連絡カード」の欄には医師等が、また、「指導事項を守るための措置申請書」の欄には女性労働者が記入してください。

第4節 ● がんと就労

　近年のがん医療の進歩は、5年相対生存率の改善を導くと同時に入院期間の短期化と外来化という診療形態の変化をもたらした。2017（平成29）年度に厚生労働省から発表された資料＊では、がん患者の平均在院日数は16.1日と、10年前に比べて1週間以上短くなっている。このように、がん治療は、入院・療養を中心とした「医療の中のがん」から通院を中心とした「社会・生活の中のがん」へと主体となる場が切り替わってきている。同時に、がん治療費の高さや家族力・地域力の低下は、職業生活との両立をせざるを得ない人々を生み出すことになった。

　こうしたがんを取り巻く環境の変化は、「職場が病をどう受け入れ、どう接していくか」という課題をつきつけることになった＊。では、その現状はどうなっているのだろうか。患者の声は届いているのだろうか？　職場と就労患者の齟齬を生み出す背景にはどのような課題があるのだろうか？　本節ではその現状と解決に向けた産業看護職の「アプローチ」へのヒントを提示したい。

> 平成29（2017）患者調査の概況

> 診療報酬上の評価にも繋がっている。（令和2年度診療報酬：B001-9 療養・就労両立支援指導料）

1. 社会の中での「がんと就労」

（1）日本の国家成長における「がんと就労」の位置づけ

　1981（昭和56）年に、がんは日本人の死因別死亡率の第1位におどり出た。今や日本人の2人に1人ががんに罹患し、そのうち3人に1人は就労可能年齢で罹患し（図3.27）、そして3人に1人ががんで亡くなっている。また、超高齢社会の現代日本においては、自らの生活維持のために定年後も働かざるをえない者も増え、雇用の長期化が求められている。このように、「病をもちながらどのように働

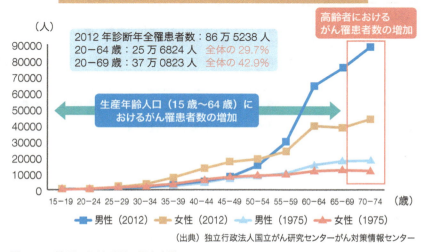

図3.27　性別・年齢別がん罹患者数

き続けるか」は，国家の成長課題にもつながっている。

　今や「国民病」といわれるがんであるが，そのイメージは悪く，ほとんど改善されていないのが現状である。2019（令和元）年度に行われた「がん対策・たばこ対策に関する世論調査（内閣府）」では，がんに対する印象について「どちらかといえばこわいと思う」「こわいと思う」と答えた者（1183人）を対象に，がんをこわいと思う理由を聞いたところ，「がんで死に至る場合があるから」が73.1％と最も高く，以下，「がんの治療や療養には，家族や親しい友人などに負担をかける場合があるから」（52.4％），「がんそのものや治療により，痛みなどの症状が出る場合があるから」（46.7％），「がんの治療費が高額になる場合があるから」（43.7％）となっている。これは，前回の調査結果（平成28年11月）と比べると大きな変化は見られない。つまり，「がんをこわいと思う」理由には，医学的な理由と同時に，「社会的な理由」が大きくからんでいる。

　仕事と治療等の両立についての認識については，「がんの治療や検査のために2週間に一度程度病院に通う必要がある場合，働き続けられる環境だと思うか」を聞いたところ，「そう思う」が37.1％，「そう思わない」が57.4％となっている。前回の調査結果と比べると，「そう思う」の割合が27.9％→37.1％と上昇，「そう思わない」の割合が64.5％→57.4％と低下している。一般の6割はがんと職業生活の両立は困難と感じているのが現状である（図3.28）

　「日本の社会は通院しながら働き続けられる環境と思うか」という質問について，「どちらかといえばそう思わない」「そう思わない」と答えた者（1182人）を対象に，「働き続けることを難しくさせている最も大きな理由は何か」を聞いたところ，「が

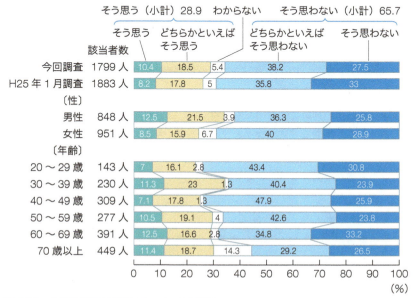

図3.28　仕事と治療等の両立についての認識

んの治療・検査と仕事の両立が体力的に困難だから」が23.5％，「代わりに仕事をする人がいない，または，いても頼みにくいから」が20.9％，「職場が休むことを許してくれるかどうかわからないから」が19.1％，「休むと収入が減ってしまうから」が16.6％，「がんの治療・検査と仕事の両立が精神的に困難だから」が上位3つになる。前回の調査結果と比べると，「がんの治療・検査と仕事の両立が体力的に困難だから」が19.9％→23.5％と上昇しており，労働者の高齢化なども見えてくる。

（2）医療財政・医療経済とがん

国民皆保険制度の下，日本は諸外国と比べて優れた医療へのアクセス性を有してきた。その一方で，高齢化に伴う医療費の増加は国家財政を揺るがす課題である。厚生労働省による2014（平成26）年度の国民医療費は40兆8071億円，人口1人当たりの国民医療費は32万1100円と増加傾向にある[1]。

この推移を傷病分類別でみると，「循環器系の疾患」5兆8892億円（20.1％）が最も多く，次いで「新生物（がん）」3兆9637億円（13.6％），「筋骨格系及び結合組織の疾患」2兆2847億円（7.8％），となっている。これを年齢階級別にみると，65歳未満では「新生物」1兆4992億円（13.0％）が最も多いことがわかる。

一方，この年齢が離職することによる逸失損益も算出されている。入院および外来の受療による労働損失の推計では，がん全体では，男性2959億円，女性1569億円，合計で4528億円の損失と推計されている[2]。本推計では，治療日以外の労働状況についても考察をしており，一般の人と同じ程度に働けるかどうかなどの間接的な労働損失までを含めると，仮に全員が辞めてしまった場合の損失は約1兆3800億円となり，治療による損失と合わせると最大1兆8000億円になる可能性があるという結果が示された。全員が退職をすることはないにしても，「がんと就労」は，医療消費と社会保障消費という経済的な観点からは二重の負荷を与えることになる。

欧州や北米，アジア各国では，医療技術評価（HTA：Health Technology Assessment）を導入している。HTAは，医療制度の政策決定プロセスの透明性と公的保険収載範囲を国民同意のもとで決定するための評価手法であり，①医療行為の臨床的効果の検証，②費用対効果の公表，③エビデンスの評価，を目的としたものである。高額な薬剤が次々と登場する中，がんの治療を受けながらも社会的な生産性を保つ，すなわち，がんと就労を継続することは，費用対効果を考える上でも重要な要素になっていくであろう。

（3）企業経営とがん

厚生労働省が「平成22年国民基礎調査」を基に同省健康局にて特別集計した資料によると，仕事をもちながらがん治療で通院をしている者は32.5万人いると推計されている。これを企業規模別にみると，1000人以上・官公庁が28％と最も多く，次いで1〜29人（26％），100〜499人（19％），30〜99人（16％），500〜

999人（6％）となっており，あらゆる規模の企業でがん患者が働いていることがわかる。

　経済産業省からは「健康経営」という概念がうたわれている。これは，「従業員等の健康管理を経営的な視点で考え，戦略的に実践すること。企業理念に基づき，従業員等への健康投資を行うことは，従業員の活力向上や生産性の向上等の組織の活性化をもたらし，結果的に業績向上や株価向上につながると期待される」とされている。今後はこの「健康経営」の概念の1つ，「健康投資」の1つとして，がんと就労も考慮していくことが「従業員の活力向上や生産性の向上等の組織の活性化をもたらす」ことは明らかである。

　「健康」の定義については，世界保健機関（WHO）憲章において「健康とは，完全な身体的，精神的及び社会的状態であり，単に疾病又は病弱の存在しないことではない」とされている。2001（平成13）年に発行された国際生活機能分類（ICF*）が「生活機能」を担う機能として「参加（participation）：生活・人生場面（life situation）への関わり」を提示した意味は大きく，「病気をもちながらも健康に社会との関わりを持ち続ける社会の構築」という視点が求められている。

2. 就労継続への影響要因

（1）患者の声からみえるもの

　2008（平成20）年に403人のがん経験者を対象に筆者らが実施した「がん患者の就労・雇用支援に関する調査」*において以下のような結果が得られ，厳しい就労環境が浮き彫りとなった。

・4人に3人は「今の仕事を続けたい」
・3人に1人は診断後に転職，4割近くが診断後に収入減。
・「仕事継続に不安」は約6割。3人に2人が「同僚や上司の理解が必要」
・未就労者の8割以上が就労希望

　しかしながら本調査は，回答数が400程度と少ないこと，回答者の9割が女性，乳房がんが約7割を占めることなど回答者の偏りが考えられることから，2010（平成22）年に改めて「がん患者の就労と家計に対する調査」*を実施した。調査方法は，①全国約150のがん患者団体・がん患者支援団体に対する郵送依頼と書面による回収，②インターネット上の案内によるwebアンケートページにより回答を得た。有効回答者数は855名で，うち190名がwebアンケートによる回答であった。

　この調査結果から，就労への影響は，依願退職，解雇，廃業が24％，休職・休業を含めると34％が仕事に影響を受けていることがわかった（図3.29）。がん罹患が及ぼす収入への影響については，定期的な収入があった20歳〜69歳に限ると，67％が減収（男性80％，女性64％が減収），その平均年収減少率は36％となっている（図3.30）。

　就労者の58％が「がんと診断されたことで家族・家計・生活に悪い影響があった」と回答している。具体的な影響の内容としては，就労者の56％が生活を切り

[ICF]
International Classification of Functioning, Disability and Health

[がん患者の就労・雇用支援に関する調査]
対象者：がんサバイバー，サンプル数：403名，調査方法：インターネット調査，調査実施期間：平成20年3月10日〜3月31日，実施主体：一般社団法人CSRプロジェクト

[がん患者の就労と家計に対する調査]
対象者：がんサバイバー，サンプル数：855名，調査方法：①全国約150のがん患者団体・がん患者支援団体に対する郵送依頼と書面による回収，②インターネット調査，調査実施期間：平成22年6月1日〜7月16日，実施主体：一般社団法人CSRプロジェクト，協力：アクサ生命保険

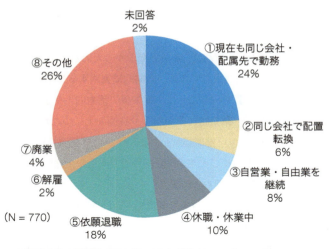

※調査全体の回答数（855名）のうち，①年齢：20歳〜69歳，
②専業主婦，学生，年金受給者，無職を除く
※分析対象者の有効回答数：770名

図 3.29　がん患者の就労への影響

- 定期的な収入があった20歳〜69歳限ると，**67%が減収**
- 男性 80%，女性 64%が減収
- **平均年収減少率は 36%**

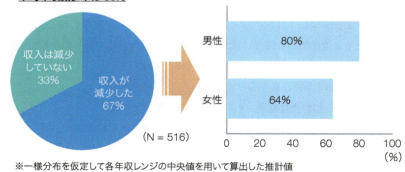

※一様分布を仮定して各年収レンジの中央値を用いて算出した推計値

図 3.30　がん患者の収入の変化

詰めているほか，進路変更や転居，住宅取得をあきらめたなどの声があがった（図 3.31）。「⑧その他」(109人) の中には，「治療変更・中止」が 11 人含まれており，がん罹患が家庭，家計全体に及ぼす影響が大きいことが示唆された。

調査では 64 人の個人事業主が回答をしており，がん罹患により事業そのものへ影響があった人は 72%で（図 3.32A，②+③+④+⑤+⑥），32%が取引先との関係に影響が出ている（図 3.32B）。被雇用者と違い，個人事業主には社会的セーフティネットが少ないことから，がん罹患は経営を直撃する。これらの職種や企業規模に応じた対応が重要である。

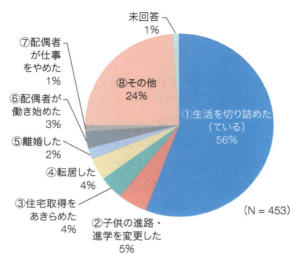

図 3.31　がん患者の家計への影響

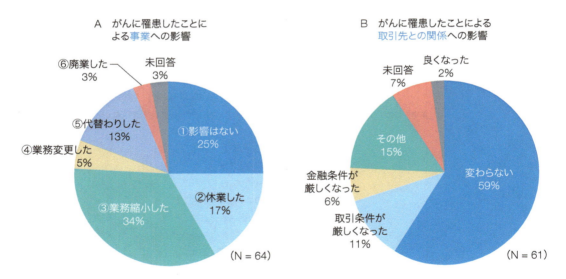

図 3.32　個人事業主へのがんの影響

（2）離職の背景にあるもの

　離職要因や離職の時期を明らかにするため，2015（平成 27）年には診断時に就労をしていたがん患者 300 人を対象に筆者らは「がん罹患と就労 2016　当事者編」*を実施した。この調査は，①企業別にみた就労状況の変化や制度利用，②離

[がん罹患と就労2016 当事者編]
対象者：10年以内で，がん罹患時に就労していた患者（20歳～64歳まで），サンプル数：300名，調査方法：インターネット調査，調査実施期間：平成27年12月8日～12月9日，実施主体：キャンサー・ソリューションズ株式会社，助成金：公益財団法人 がん研究振興財団がんサバイバーシップ研究支援事業助成金

職のタイミング，③がんと就労に対する当事者ニーズ，の3つの視点を中心に調査・解析を行った。

① 離職の背景要因

就労継続に影響を及ぼした要因の第1位は「体力低下」であり，以下，第2位は「価値観の変化」，第3位は「薬物治療に伴う副作用」，第4位は「職場への迷惑」，第5位は「通院時間の確保が困難」となっている（図3.33）。がんと就労というと，社会的な要因が原因と思われがちだが，実は「術後の後遺症や副作用」など医学的背景による影響が大きいことがわかる。これらの中には，対応が可能なものと対応が難しいものがあるが，前者については，早期に発見することで症状が緩和できる。医療現場における就労支援についてはこの観点がとても重要である。

また，「価値観の変化，迷惑をかける」などの「精神的要因」については職場を含めた支援・声掛けが重要と考えられ，ケースによっては専門職によるカウンセリング等の対応が求められる。離職の背景には，これらの「身体的要因」と「精神的要因」を支援するための「制度」が整っていないことが複合的にからみあっている。

また，自分の治療への理解度に関して調査したところ，患者が第三者に対して説明できる範囲は，「病名96.7％」，「治療内容90.0％」，「現在の体調と管理方法59.7％」，「薬剤名40.3％」，「半年の見通し35.7％」，「配慮事項25.3％」と

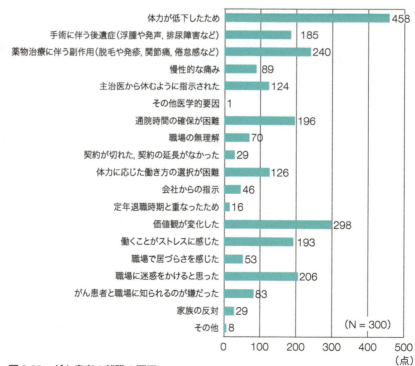

図3.33 がん患者の離職の要因

総じて病識が低い。企業側が知りたいのは，「配慮事項と見通し，本人の働くことへの思い」であり，双方が求める情報ニーズにはかなりのギャップがあるといえよう。

会社側へ求める配慮事項の第1位は「私傷病で休める制度」，次いで「失効した有給休暇を再度使える制度」「在宅勤務制度」の順である（図3.34）。そのほかに，「遅刻や早退への配慮」「時間単位の有給休暇制度」などが挙げられ，柔軟な働き方への配慮を求める声が多い。

② 離職の時期

離職した時期については2つのピークがある。1つ目は診断から1ヶ月以内，もう1つは復職後1年程度経過してからである。離職時期は雇用形態との関係が強く，診断から1ヶ月以内で離職をしているのは非正規雇用者や女性であることがサブ解析の結果から推測される。

50人未満の中小企業では，「1年～1年半経過」後に働き方を変える人が多く，いったん復職した後に適応できずに退職，もしくは，傷病手当金を満了取得した後に退職しているケースが多いと推測でき，職場の「職務形態の多様性」や「勤務時間の多様性」の有無などの労働条件が影響している。

③ AYA世代や小児がん経験者の就労

がん罹患者には，小児がん経験者やAYA世代*など，就労経験の無いまま罹患した者もいる。この世代への就労支援においては，大学の就労支援センターやハローワーク（公共職業安定所）による情報提供や職業訓練校を通じたキャ

【AYA世代】
Adolescent and Young Adult：思春期および若年成人，わが国では15歳以上39歳未満。

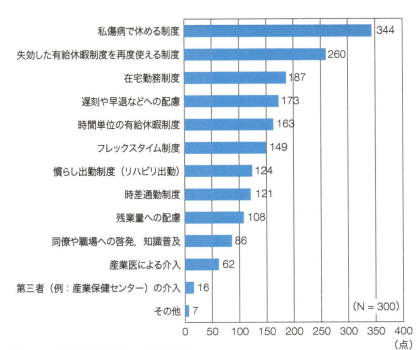

図3.34　がん患者が会社へ求める支援

リア形成が欠かせない。晩期後遺症などの対応については，福祉的就労の視点も含めた包括的な支援が必要である。

自己のアイデンティティ形成期と治療期の重複が及ぼす心理社会的影響は大きいが，自分の人生の中で，患者自らも病気をどのように位置づけていくのかを考えることと同時に，いわゆる「社会人基礎力」を身につけるための雇用能力開発なども求められよう。

（3）非正規労働をめぐる課題

現在，非正規労働者は就労者全体の約4割を占め，その約7割が女性である（図3.3参照）。非正規労働者の賃金ピークは，男性は60〜64歳で24.6万円，女性は30〜39歳で18.8万円となっており[3]，がん発症年齢と重なる壮年期（35歳〜50歳）以上の女性の貧困リスクの高さは無視できない。

2013（平成25）年に行った「非正規雇用とがんに関する調査」*では，雇用形態の違いは雇用継続や収入面における「格差」に直結していることがわかる。がん罹患後も雇用継続した割合は，正規雇用の53％に対して，非正規雇用は35％にとどまる（図3.35）。また，その年収は，非正規雇用では年収300万円以内の低所得者層が約5割を占めており，正規雇用の1割と比べて明らかに低い。がん患者は，生活費に加えて治療費という新たな支出が加わることから，非正規雇用のがん患者は相当な生活の苦しさを抱えていることが推測できる*。

（4）配偶者・小児がんの親の就労

家族は「第二の患者」といわれるが，配偶者のがん罹患が及ぼす影響についてはこれまで詳細が明らかになっていない。そこで，2015（平成27）年に筆者らは，

[非正規雇用とがんに関する調査]
調査対象：がんサバイバー，サンプル数：300名，男女比＝約50:50，調査方法：インターネット調査，調査実施期間：平成25年6月22日〜6月26日，実施主体：NPO法人HOPEプロジェクト

[補足]
晩産，晩婚化の傾向とがん罹患による出産期と治療期の重複は，未婚率の高さにもつながっており，がん患者の生涯未婚率（50歳時の未婚率）は健康な女性と比べて2.5倍ほど悪い数字となっている。いわゆる「おひとり様」のがん患者支援，特に非正規雇用の女性に対する救貧，雇用継続が課題であろう。

新型コロナウイルス感染対策の強化と感染症拡大の影響により，飲食，サービス業など特定の業種や非正規雇用においては大きな働き方，経済不況の影響を受けることが予想されており，経済的困窮に伴う受療の控え，中止などが生じないよう，就労支援は今後もますます重要になる。

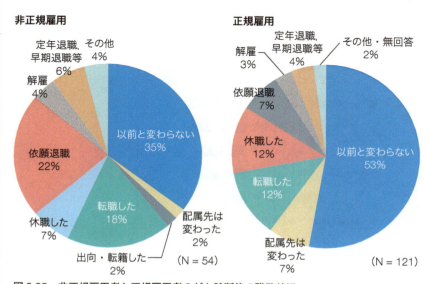

図3.35　非正規雇用者と正規雇用者のがん診断後の職務状況

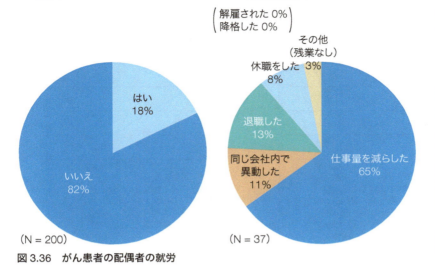

図3.36 がん患者の配偶者の就労

20代～60代で配偶者ががんを罹患した200人を対象に、①配偶者の離職状況、②配偶者の相談相手の有無、③配偶者の生活の変化、悩みの3つの視点から調査、解析を実施した（配偶者のがん2016調査*）。

この調査では、配偶者のがん罹患によって、約2割（18%）が仕事に影響を受けていることがわかった（図3.36）。「働き方に影響があった」と回答した人のうち、65%が「仕事量を減らした」と回答しており、配偶者ががんになることによる働き方への影響範囲は大きい。これを事業規模別にみると、従業員数50人未満の職場では、「働き方に影響があった」と回答した人が25.7%に上り、従業員数500人以上の企業における13.2%と比べて高い数値となっている。

配偶者の7割は職場へ報告をしており、報告した理由は「迷惑をかけるから」が第1位、次いで「休む日数が増えるから」、「働き方への配慮が必要になるから」となっている。また、配偶者も「死や再発への不安」について悩みを抱えており、第1位であった。次いで、「子どもの養育（夫）」や「仕事やお金（妻）」が不安の第2位になっている。これらの不安を相談した人は2割にとどまり、約8割は誰にも相談していないことがわかった。

小児がん患児の親では、家族が休める制度が不足していることなどを背景に、職業生活との両立に悩む親も多いといわれており、家族支援や家族が寄り添える環境づくりの創出が求められる。

3. 患者の心と身体の変化への対応

入院期間が短縮化された今の診療形態の中で、患者が最も不安定な状態になっているのはどの時期にあるのかを把握するため、筆者らは2013（平成25）年に、

[配偶者のがん2016調査]
対象者：20代～60代で配偶者ががんを罹患した人、サンプル数：200名、調査方法：インターネット調査、調査実施期間：平成27年12月9日～12月14日、実施主体：キャンサー・ソリューションズ株式会社、助成金：公益財団法人 がん研究振興財団がんサバイバーシップ研究支援事業助成金

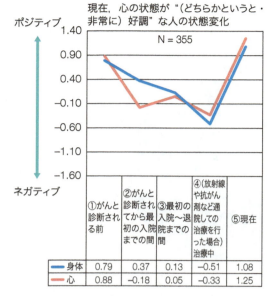
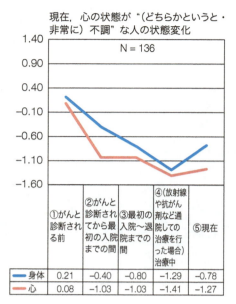

図3.37 心と身体の変化曲線（A：好調群，B：不調群）

[働き盛りのがん経験者の心と身体の変化曲線調査]
対象者：働き盛りのがん経験者（59歳以下），サンプル数：619名，調査方法：インターネット調査，調査実施期間：平成25年12月13日〜12月29日，割付条件：男女比＝33：67，がんと診断された時の職業の有無＝77：23，実施機関：株式会社キャンサースキャン，調査協力：キャンサー・ソリューションズ株式会社，実施主体：アフラック

20歳から59歳以下のがん経験者619人を対象に「働き盛りのがん経験者の心と身体の変化曲線調査」*を実施した。調査では，心と身体の状態について，①がんになる前，②診断直後，③入院治療中，④通院治療中，⑤現在の自分，という5つの時系列に分類し，自己評価を得た（図3.37）。

(1) 患者の心と身体は一致しない

図3.37は，時系列に応じた心と身体の「つらさ度」を整理したものである。この図から，「心と身体の調子は一致しない」ことや，「見た目は元気そうでも，心は大きなストレスを感じている」ことが示唆される。

(2) 心と身体が最も落ち込むのは通院治療中

図3.37より，①がん告知の直後よりも，④通院治療中が「心も身体も最も不調な状態になる」ことがわかる。手術が終わった後，これからの治療計画が定まるのが外来通院の時期である。先の見通しが立たない，今までできていたことができない，容姿が変わるなど，仕事を通じてこのような現実と向き合わされたときに，がん患者は，孤独感や不安感，喪失感をより強く感じる。

入院期間が長かったかつてのがん治療では，この落ち込みは入院期間中にあり，他の患者との出会いや医療者との語らいなどにより，病との付き合い方や対処方法といった「生活の知恵」を身につけることができた。しかし，入院期間の短縮化は，このような力を身につける時間を削ることになった。

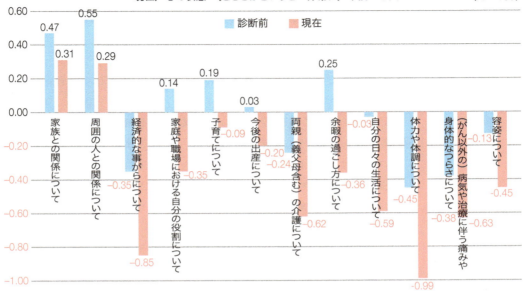

図 3.38　心の状態「不調」群の不安要因の変化

(3) 好調群と不調群の存在

調査結果から「がん診断後に心や体の不調から回復する群（図 3.37A）」と、「不調が継続する群（図 3.37B）」に分かれ、患者の 3 割は不調な状態から抜け出し難い状態に陥っている。「心の不調が継続する群」の不安要因には、体力や体調の低下、経済負担、家庭や職場での役割の喪失、親の介護、などがあることがわかる（図 3.38）。これらは問診などでリスクをひろい上げることができるであろう。

病気の受け止め方やその周辺環境は、人それぞれでまったく異なるということに留意し、今が一番つらい時期なのだということを念頭に、寄り添うことが大切である。

4. 産業保健スタッフに求められる役割

(1) 相談対応

2011（平成 23）年にがん患者 362 人を対象に筆者らが実施した「がんサバイバー向けアンケート調査」*は、職場でのがん罹患について、最初の相談相手、2 番目以降の相談相手について回答を得ている。最初に相談した相手は「直属の上司」が最も多く、次いで、「先輩社員・同僚」であった。

職場内医務室へ悩みごとを相談した人の割合は、「1 番目に相談した」が 1％、「2 番目以降」でも 2.4％にとどまっているのが現状である。被雇用者が産業保健スタッフに支援を求めやすいように、日頃からの信頼関係の構築が何より重要で

[がんサバイバー向けアンケート調査]
対象者：がんサバイバー（がん治療を完了している男女）、サンプル数：362 名、調査方法：インターネット調査、調査実施期間：平成 23 年 12 月 2 日～12 月 12 日、割付条件：男女比＝50：50、がん種：わが国のがん種分布を再現、試算（参考：「地域がん登録全国推計値」「全国がん罹患モニタリング集計 2000-2002 年生存率報告（独立行政法人国立がん研究センターがん対策情報センター，2011）」、実施機関：株式会社キャンサースキャン、調査協力：キャンサー・ソリューションズ株式会社、実施主体：アフラック

ある．また，専属産業医を配置していない中小企業に対しては，全国に配置されている産業保健総合支援センターによる積極的な研修や教育普及，相談対応などが必要と考える．

（2）医療と社会の橋渡し役になる（令和2年度診療報酬：B001-9 療養・就労両立支援指導料について）

医療と社会の橋渡し役を果たすのが，企業の産業保健スタッフである．難しい医療用語を生活の言葉に置き換えて解説し，そして，本人がベストなパフォーマンスを発揮するためにどのような就労環境を構築することが大切なのかを，医学的見識から人事などへ助言してほしい．そのためには，「問題の明確化 ⇒ 解決策をともに考える ⇒ 実行 ⇒ 結果をふり返る」という意思決定支援の流れが重要になる．

また，令和2年からは，患者の同意のもとに，事業所と医療機関が患者の診療情報などを共有することについて，診療報酬上の評価が得られている（療養・就労両立支援指導料）．これは当該患者と当該患者を使用する事業者が，共同して作成した勤務情報を記載した文書の内容を踏まえ，就労の状況を考慮して療養上の指導を行うとともに，当該患者の同意を得て，当該患者が勤務する事業場におい

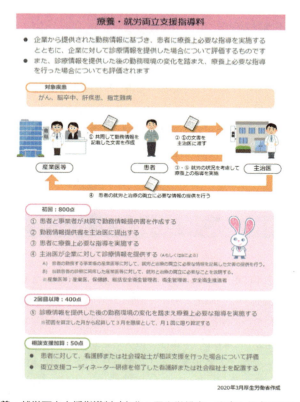

図3.39 療養・就労両立支援指導料（出典：厚生労働省 治療と仕事の両立支援ナビ）

て選任されている産業医等＊に対し，病状，治療計画，就労上の措置に関する意見等当該患者の就労と療養の両立に必要な情報を提供した場合に算定されるものである。書類の発行などに際し，費用負担が患者側に発生すること，また，企業側も資料の提供が必要なものではあるが，医療機関との間での情報共有を円滑に行う仕組みの1つとなっているので，活用をしていただきたい。

（3）就労の悩みは氷山の一角であると認識する

支援を進める中で産業保健専門職は，本人の心の底に隠れている「本当の気持ち」を引き出すことが重要であり，社会，心（モチベーション），身体の3つの状態を聞き出しながら，本人の意思を紐解いていくことが基本である。

就労の問題の陰には，いろいろな生活上の課題がひそんでいることが多い。その背景には，治療による影響や雇用形態という直接的なものだけではなく，これまでの働き方や雇用主との関係，家族関係や子育て，介護の問題など，多様な不安があることを考えなければならない。的確な支援の実行には，人事との関係性の構築も必要になる。

5. まとめ

エリク・H・エリクソン（E. H. Erikson）による「アイデンティティの発達理論」では，人生を8段階に区分して，それぞれに発達課題と心理社会的危機，重要な対人関係，心理社会的様式を設定している。これによると，青年期（13～22歳頃）に「同一性」，つまり「自分が一体何者なのか」という存在について考え始めるとされている。この「自分探し」の最中，または，形成後のがん罹患による「居場所」の喪失が及ぼす精神的な影響は大きい。

罹患後の「新しい日常生活・社会生活やアイデンティティ」を患者ひとりで再構築することは容易ではなく，周囲の支援や社会制度の充実が欠かせない。がんと就労は，「困難に直面するのは個人に課題があり，自己責任で解決すべき（個人モデル）」と考えるのではなく，「社会のあり方が障害を生み出しており，解決は社会の責務である（社会モデル）」を基本とすべき課題である。

少子高齢化を迎えるわが国においては，働き盛りを生きる時間はより長くなり，病気治療だけではなく，子育てや介護など，さまざまなライフイベントに遭遇する。こうした課題を「個人モデル」のみで考えるには限界があり，「社会モデル」の視点が必要不可欠である。

【文献】
1) 厚生労働省　平成26年度　国民医療費の概況：http://www.mhlw.go.jp/toukei/saikin/hw/k-iryohi/14/dl/kekka.pdf
2) 福田敬（2011）：厚生労働科学研究費補助金（がん臨床研究事業）分担研究報告書　がんの罹患による労働損失の推計
3) 厚生労働省　平成27年賃金構造基本統計調査：http://www.mhlw.go.jp/toukei/itiran/roudou/chingin/kouzou/z2015/

[産業医等]
労働安全衛生法（昭和47年法律第57号）第13条第1項に規定する産業医，同法第10条第1項に規定する総括安全衛生管理者，同法第12条に規定する衛生管理者若しくは同法12条の2に規定する安全衛生推進者または同法第13条の2の規定により労働者の健康管理等を行う保健師。

第4章 産業保健のしくみ

小島 健一／猪股 久美／池田 智子

- わが国の雇用慣行と職場の変化に伴う労働法の変遷について理解しよう。
- 事業場内の安全衛生管理体制を理解し，看護職の役割を考えよう。
- 産業保健活動に伴う倫理的問題について理解しよう。
- 世界の産業保健の潮流と諸外国の法制度および産業保健専門職について理解し，わが国の制度を振り返ってみよう。

[キーワード] 労使関係，日本国憲法，労働法，民法，日本型雇用慣行，男女雇用機会均等法，高年齢者雇用促進法，障害者雇用促進法，労働契約法，健康経営，労働基準法，労働安全衛生法，労働災害防止計画，雇入れ時の健康診断，定期健康診断，就業上の措置，長時間労働，ストレスチェック，健康管理手帳，じん肺法，石綿障害予防規則，作業環境測定，管理区分，労働者災害補償保険法，業務起因性，業務上の疾病，過労死，精神障害，パワーハラスメント（パワハラ），安全配慮義務，母性保護，障害者雇用促進法，厚生労働省，労働基準監督署，労働基準監督官，産業保健活動総合支援事業，産業保健総合支援センター，地域産業保健センター（地域窓口），安全衛生管理体制，総括安全衛生管理者，衛生管理者，安全管理者，安全衛生推進者，衛生推進者，産業医，衛生委員会，安全委員会，安全衛生委員会，労働衛生機関，地域障害者職業センター，EAP，地域保健と職域保健の連携推進事業，「法」も「倫理」の一部，日本産業衛生学会の倫理指針，産業保健専門職の立場，保健師助産師看護師法，守秘義務，個人情報の保護に関する法律，プライバシー権，自己保健義務，本人の同意，情報の集中的管理，情報の加工，取り扱いルール，保存，ILO，フィラデルフィア宣言，ディーセント・ワーク，国際労働基準，労働安全衛生マネジメントシステムガイドライン，ISO，インダストリアル・ハイジニスト，アメリカの産業保健，産業看護専門看護師，韓国の産業保健，保健管理者，保健管理代行機関，産業保健師，フィンランドの産業保健，産業保健サービス提供機関

はじめに

人が働き生活の糧を得る方法は，自ら事業を営むか他人に雇われるか，のどちらかである。前者（使用者）は後者（労働者）の「健康で文化的な最低限度の生活を営む権利」を尊重しなければならない。そこで，労働者を保護するために生まれたのが労働法である。第1節では労働法について，「終身雇用」「年功賃金」「企業別組合」を基本とする日本型雇用慣行やその変容とともに変化してきた職場の課題も含めて解説する。

事業場の安全衛生管理体制は，労働安全衛生法で定められている。そのしくみは，産業保健活動の基盤であるので第2節で詳述する。巻末の資料 p.219「労働安全衛生法 第三章 安全衛生管理体制」と合わせて，十分理解されたい。

近年ますます倫理の問題は重要視されており，産業保健領域では，健診結果（個人情報）の取り扱いや，就労上の不利益の防止，ストレスチェックの結果の取り扱い，事業者の安全配慮義務と労働者のプライバシーの衝突，などの倫理的問題

が多々ある。専門職として正しい対応をできるよう，第3節の倫理について理解されたい。

諸外国の労働安全衛生に関する法制度は日本と大きく異なる。この点を理解した上で日本の制度を見直し，課題を考えることが重要である。第4節ではILOが示す国際基準に続けて，アメリカ，韓国，フィンランドの法制度について述べる。

第1節 ● 労働安全衛生に関する法律・行政のしくみ

1. 法を学ぶ意義について

産業看護専門職にとって，産業保健に関わる「法」を理解することには特別な意味がある。

今日，臨床においても医療・看護をめぐる法に精通する重要性は増しているが，それは基本的に患者（および家族）と医療・看護従事者との間の二者関係の問題であり，相互の利害衝突や情報の偏在を考慮するとしても，最終的には，両者の間のどこに線を引いて責任を分配するか，という比較的シンプルな判断に帰着する。

ところが，職域において産業保健に従事する産業看護専門職は，相当に複雑で流動的な関係の中に身を置き，しかもそのような関係に効果的に働きかけることが求められる。これは医師が産業医を務める場合と同様である。

すなわち，産業保健に従事する医療・看護の専門職は，まず，使用者と労働者の双方を相手にしなければならないため，自らが"自分－使用者"と"自分－労働者"という2つの二者関係の当事者になる。さらに重要であるのは，それぞれの関係の相手方である使用者と労働者もまた，"使用者－労働者"という二者関係にあることである。「労使関係」といわれるこの二者関係は，使用者が経営する事業の継続・発展のために，使用者は働く場所，道具，システム等を用意し，労働者は労働力を提供して使用者から賃金を得るという相互に依存・協力する関係であるが，同時に，労働条件（労働時間，休日，賃金等），収益の分配（昇給，賞与等），関係の継続・切断（辞職，解雇等）などにおいて，本質的に対立する関係でもある。

労使関係は，それ自体，独自の論理によって生成・展開しており，医療・看護の専門職のコントロールが及ぶものではない。職場は本来的に"働く場所"であり，企業は利潤追求という"経営"の論理で動いている。非常にわかりやすくいってしまえば，企業は，傷病のために労働する能力を失った者を組織の一員として抱え続けることを容認できないのである。

このように臨床とはまったく異質な職域というフィールドにおいて，産業保健に従事する医療・看護の専門職は，雇用または委任と報酬の支払いという使用者との契約関係を拠り所としつつも，その専門的な知見・経験を根拠として労使関係に介入することによって，労働者の安全と健康を守り，ひいては企業の継続・

発展のために貢献することが求められている。

　このような一筋縄ではいかない状況において，産業保健専門職が，自らを守り，使用者と労働者に上手に働きかけ，なすべきこと・なすべきでないことをわきまえ，先行き不透明な状況で次の一手を打つための頼りとなるものの1つが，「法」の理解である。「法」は国家が企業や個人を規制するばかりではない。企業や個人の間で起きるもめごとに対し，その経緯と利害衝突の核心をふまえ，解決への道筋を指し示すこともその役割の1つである。

　産業保健に関わる法は労働安全衛生法だけではない。産業保健が相手にする労使関係を規律する労働法を理解してはじめて，労使関係に対する有効な介入が可能となる。ただし，企業は「法」だけで動いているわけではなく，職場では人間関係や組織の論理で物事が決められていくことも少なくない。「法」に限らず，専門知識は，状況を冷静に把握し，道なき道を切り開く羅針盤として活用してこそ武器になる。くれぐれも振り回すことのないように留意したい。

　孫子の兵法に，「彼(か)れを知りて己(おの)れを知れば，勝乃(しょうすなわ)ち殆(あや)うからず。地を知りて天を知れば，勝乃(しょうすなわ)ち全(まっと)うすべし」とある。現代語に訳せば，「敵味方の状況をよく分析すれば勝利は難しいことではない。地形と天候の条件をよく分析すれば，勝利は決まったようなものだ」という意味である。

　以下では，産業保健の舞台である職域について，どのような法や慣行があって，どのような課題に直面しているのか，わが国の特色をふまえ，歴史的にひも解くところから，産業保健の法の解説をはじめたい。

2. わが国の労働法・雇用慣行と職場の課題の変遷

（1）日本国憲法と労働法

　第二次世界大戦後，国民主権，象徴天皇制，戦争放棄，議会制民主主義，基本的人権，自由主義経済体制を基本とする日本国憲法が，1946（昭和21）年に公布され，労働関係については，勤労の権利と義務（憲法27条1項），勤労条件の基準の法定（憲法27条2項），団結権・団体交渉権・団体行動権の保障（憲法28条）という基本原則を宣明した。

　これら基本原則に沿って，ほぼ同じ頃，労働組合法，労働基準法，職業安定法等の一連の労働者に関する法律（これらは「労働法」と総称される）も相次いで制定された。

（2）民法と労働法

　そもそも，人が働き，生活の糧を得る方法として，自ら事業を営むか，他人に雇われるかの2つの形がある。後者，すなわち他人に雇われることを「雇用」といい，雇用者（使用者）と被用者（労働者）との間の関係は，売買や賃貸などと同様，仕事の内容や賃金について交渉の上で合意する契約関係であるから，まずは民法が適用される。

しかし，労働者は使用者に対して経済的に弱い立場にあり，使用者は指揮命令と組織的統制を予定することから，自由な競争（契約自由原則）に任せていては，対等な交渉力をもたない労働者に，基本的人権である「健康で文化的な最低限度の生活を営む権利」（憲法 25 条 1 項。「生存権」という）は保障されない。そこで，労働者を保護するために契約自由原則を修正するのが労働法である。

（3）日本型雇用慣行の確立

わが国は，1955（昭和 30）年から 1973（昭和 48）年の長期にわたり，実質 GDP 成長率が年平均 9.1％という高度経済成長期を迎え，大企業を中心として，いわゆる日本型雇用慣行といわれる「終身雇用」「年功賃金」「企業別組合」が成立した。1973（昭和 48）年末の石油価格の高騰（第一次オイルショック）以降の経済の調整局面も，各企業の労使が協議して，残業抑制，新規採用抑制，配置転換，一次休業などの手段で，希望退職や解雇をできるだけ差し控えることで乗り切り，安定成長を続けたので，上記の日本型雇用慣行は確立し，1990 年代初期までのいわゆる「バブル経済」も謳歌した。

以上の時期を通じ，裁判所は，今日の日本の労働法の代表的な判例法理である「採用の自由・採用内定の法理」「就業規則の法理」「配置転換・出向の法理」「解雇権濫用法理」「整理解雇の 4 要件」などを確立させた。

そもそも日本型雇用慣行は，新規学校卒業者を定期採用し，さまざまな仕事を担当させて長期的に育成・活用し，特定の仕事がなくなっても社内での配置転換を試み，定年まで雇用を確保することを特徴とする。欧米型の雇用慣行が，まず仕事ありきで，これに合致する能力・適性をもつ労働者を社外からも調達し，その仕事がなくなれば雇用もなくなることを原則とすることとは大きく異なる。この点から，日本型の雇用慣行を「メンバーシップ（就社）型」，欧米型の雇用慣行を「ジョブ（就職）型」とよぶ論者もいる。

ただし，日本型雇用慣行は大企業の男性正社員にはよく普及したものの，経営環境が厳しい中小企業では必ずしも普遍的なものではなく，さらに，大企業においても女性労働者は男性とは別の雇用区分で雇用され，結婚・出産を機に退職した後はパートタイマー等の非正規労働者としての雇用機会しかないのも現実であった。

（4）日本型雇用慣行の変容

ところが，1990 年代初期にバブル経済が崩壊した後，円高の進行，巨額の不良債権，グローバル競争などの逆風に直面した日本経済は，1991（平成 3）年から 2011（平成 23）年の間（「失われた 20 年」などといわれる），実質 GDP 成長率が年平均 0.9％と低迷し，リストラ，M&A，海外移転などの企業の再編成が進行し，物価も賃金も下がるデフレ経済に転じた。特に 1997 年の都銀・大手証券の経営破綻などの経済危機の頃から，大企業でさえも，希望退職募集による大量人員削

減，成果主義導入による年功賃金の修正，新規学校卒業者の正社員採用の抑制と非正規雇用への切り替えなど，日本的雇用慣行の修正に乗り出した。

その結果，正社員の要員は絞り込まれ，仕事の負荷・ストレスが強まると同時に男性若年者も含め非正規労働者が増加・固定化し，低賃金と雇用不安に悩まされることとなった。「格差社会」「ワーキングプア」「ブラック企業」などの言葉も生まれた。

一方，男女雇用機会均等法の数次の改正を経て，女性正社員は確実に増加しており，また，急速に進む少子高齢化に対応した高年齢者雇用促進法の改正により，65歳までの定年延長または定年後再雇用が推進され，労働者の高齢化も進んでいる。

さらに障害者雇用促進法が改正され，2018（平成30）年には精神障害者を含め法定雇用率算出の対象になることが決まっている。また，すでに，事業主には，2016（平成28）年から障害者の差別禁止と合理的配慮の提供義務が課されている。

（5）今日の職場の課題

このような背景のもと，今日の労働法における中心的な課題は，かつての「労働組合 VS 会社」という図式で調整・解決される集団的労働関係から，多様化・属人化した個別的労働関係へと移行している。

個別的労働関係に関する紛争を簡易・迅速な手続きによって早期に解決することを志向し，2006（平成18）年から地方裁判所において労働審判手続が実施されている。

さらに，2007（平成19）年には労働契約法が制定され，労働契約の基本理念・基本原則を明らかにするとともに，従来からの判例法理を成文化し，労働契約の成立・展開・終了に関する民事法の強行規定を定めた。

労働法に関わる紛争・裁判の中でも，メンタルヘルス不調者の休復職をめぐる紛争や，脳・心臓疾患による過労死，うつ病等による過労自殺を代表例として，労働者の心身の健康が直接・間接に関わる事案が増加している。

2015（平成27）年12月から施行されたストレスチェックの実施者となり得ることも加わり，労働者一人ひとりの心身の健康を守る，職場に最も身近なプロフェッショナルとして，産業保健専門職が果たすべき役割は大きい。

他方，経済産業省や産業界も加わって近時推進されている「健康経営」の取り組みは，経営者主導により企業の生産性向上を主たる目的として，経営戦略として労働者の健康を維持・増進しようとする考え方であるが，その普及に伴い，産業保健専門職への多方面からの期待が高まっている。

3. 労働基準法

（1）労働条件の最低基準

労働基準法は1947（昭和22）年に制定され，労働者を保護するため，労働時間，

休憩，賃金など，労働条件の最低基準を定めている。

戦前の工場法は，単に使用者に対し労働基準の取締規定を設定し，その履行を行政監督と罰則によって確保しようとするものであったが，労働基準法はさらに進んで，罰則付きの行政規制法規としての公法的性格のみならず，労働契約または就業規則による労働条件のうち，同法が設定する最低基準に違反する部分を無効とし，無効となった部分については同法上の最低基準が労働条件となる，という民事法的性格をも有している（強行的・直律的効力）。

(2) 就業規則の作成・届出

使用者は，常時10人以上の労働者を使用する事業場について，就業規則を作成し，労働基準監督署に届け出る義務を負う。就業規則に必ず記載しなければならない事項は，労働基準法により定められている。労働基準法が定める労働条件の最低基準は労働条件の一部（最低賃金，労働時間，休憩，休日，年次有給休暇等）にとどまり，その他の労働条件の大部分は，事業主が就業規則により定めることになっている。

使用者は，就業規則の作成または変更にあたり，事業場の労働者の過半数を代表する労働者の意見を聴かなければならず，就業規則は，常時，職場に掲示または備え付けるなどの方法により，労働者に周知しなければならない。

就業規則は，その内容が合理的である限り，労使双方を拘束する。労働基準法が最低基準を定めている労働条件についても，就業規則が労働基準法の最低基準よりも労働者にとって有利な内容を定めている場合には，就業規則の定めが労働契約の内容となる。

産業保健業務を適正かつ効果的に遂行するため，また，産業保健専門職自身や事業主の法的なリスクを回避するためにも，就業規則の健康関連規定を適切に整備しておく意義は大きい。

(3) 労働時間・休日の規制

事業主は，その労働者を，休憩時間を除き原則として1日8時間，1週40時間を超えて労働させてはならない。この上限時間を「法定労働時間」という。また，事業主はその労働者に対し，1週間あたり1日（または4週間あたり4日）の休日を与えなければならない。この休日を「法定休日」という。

事業主は，法定労働時間を超えて労働者に労働させるため，または法定休日に労働させるためには，事業場の従業員代表との間で，時間外労働の上限時間等について労使協定を締結し，労働基準監督書に届け出なければならない。この労使協定は，労働基準法36条を根拠とするものであるため，「三六（さぶろく）協定」という通称でよばれている。

厚生労働省は「時間外労働の限度に関する基準」（平成10年労働省告示 第154号）により，「三六協定」が定めるべき時間外労働（法定時間外労働）の上限時間に

ついて，1ヶ月45時間，1年間360時間等と具体的に定めているが，同時に，業務に特別な事情が生じる場合に備えて，これらの上限時間を超えて労働者を労働させることができる「特別条項」の定めを置くことを許容している。

また，そもそも，労働基準法の労働時間，休憩および休日に関する規制が及ばない労働者がいる。その代表例が「管理監督者」である。「管理監督者」は，経営者と一体的な立場で仕事をしており，出社・退社や勤務時間について厳格な制限を受けておらず，その地位にふさわしい給与等の待遇を受けていることから，労働時間等の規制の適用除外とされている（「管理監督者」に当てはまるかどうかは役職名ではなく，実態により判断される）。

さらに，法の定める要件に該当する一部の労働者については，事業場外労働みなし制や裁量労働制等，労働時間に関する規制を柔軟化する制度がある。

このように，労働基準法による労働時間等の規制には多くの例外があるため，後述のとおり労働災害と認定されたり，安全配慮義務違反により事業主の損害賠償責任が問われたりするような高負荷の長時間労働であっても，労働基準法上は合法的に実施することが許されてしまうという構造的な問題がある（もっとも，少なくない企業が，労働基準法上の規制さえ遵守していないという実情がある）。

しかしながら，そもそも，労働時間規制の主たる目的は健康の確保にあるのであるから，使用者は，すべての労働者について実際の労働時間を把握し，労働負荷の質と量，疲労・ストレスの蓄積等の実態にも留意し，健康被害の発生を防止することが求められている。

（4）年次有給休暇の権利

事業主は雇入れの日から6ヶ月間継続勤務し，全労働日の8割以上出勤した労働者に対して，最低10日の年次有給休暇を与えなければならない。その後，勤続年数が1年増すごとに，以下の表に従った日数の年次有給休暇を与えなければならない（週所定労働時間が30時間以上の労働者の場合）。

勤続期間	6ヶ月	1年6ヶ月	2年6ヶ月	3年6ヶ月	4年6ヶ月	5年6ヶ月	6年6ヶ月以上
付与日数	10日	11日	12日	14日	16日	18日	20日

年次有給休暇をどのように利用するかは労働者の自由であり，事業主はこれに干渉してはならない。また，原則として，年次有給休暇は労働者の請求する時季（ここでは「日」の意味）に与えなければならず，労働者が請求した時季に年次有給休暇を与えることが事業の正常な運営を妨げる場合（例えば，年度末の業務繁忙期などに多数の労働者の請求が集中した場合）においてのみ，事業主は他の時季に変更することができる。

年次有給休暇は日単位で取得することが原則であるが，労働者が希望し，使用者が同意した場合であれば半日単位で与えることも可能である。なお，事前に年次有給休暇を買い上げて労働者に休暇を与えないことは，原則として違法となる。また，年次有給休暇の請求権は，消滅時効が2年とされているため，前年度の未消化分については翌年に限り繰り越される。

まとまった日数の休暇を取ることは，疲労やストレスを解消し，その過度な蓄積を防ぐために重要である。ところが，2013（平成25）年の1年間に企業が付与した年次有給休暇日数（繰越日数は除く）は，労働者1人平均18.5日，そのうち労働者が取得した日数は9.0日で，取得率は48.8％にとどまっている*。

＊ 厚生労働省平成26年就労条件総合調査結果

4. 労働安全衛生法

(1) 法の目的と規制体系

職場の安全衛生に関する諸規定はもともと労働基準法に設けられていたが，労働基準法から分離独立する形で1972（昭和47）年に労働安全衛生法が制定された。

労働安全衛生法は，労働基準法と相まって，労働災害の防止のための危害防止基準の確立，責任体制の明確化および自主的活動の促進の措置を講ずるなど，労働災害の防止に関する総合的計画的な対策を推進することにより，職場における労働者の安全と健康を確保するとともに，快適な職場環境の形成を促進することを目的としている。

以下では，労働安全衛生法による規制の全体像を概観するとともに，産業保健専門職が関与することが多い労働者の健康診断や健康確保対策をとりあげる。労働安全衛生法が定める産業保健の人的・組織体制については，「第2節　事業場の安全衛生管理のしくみ」を参照されたい。

まず，労働安全衛生法における規制の体系は次ページの図4.1のとおりである。この図のほぼ中心にある職業性疾病予防対策は，原則として「業務上」の「疾病障害」の予防を目的とする規定群であり，右端の快適職場づくり対策は，業務上の疾病障害の予防を直接の目的とするとまではいえないが，まさに快適な職場環境の形成を目的とする規定群を指す。そして，両者の中間にあるのが健康確保対策であり，作業関連疾患対策を含め，いわば両者の性格を併せもつグレーゾーンを形成している[1]。

(2) 労働災害防止計画

労働災害防止計画とは，労働災害防止のための国の主要な方針に関する事項を定めるものであり，労働安全衛生法により，厚生労働大臣に策定義務が課されている。5年ごとに策定され，現在は第12次（2013～2017年度）が推進されている。

従来，労働安全衛生法は，「法規準拠型」のアプローチ，すなわち同法のもとに膨大で詳細な規則をつくり，その実施を行政が監督指導することに重点を置いて

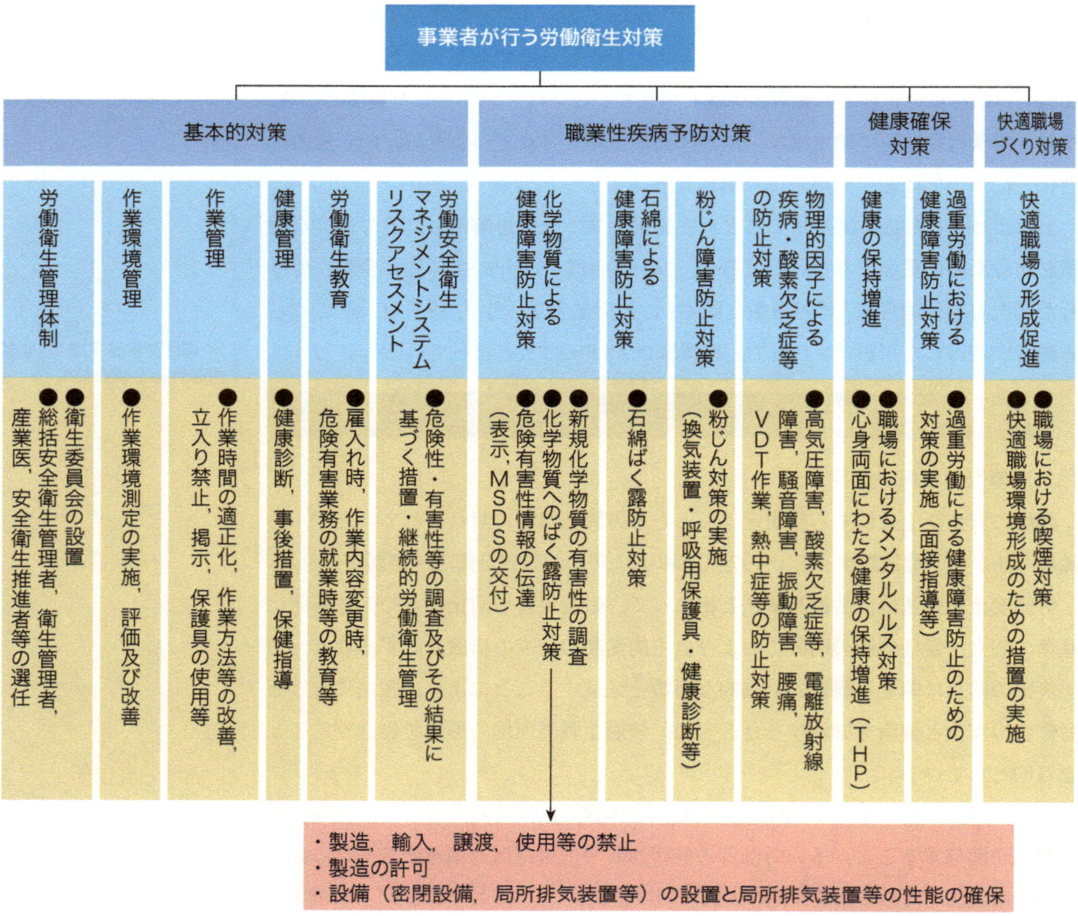

```
                        事業者が行う労働衛生対策
         ┌──────────────┬──────────────────┬────────┬────────┐
      基本的対策              職業性疾病予防対策          健康確保    快適職場
                                                    対策      づくり対策
```

労働衛生管理体制	作業環境管理	作業管理	健康管理	労働衛生教育	労働安全衛生マネジメントシステム リスクアセスメント	化学物質による健康障害防止対策	石綿による健康障害防止対策	粉じん障害防止対策	物理的因子による疾病・酸素欠乏症等の防止対策	健康の保持増進	過重労働における健康障害防止対策	快適職場の形成促進
●総括安全衛生管理者，産業医，安全衛生推進者等の選任 ●衛生委員会の設置，衛生管理者，産業医等の選任	●作業環境測定の実施，評価及び改善	●作業時間の適正化，立入り禁止，掲示，作業方法等の改善，保護具の使用等	●健康診断，事後措置，保健指導	●雇入れ時，作業内容変更時，危険有害業務の就業時等の教育等	●危険性・有害性等の調査及びその結果に基づく措置・継続的労働衛生管理	●危険・有害性情報の伝達（表示，MSDSの交付） ●新規化学物質の有害性の調査 ●化学物質へのばく露防止対策	●石綿ばく露防止対策	●粉じん対策の実施（換気装置・呼吸用保護具・健康診断等）	●高気圧障害，酸素欠乏症等，電離放射線障害，騒音障害，振動障害，腰痛，VDT作業，熱中症等の防止対策	●職場におけるメンタルヘルス対策 ●心身両面にわたる健康の保持増進（THP）	●過重労働による健康障害防止のための対策の実施（面接指導等）	●職場における喫煙対策 ●快適職場環境形成のための措置の実施

・製造，輸入，譲渡，使用等の禁止
・製造の許可
・設備（密閉設備，局所排気装置等）の設置と局所排気装置等の性能の確保

図 4.1　労働安全衛生法における規制体系について（出典：厚生労働省）

きたが，近年は国際動向にも応じ，それぞれの職場の実情に合った労使の主体的な取り組みを促進する「自主対応型」のアプローチへと転換し，罰則なしの義務や努力義務の定め，さらには，自主対応の規範となる指針や行為準則を活用することを重視するようになった。このような背景から，産業保健専門職には，事業場の「自主対応」を活性化させるファシリテイター的な役割が期待されるようになってきている。

（3）健康診断と事後措置

　図 4.1 の基本的対策の 1 つである「健康管理」として，労働安全衛生法は，常時使用する労働者に対する雇入れ時の健康診断および年に 1 回の定期健康診断を実施し，その結果を労働者に通知することを事業者に義務づけ，労働者に対しては健康診断の受診義務を課している。

　検査項目は以下のとおりである。ただし，定期健康診断において 40 歳未満（35

歳を除く）の者については，医師の判断に基づき（ⅵ）～（ⅹ）を省略することができる。

　ⅰ）既往歴および業務歴の調査
　ⅱ）自覚症状および他覚症状の有無の検査
　ⅲ）身長，体重，腹囲，視力および聴力の検査
　ⅳ）胸部エックス線検査（および喀痰検査）
　ⅴ）血圧の測定
　ⅵ）貧血検査
　ⅶ）肝機能検査
　ⅷ）血中脂質検査
　ⅸ）血糖検査
　ⅹ）心電図検査
　ⅺ）尿検査

　事業者は，健康診断の結果，異常の所見があると診断された労働者については医師または歯科医師の意見を聴取し，この意見を勘案して，必要があると認めるときは，その労働者の実情を考慮して，就業場所の変更，作業の転換，労働時間の短縮，深夜業の回数の減少等の**就業上の措置**を講じなければならない。

　また，健康診断の結果，特に健康の保持に努める必要があると認める労働者に対して，医師または保健師による保健指導を受けさせるよう努めなければならない。この場合，保健指導として，必要に応じ日常生活面での指導，健康管理に関する情報の提供，健康診断に基づく再検査もしくは精密検査，治療のための受診の勧奨等を行うこととされている。

（4）長時間労働者への医師による面接指導

　また，事業者は，休憩時間を除き1週間当たり40時間を超えて労働させた時間が1ヶ月当たり100時間を超え，かつ疲労の蓄積が認められる労働者について，その者の申し出により，医師による面接指導を行わなければならない。

　それ以外の労働者についても，**長時間労働**（週40時間を超える労働が1ヶ月当たり80時間を超えた場合）により疲労の蓄積が認められ，または健康上の不安を有している労働者について，その者の申出により，医師による面接指導又は面接指導に準ずる措置（保健師等による保健指導，チェックリストを用いて疲労蓄積度を把握し，必要な者に対して面接指導を行うこと等）を講じるよう努めなければならない。

　事業者は，面接指導の結果について医師の意見を聴取し，この意見を勘案して，必要があると認めるときは，労働者の就業場所の変更，作業の転換，労働時間の短縮，深夜業の回数の減少等の就業上の措置を講じなければならない。

(5) ストレスチェック

さらに，2015（平成27）年12月から，常時50人以上の労働者を使用する事業場においては，労働者の心理的な負担の程度を把握するための検査（**ストレスチェック**）を1年に1回定期的に実施することが義務づけられた。ストレスチェックは，医師，保健師または所定の研修を修了した看護師もしくは精神保健福祉士により実施され（「実施者」という），ストレスチェックの結果は，実施者から直接労働者本人に通知され，本人の同意なく事業者に提供することは禁止されている。

ストレスチェックの結果，ストレスが高く，面接指導が必要であると実施者が認めた労働者が申し出た場合には，事業者は医師による面接指導を実施しなければならない。

事業者は，面接指導の結果をふまえた就業上の措置について医師の意見を聴き，この意見を勘案して，必要があると認めるときは，就業場所の変更，作業の転換，労働時間の短縮，深夜業の回数の減少等の就業上の措置を講じなければならない。

上記（3）ないし（5）の機会に限らず，使用者にとって健康上の懸念がある労働者について，産業医等の医師による面接を受けさせ，その意見をふまえて就業上の措置を講じることは，使用者が後述の安全配慮義務（健康配慮義務）を適切にはたすためにきわめて重要である。

(6) 健康管理手帳

労働安全衛生法上，**健康管理手帳**の交付が定められている。健康管理手帳とは，一定の有害業務に従事した労働者に対し，離職の際または離職の後に，国が交付する手帳のことである（現作業者には交付されない）。健康管理手帳の交付を受けると，指定された医療機関または健康診断機関で，定められた項目による健康診断を決まった時期に年に2回（じん肺の健康管理手帳については年に1回）無料で受けることができる。

5. じん肺法・石綿障害予防規則

じん肺（塵肺）は，粉じんを吸入することによって肺内で繊維増殖が起こり，肺がニカワのように固くなって呼吸が困難になる疾病である。その進行経過に応じて，肺結核，原発性肺がんなどの合併症を併発する。

1960（昭和35）年に制定された**じん肺法**により，事業者は，粉じん作業従事者（炭鉱坑内の掘削現場における作業や，工場内でのアーク溶接職場における作業等）について，じん肺発見のための健康診断を行わなければならず，じん肺の所見ありと診断された者については，都道府県労働局長が管理区分を決定し，事業者は，この管理区分に応じて健康管理のための措置を行わなければならない。

なお，石綿（アスベスト）も粉じんの1つであり，燃えない，腐らない，加工しやすい性質のゆえに，高度経済成長期に断熱材，耐火材，配管等に大量に使用されたが，その繊維は飛散し，一度吸い込むと肺外に排出されず，じん肺の1つで

ある石綿肺（アスベスト肺）を引き起こし，悪性中皮腫，肺がんの原因となる。現在は石綿の国内での製造，使用等は全面的に禁止されているが，かつて石綿製品が使用された建築物等の補修・解体など石綿ばく露作業に従事する労働者の健康障害を防ぐために，じん肺法による粉じん作業一般に対する規制に加え，労働安全衛生法に基づく石綿障害予防規則が，作業方法の確立，作業環境の整備，健康管理の徹底などについて詳細な規制をしている。

6. 作業環境測定法

作業環境測定は，労働安全衛生法65条で定められたわが国特有のしくみで，厚生労働大臣の定める「作業環境基準」に従って行わなければならない。結果は「作業環境測定基準」に従って評価し，第1から第3管理区分*に分け，各管理区分に応じた措置を行う。

一定の有害物質を取り扱う作業場については，作業環境測定法の定めるところにより，定期的に作業環境測定を実施しなければならない。

作業環境測定は，国家試験に合格して作業環境測定士名簿に登録された作業環境士か，都道府県労働局に登録した作業環境測定機関に行ってもらう必要がある。

7. 労働者災害補償保険法

（1）労災保険による給付とその要件

労働者が業務上負傷し，または疾病にかかった場合，事業主は，たとえ過失がなくとも，労働基準法に基づき療養のための休業期間につき平均賃金の60％を補償するなどの補償責任を負う。一方で，事業主は労働者（パートタイマー，アルバイト含む）を1人でも雇用した場合には労災保険に加入しなければならず，労働者災害補償保険法に基づく労災保険給付が行われることにより，事業主は労働基準法上の補償責任を免れる。

業務災害の場合に支給される労災保険給付には，療養補償給付，休業補償給付，障害補償給付，遺族補償給付，葬祭料，傷病補償年金，介護補償給付，二次健康診断等給付がある。

「業務災害」とは，労働者が労働契約に基づいて使用者の支配下において労働を提供する過程で，業務に起因して発生した労働者の負傷，疾病，障害または死亡をいう。労働者が使用者の支配下にある状態を「業務遂行性」といい，業務に起因することを「業務起因性」という。

業務上の疾病における業務起因性については，労働基準法施行規則の別表で特定の業務との因果関係が医学的な経験則によって認められている疾病が列挙されており，別表に定められた疾病に該当する場合には，業務以外の原因によって生じたものであるとの反証がなされない限り，業務起因性が認められる。

[管理区分]
A測定，B測定という2種類の測定法を用い，統計的分析により判定される。
・第1管理区分：作業環境濃度が適切であると判断される状態
・第2管理区分：作業環境濃度には点検や改善の余地があると判断される状態
・第3管理区分：作業環境濃度が適切でないと判断される状態
第2および第3管理区分に該当した場合には作業環境の改善を図る必要がある。

(2) 業務上の疾病の認定基準

労働基準法施行規則では，各疾病の発症条件等のすべてを詳細に明文化することはできないため，簡略な表現になっている。そこで，厚生労働省は業務上の疾病に該当するか否かの認定基準を示している。

① 脳・心臓疾患の認定基準

例えば，**過労死**についてはどのような場合に業務上の疾病に該当するかの判断基準（「脳血管疾患および虚血性心疾患等（負傷に起因するものを除く）の認定基準」，以下，「脳・心臓疾患の認定基準」という）が定められている。

脳・心臓疾患の認定基準では，(1) 発症直前から前日までの間において，発生状態を時間的および場所的に明確にし得る異常な出来事に遭遇したこと，(2) 発症に近接した時期（発症前おおむね1週間）において特に過重な業務に就労したこと，(3) 発症前の長期（発症前おおむね6ヶ月）にわたって著しい疲労の蓄積をもたらす特に過重な業務に就労したこと，の3つの要件のいずれかによる業務上の過重負荷を受けたことにより発症した脳・心臓疾患を，業務上の疾病として取り扱うこととしている。

そして，上記 (3) の長期間の疲労の蓄積については，発症前1ヶ月ないし6ヶ月にわたって1ヶ月当たりおおむね45時間を超える時間外労働がある場合は業務と発症との関連性が強まる，発症前1ヶ月間におおむね100時間を超える時間外労働が認められる場合，あるいは，発症前2ヶ月ないし6ヶ月間にわたって1ヶ月あたりおおむね80時間を超える時間外労働が認められる場合には業務と発症との間の関連性が強い，などの目安が示されている。

② 心理的負荷による精神障害の認定基準

また，近年，仕事によるストレス（業務による心理的負荷）が関係した**精神障害**による労災請求が増えていることから，厚生労働省は，2011（平成23）年に「心理的負荷による精神障害の認定基準」を新たに定め，これに基づいて労災認定を行うこととしている。

この認定基準によれば，(1) 対象となる精神障害を発病していること，(2) 精神障害発病前おおむね6ヶ月の間に，業務による強い心理的負荷があったこと，(3) 業務以外の心理的負荷や個体的な要因による発病ではないこと，の3つの要件をすべて満たす場合は，業務上の疾病と認められる。業務上または業務以外での心理的負荷の評価は，具体的な出来事別にその心理的負荷の強度を定めた評価表に基づいて行われる。近年多発する**パワーハラスメント（パワハラ）**は，「ひどい嫌がらせ，いじめ，または暴行」の評価項目に該当し，例えば，部下に対する上司の言動が業務指導の範囲を逸脱しており，その中に人格や人間性を否定するような言動が含まれ，かつこれが執拗に行われた場合，同僚等による多人数が結託しての人間性を否定するような言動が執拗に行われた場合，治療を要する程度の暴行を受けた場合などは心理的負荷強度が「強」とされる。

8. 安全配慮義務・健康配慮義務

　前項で述べた労働基準法上の補償責任（実質的には，労災保険に基づく保険給付による肩代わり）とは別に，当該労働災害について民法上の不法行為や債務不履行（安全配慮義務違反）に基づき，被災した労働者等から事業主に対し損害賠償請求がなされることがある。

　安全配慮義務とは，使用者が，労働契約に伴い，労働者がその生命，身体等の安全を確保しつつ労働することができるよう必要な配慮をする義務をいい，判例上認められてきた信義則上の義務であるが，2008（平成20）年に施行された労働契約法により明文化された。

　安全配慮義務の内容としては，労働者の生命・身体に危険が生じないよう人的・物的環境を整備する義務のほか，労働者の健康に配慮する義務（健康配慮義務）も含まれると解されている。過労死や過労自殺の事案において，使用者の安全配慮義務違反による損害賠償責任を認める裁判例が増加している。

　労災保険給付の場合は，精神的損害（慰謝料）は給付の範囲に含まれず，財産的損害についても一部が補償されるのみで，給付額にも一定の制限があるのに対し，民法上の損害賠償額の算定における損害の範囲は相当因果関係により画される他に制限はなく，精神的損害（慰謝料）も含まれる。そのため，労災保険給付の請求とともに民事上の損害賠償請求がなされることが多い。この場合，使用者は労災保険給付が行われた限度で民事上の損害賠償を免れるなど，労災保険給付と民事上の損害賠償との間で一定の調整が図られている。

　なお，民事上の損害賠償責任は，労働基準法上の補償責任（労災保険による保険給付）とは異なり，事業主に過失（災害・疾病の予見可能性と結果回避可能性が存在することを前提として，当該結果を回避するための手続ないし最善の注意を尽くさなかったこと）がある場合に初めて認容されるのであり，また，労働者側にも過失があった場合には，事業主の責任が否定されたり，損害賠償額が減額されたりすることがある。

9. 母性保護・男女雇用機会均等法

　労働基準法は，産前6週間（多胎妊娠の場合は14週間）・産後8週間の休業の付与，妊婦の請求による軽易業務転換，妊産婦等の危険有害業務の就業制限，妊産婦の請求による時間外労働，休日労働，深夜業の制限，1歳未満の子を育てる女性の請求による1日2回各30分の育児時間の付与等，さまざまな母性保護のための規定を設けている。

　また，男女雇用機会均等法は，保健指導または健康診査を受けるための時間の確保，医師等からの指導事項を守ることができるようにするための措置，妊娠・出産等を理由とする不利益取り扱いの禁止，セクシャルハラスメント対策等について定めている。

詳細については，第3章第3節「女性労働者への健康支援」を参照されたい。

10. 障害者雇用促進法

障害者雇用促進法は，障害者の職業の安定を図ることを目的として，1960（昭和35）年に制定された法律である。

同法により，従業員が一定数以上の規模の事業主には一定の障害者雇用率（法定雇用率という。2013（平成25）年4月1日から5年間の民間企業の法定雇用率は2.0%）に相当する人数の障害者を雇用することが義務づけられている。現在，法定雇用率の算定基礎に含まれるのは身体障害者および知的障害者のみであるが，2018（平成30）年4月以降は精神障害者も含まれるようになり，法定雇用率の大幅な上昇が見込まれている。

法定雇用率を満たさない企業は一定の納付金を納めなければならず，この納付金は法定雇用率を超えて障害者を雇用する企業に支払う調整金や障害者を雇用するために必要な施設設備費等の助成金に充てられている（障害者雇用納付金制度）。

また，2016（平成28）年4月以降，雇用の分野における障害を理由とする差別的取り扱いの禁止や，障害者が職場で働くに当たっての支障を改善するための合理的配慮を提供すること（具体的にはスロープなどの物理的設備の環境整備，手話通訳者やジョブコーチなどの人的支援など）が事業主に義務づけられている。

11. 行政機構

労働安全衛生に関する行政は，**厚生労働省**（国）の直轄である。

労働基準監督署は監督行政の第一線機関であり，労働基準監督官が配置され，労働時間，賃金，労災防止，健康診断などについて監督・指導を行っている。

労働基準監督官は国家公務員であり，行政上の権限として，事業場の臨検・書類提出要求・尋問の権限をもつだけではなく，労働基準法違反の罪について，刑事訴訟法に規定される司法警察官の職務（逮捕，検察官送致等）を行うことができる。

12. 産業保健活動総合支援事業

2014（平成26）年4月から，産業保健を支援する3つの事業（地域産業保健事業，産業保健推進センター事業，メンタルヘルス対策支援事業）が，**産業保健活動総合支援事業**に一元化された。

産業保健活動総合支援事業は，労働衛生管理に関する相談を受け付け，事業場の産業保健活動を支援する事業である。

事業利用の窓口は，都道府県ごとに設置される**産業保健総合支援センター**と労働基準監督署単位で設置される**地域産業保健センター**（地域窓口。労働者数50人未満の事業場を対象とする）である。各センターのサービス内容は以下のとおりである。

① **産業保健総合支援センター（都道府県単位に設置）**

　事業者や産業保健スタッフなどを対象に，専門的な相談への対応や研修などを行う。

　　ⅰ）産業保健関係者からの専門的な相談への対応
　　ⅱ）産業保健スタッフへの研修
　　ⅲ）メンタルヘルス対策の普及促進のための個別訪問支援
　　ⅳ）管理監督者向けメンタルヘルス教育
　　ⅴ）事業者・労働者に対する啓発セミナー
　　ⅵ）産業保健に関する情報提供

② **地域窓口：地域産業保健センター（労働基準監督署単位に設置）**

　労働者数50人未満の事業場を対象に，相談などへの対応を行う。

　　ⅰ）相談対応
　　　・メンタルヘルスを含む労働者の健康管理についての相談
　　　・健康診断の結果についての医師からの意見聴取
　　　・長時間労働者に対する面接指導
　　ⅱ）個別訪問指導（医師などによる職場巡視など）
　　ⅲ）産業保健に関する情報提供
　　※労働者数50人以上の事業場についても，産業保健総合支援センターのサービス利用の相談などを受け付ける。

③ **労働者健康福祉機構（本部）**

　　ⅰ）産業保健に関する全体的な情報提供
　　ⅱ）メンタルヘルス相談機関などの情報の登録

【文献】
1) 三柴丈典（2011）：安衛法改正の展望　～メンタルヘルス対策検討会報告を受けて～．労働調査会

第2節　事業場の安全衛生管理のしくみ （巻末資料参照）

　労働者を労働災害や健康障害から守ることは事業者の責務であり，そのためのしくみを事業場内につくることが法律で要求されている（労働安全衛生法第10条～第19条の3）。また，同法を実施するために労働安全衛生規則で各専門職の選任人数や職務の詳細も規定されている。このしくみのことを**安全衛生管理体制**という。

　安全と健康は，事業者の積極的関与が必須であり，トップは基本方針を表明し自らが総括安全衛生管理者になる。衛生管理者，産業医，看護職などの産業保健スタッフが総括安全衛生管理者（トップ）を支え，トップが表明した意思を実行する常設の社内組織が安全委員会や衛生委員会である。

また，事業場以外の種々の社会資源の活用，保健所や市町村保健センターなど地域との連携も，従業員の健康課題解決に向けて重要である。

1. 安全衛生管理体制の構成人員

（1）総括安全衛生管理者

総括安全衛生管理者とは，当該事業場において，その事業の実施を実質的に統括管理する権限および責任を有する者であり，工場長，所長，支店長，店長などその事業場の経営上の管理者が務めることとなっている（労働安全衛生法第10条）。

その職務は以下の業務を統括管理することである。

- 労働者の危険又は健康障害を防止するための措置に関すること。
- 労働者の安全又は衛生のための教育の実施に関すること。
- 健康診断の実施その他健康の保持増進のための措置に関すること。
- 労働災害の原因の調査及び再発防止対策に関すること。
- 上記に掲げるもののほか，労働災害を防止するため必要な業務で，厚生労働省令で定めるもの。

総括安全衛生管理者を選任すべき事業場の業種および労働者数は，表4.1のように定められている。

表4.1 総括安全衛生管理者の選任基準

業種	事業場の規模 （常時使用する労働者数）
林業，鉱業，建設業，運送業，清掃業	100人以上
製造業（物の加工業を含む），電気業，ガス業，熱供給業，水道業，通信業，各種商品卸売業，家具・建具・じゅう器等卸売業，各種商品小売業，家具・建具・じゅう器小売業，燃料小売業，旅館業，ゴルフ場業，自動車整備業，機械修理業	300人以上
その他の業種	1000人以上

注1：常時使用する労働者数には，日雇労働者，パートタイマー，派遣労働者等を含めて常態として使用する労働者が含まれる。
注2：本社機能のみを有する事業場はその他の業種に含まれる。

（2）衛生管理者

衛生管理者とは，規模及び業種の区別に応じ選任され，衛生に係る技術的事項を管理する業務を行う者である（労働安全衛生法第12条）。

その主な職務は以下のとおりである。

- 健康に異常のある者の発見及び処置

- 作業環境の衛生上の調査
- 作業条件，施設等の衛生上の改善
- 労働衛生保護具，救急用具等の点検及び整備
- 衛生教育，健康相談その他労働者の健康保持に必要な事項

　衛生管理者には資格要件があり，衛生管理者免許試験に合格した者のほか，医師，歯科医師，労働衛生コンサルタント，厚生労働大臣の定める者がある。また保健師助産師看護師法により，保健師免許を受けた者は衛生管理者の免許を受けることができる。

　なお，労働安全衛生法施行令により，常時50人以上の労働者を使用するすべての事業場は衛生管理者を選任すべきとされている。また，労働安全衛生規則により労働者の人数に応じて選任すべき衛生管理者の人数も定められている（表4.2）。

表4.2　事業場規模による選任の衛生管理者数

事業場の規模（常時使用する労働者数）	衛生管理者の数
50～200人	1人以上
201～500人	2人以上
501～1000人	3人以上
1001～2000人	4人以上
2001～3000人	5人以上
3001人以上	6人以上

（3）専任の衛生管理者

　次の場合は，少なくとも1人は，専任の衛生管理者とする必要がある。
- 常時1000人を超える労働者を使用する事業場
- 常時500人を超える労働者を使用する事業場で，坑内労働または多量の高熱物体を取り扱う業務及び著しく暑熱な場所における業務等，有害な業務に常時30人以上の労働者を従事させる事業場

（4）衛生工学衛生管理者

　次の場合は，衛生管理者のうち1人を衛生工学衛生管理者免許を受けた者のうちから選任する必要がある。
- 常時500人を超える労働者を使用する事業業で，有害ガス，蒸気，粉じんを発散する場所における業務等，有害な業務に常時30人以上の労働者を従事させる事業場

　衛生工学衛生管理者は，衛生に係る技術的事項で衛生工学に関するものを管理することとされている。つまり，衛生工学的な知識と技術で労働環境の改善を行

う役割をもつ。

(5) 安全管理者

安全管理者とは，規模及び業種の区別に応じ選任され，安全に係る技術的事項を管理する業務を行う者である（労働安全衛生法第11条）。

その主な職務は以下のとおりである。

- 建設物，設備，作業場所または作業方法に危険がある場合における応急措置または適当な防止の措置
- 安全装置，保護具その他危険防止のための設備・器具の定期的点検及び整備
- 作業の安全についての教育及び訓練
- 発生した災害原因の調査及び対策の検討
- 消防及び避難の訓練
- 作業主任者その他安全に関する補助者の監督
- 安全に関する資料の作成，収集及び重要事項の記録

安全管理者にも資格要件があり，労働安全コンサルタントのほか，厚生労働大臣が定める研修を修了した者等となっている。

安全管理者を選任しなければならない事業場は表4.3のとおりである。

表4.3 安全管理者の選任基準

業種	事業場の規模（常時使用する労働者数）
林業，鉱業，建設業，運送業，清掃業，製造業（物の加工業を含む），電気業，ガス業，熱供給業，水道業，通信業，各種商品卸売業，家具・建具・じゅう器等卸売業，各種商品小売業，家具・建具・じゅう器小売業，燃料小売業，旅館業，ゴルフ場業，自動車整備業，機械修理業	50人以上

(6) 専任の安全管理者

次の場合は，少なくとも1人は，専任の安全管理者とする必要がある。

- 常時300人を超える労働者を使用する建設業，有機化学工業製品製造業，石油製品製造業事業場
- 常時500人を超える労働者を使用する無機化学工業製品製造業，化学肥料製造業，道路貨物運送業，港湾運送業事業場
- 常時1000人を超える労働者を使用する紙・パルプ製造業，鉄鋼業，造船業事業場
- 常時2000人を超える労働者を使用する，上記以外の選任業種（過去3年間の労働災害による休業1日以上の死傷者数の合計が100人を超える事業場に限る）

(7) 安全衛生推進者および衛生推進者

常時10人以上50人未満の事業場で，安全管理者の選任が義務づけられている業種は安全衛生推進者を，それ以外の業種では衛生推進者を選任しなくてはならない（労働安全衛生法第12条の2）。

(8) 産業医

産業医とは，医学の知識に基づいて，労働者の健康管理および事業者への勧告を行う医師である（労働安全衛生法第13条）。

産業医の職務は以下のとおりである。

① 産業医は，主に次の事項を行う
- 健康診断の実施及びその結果に基づく労働者の健康を保持するための措置に関すること
- 作業環境の維持管理，作業の管理に関すること
- 心理的な負担の程度を把握するための検査，面接指導の実施，結果に基づく労働者の健康を保持するための措置に関すること
- 労働者の健康管理に関すること
- 健康教育，健康相談その他労働者の健康の保持増進を図るための措置に関すること
- 労働者の健康障害の原因の調査及び再発防止のための措置に関すること

② 勧告等

労働者の健康を確保するため必要があると認めるときは，事業者に対し，労働者の健康管理等について必要な勧告をすることができる。

また，労働者の健康障害の防止に関して，総括安全衛生管理者に対する勧告または衛生管理者に対する指導，助言をすることができる。

③ 定期巡視

少なくとも毎月1回作業場を巡視し，作業方法または衛生状態に有害のおそれがあるときは，直ちに，労働者の健康障害を防止するため必要な措置を講じなければならない。

産業医の資格要件は，「医師であって，次のいずれかの要件を備えた者」とされている。
- 厚生労働大臣の定める研修（日本医師会の産業医学基礎研修，産業医科大学の産業医学基本講座）の修了者
- 産業医の養成課程を設置している産業医科大学その他の大学で厚生労働大臣が指定するものにおいて当該過程を修めて卒業し，その大学が行う実習を履習した者
- 労働衛生コンサルタント試験に合格し，その試験区分が保健衛生である者
- 大学において労働衛生に関する科目を担当する教授，准教授または常勤講師

の経験のある者

　産業医も衛生管理者と同様に，常時 50 人以上の労働者を使用するすべての事業場で選任することが規定されている。

(9) 専任の産業医

　業務および事業場の規模（常時使用する労働者数）により，専任でなくてはならない産業医の数が規程されている（表 4.4）。

表 4.4　職種および事業場規模による専任の産業医数

業務	事業場の規模（常時使用する労働者数）	専任の産業医数
すべて	1000 人以上	1 人以上
多量の高熱物体取り扱い及び暑熱な場所，多量の低温物体取り扱い及び寒冷な場所，有害放射線業務，土石，獣毛等のじんあいの飛散，異常気圧下，振動業務，重量物取扱い，騒音の場所，坑内業務，深夜業，有害物，有害物のガス，蒸気または粉じんの飛散，病原体の汚染が著しい業務	500 人以上（常時従事させる労働者数）	1 人以上
すべて	3001 人以上	2 人以上

(10) 選任と報告

　以上に述べてきた安全衛生管理体制の人材はすべて，選任すべき事由が発生した日から 14 日以内に選任し，遅滞なく当該事業場の所在地を管轄する労働基準監督署長に報告しなければならないと定められている。

(11) 看護職

　看護職の選任義務および人数などの選任基準は法律に明文化されていない。看護職の中でも保健師は，衛生管理者の資格要件を満たすため，事業場内で衛生管理者として職務を遂行している場合もある。しかし衛生管理者よりもはるかに古い明治時代からの歴史と，専門性に基づくケアを展開してきたのが看護職である。法規定はなくとも産業現場から，いつの時代にも求められ続けてきたのが現実である。

　衛生管理者としてではなく「看護職」としては，労働安全衛生法において次のように位置づけられている。

　① 事業者は健康診断の結果，特に健康の保持に努める必要があると認める労働者に対し，医師又は保健師による保健指導を行うように努めなければならない（労働安全衛生法第 66 条の 7）。

②事業者は労働者に対し，医師，保健師その他の厚生労働省令で定める者による心理的な負担の程度を把握するための検査を行わなければならない（労働安全衛生法第 66 条の 10）。

　③産業医を選任すべき事業場以外の事業場の労働者の健康管理等は，労働者の健康管理等を行うのに必要な知識を有する保健師とする（労働安全衛生規則第 15 条の 2）。

　このように条文には，保健指導や心理検査ならびに小規模事業場労働者の健康管理等の職務しか謳われていないが，個々の事業場の状況や必要に応じて古くから雇用され，保健指導，健康相談，健康教育，健康診断の事後措置，救急措置，家族を含めたケア，快適職場づくり，自主活動のファシリテイトなど幅広い活動を蓄積してきた。今後は「健康経営」を通した，労働者個々の QOL と事業場全体の生産性向上の両立などに，看護職の専門的アプローチが期待されている。

2. 安全衛生体制の組織

　事業場の安全衛生に対する取り組みを組織的に行うため，労働安全衛生法では次の組織について定めている。

(1) 衛生委員会

　衛生委員会は，労働者の健康障害防止のための対策，健康の保持増進を図るための対策，労働災害の原因および再発防止対策について調査審議するための組織である（労働安全衛生法第 18 条）。

　常時 50 人以上の労働者を使用する事業場は，業種にかかわらず常設しなくてはならない社内組織である。会議の開催頻度は月に 1 回以上と定められている。

　委員は，事業者が指名した総括安全衛生管理者または事業場でその事業の実施を統括管理する者，衛生管理者，産業医，労働者で衛生に関し経験のある者となっている。作業環境測定士を委員とすることもできる。

　総括安全衛生管理者以外の委員の半数は，労働組合または労働者の代表者の推薦に基づき指名することも定められており，経営者側あるいは労働者側に偏った調査や審議とならないしくみとなっている。

(2) 安全委員会

　安全委員会は，労働者の危険を防止するための対策，労働災害の原因および再発防止対策について調査審議するための組織である（労働安全衛生法第 17 条）。

　委員会の設置は，業種および労働者数に応じて労働安全法施行令に定められている。常時 50 人以上の労働者を使用する林業，鉱業，建設業，製造業のうち木材・木製品製造業，化学工業，鉄鋼業，金属製品製造業および輸送用機械器具製造業，運送業のうち道路貨物運送業および港湾運送業，自動車整備業，機械修理業ならびに清掃業と，常時 100 人以上の労働者を使用する運送業（前述以外），製

造業（物の加工業を含む。前述以外），電気業，ガス業，熱供給業，水道業，通信業，各種商品卸売業，家具・建具・じゅう器等卸売業，各種商品小売業，家具・建具・じゅう器小売業，燃料小売業，旅館業，ゴルフ場業である。開催頻度は月に1回以上である。

委員は，事業者が指名した総括安全衛生管理者または事業場でその事業の実施を統括管理する者，安全管理者，労働者で安全に関し経験のある者である。

総括安全衛生管理者以外の委員の半数は，労働組合または労働者の代表者の推薦に基づき指名することも定められている。

（3）安全衛生委員会

安全委員会および衛生委員会の設置が義務づけられている事業場は，両方を合わせて安全衛生委員会を設置することができるとされている（労働安全衛生法第19条）。衛生委員会，安全委員会両方の内容を調査審議する。

委員は，事業者が指名した事業者が指名した総括安全衛生管理者または事業場でその事業の実施を統括管理する者，安全管理者，衛生管理者，産業医，労働者で安全に関し経験のある者および衛生に関し経験のある者である。作業環境測定士を委員とすることもできる。

総括安全衛生管理者以外の委員の半数は，労働組合または労働者の代表者の推薦に基づき指名することも定められている。

なお，図4.2はある製造業の安全衛生体制の例である。安全および環境管理の部署と衛生管理の部署が事業場内にあり，安全衛生委員としての職務だけでなく，本来の業務として安全・環境管理，衛生管理に取り組んでいる。

（4）衛生委員会および安全衛生委員会における看護職の役割

看護職は選任義務が法律に明文化されていないため，おのずと，委員としての位置づけも条文にはない。しかし現実には衛生委員会および安全衛生委員会の委

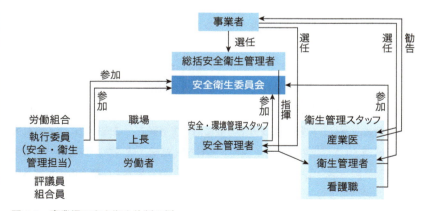

図4.2　事業場の安全衛生体制の例

員に指名されていることが少なくない。その多くは保健師が有する衛生管理者の資格によるといえる。しかし看護職は，衛生管理者の立場よりも当然看護の視点から安全衛生にかかわっている。

　労働者にとって看護職は最も身近な相談相手であることも多いため，看護職がもち合わせる労働者の正確な情報は，委員会審議の方向性に重要な示唆を与える。また委員会での意見交換は，産業看護活動を行う上でも重要な情報交換の貴重な機会である。

　事業場の目指す方向とトップの方針について，常に各委員が共通の理解を深め，同じ方向へ向かう合意の基に活動を展開することは，事業場の一員として基本的な態度である。そのためにも看護職が委員としての役割を果たす意義は大きい。

3. 安全衛生に関する社会資源

　ここまで事業場内における安全衛生管理体制と人材について述べてきたが，事業場外の社会資源を有効に活用することにより，さらに充実した労働安全衛生管理が可能となる。いくつかの社会資源を紹介する。

（1）事業場外労働衛生機関

　労働衛生機関とは，ILO第161号条約[1]において以下のように定義されている。

　　『本来予防的な機能をもつもので，職場での安全かつ健康的な作業環境の確立と維持および労働者の健康を考慮して，その能力に作業を適合させることについて，使用者，労働者および労働者代表に助言責任をもつ機関のことである』

　中小規模事業場では，事業場内に産業保健スタッフを雇用することが難しく，産業保健サービスを事業場外労働衛生機関に委託することが多い。また，大規模事業場においても，健康診断やストレスチェックの実施など安全衛生業務の一部を事業場外労働衛生機関に委託することが多い。

　具体的に委託する業務の例は，派遣産業医による産業医業務全般（保健指導，健康相談，長時間労働者への面接指導，安全衛生委員会への出席，職場巡視），健康診断の実施や事後措置，ストレスチェックの実施と面接指導，作業環境測定や職場有害要因対策，カウンセリング，メンタルヘルス教育の実施，職場復帰支援，健康づくりプログラムの実施等，一次予防から三次予防まで，多岐にわたる。

　産業保健活動の5分野の中でも作業環境管理，作業管理，健康管理，労働衛生教育の4つについては広く事業場外労働衛生機関が活用されている。しかしそれらを意義のある活動に結びつける総括管理は，各事業場を最もよく知る事業場内の人員が行うべきであると考える。健康づくりなどのプログラムを作成する際には，事業場内の産業保健スタッフが中心となり，事業場外労働衛生機関からは助言を得るなどの工夫をすることが望ましい。また例えば健康診断の場合，実施を委託しつつも，診察や問診は事業場内の産業保健スタッフが行い，すべての労働

者と接する機会をもつことは重要である。

　看護職は，事業場が何を求めているかを明確にし，事業場外労働衛生機関との詳細な打ち合わせや円滑なサポートを行い，事業場と事業場外労働衛生機関を有機的にコーディネートする役割として重要である。

(2) 産業保健総合支援センター

　産業保健総合支援センターは，独立行政法人労働者健康安全機構が各都道府県単位に開設している。産業医，衛生管理者，看護職，臨床心理士などが，事業場の産業医，衛生管理者，看護職，人事労務担当者など産業保健に携わる幅広いスタッフを対象とし，以下の業務を行っている。

- ・研修・セミナー
- ・講師派遣
- ・産業保健スタッフなどからの相談対応
  それぞれの専門スタッフが，個別相談に応じている。
- ・情報の提供
  ホームページや情報誌による
- ・調査研究
  産業保健総合支援センターのスタッフが実施し，成果を活用している。
- ・小規模事業場の担当者や労働者からの相談対応〔地域産業保健センター（地域窓口）〕
  小規模事業場の労働者の健康管理に関する相談や，長時間労働者への面接指導，医師や衛生管理者による個別訪問での職場巡視等を行っている。

　看護職は，自身の能力向上のために積極的にこのような機会を得て学習し，日々の職務に関する疑問について専門スタッフから助言をもらうなど，活用可能である。

(3) 地域障害者職業センター

　地域障害者職業センターとは，独立行政法人高齢・障害者・求職者雇用支援機構が運営し，障害者に対する専門的な職業リハビリテーションサービス等を行う施設である。うつ病等の精神疾患で休職中の労働者が円滑に復職するために，休職中の労働者や事業主等に対して支援を行っている。

　うつ病などの精神疾患により休職中の労働者の病状が回復し主治医が地域障害者職業センターの利用を許可し，本人にその意思がある場合に利用が可能である。労働者本人のほかに，事業主，人事労制担当者，職場の上司などがその労働者の担当カウンセラーと連携して復職を目指していく。

① 対象者への支援内容

- ・生活リズムの立て直し，生活リズムの確立
  復職に向けて生活リズムを整え，体力の向上を図ることを目指している。

- 作業能力向上
   キャリア講習や，事務作業，軽作業を提供している。これらを通して自らの仕事の意義を考え，実務能力の向上を図ることが目的である。
- 再休職の予防
   認知行動療法*，ストレスマネジメント*の習得，コミュニケーションスキル*向上などにより，復職後の再発や再休職の予防を目指す。

② 事業主等への支援
- 職場復帰に向けた環境づくり
   職務内容や労働条件に関する相談に応じ助言する。また，受け入れる職場の上司や同僚の理解を促すための助言や，必要に応じて教育を行う。
- 労働者への対応方法の指導
   職場復帰する労働者の状況把握や対応の方法を指導する。

　事業場の看護職は，担当カウンセラーとの連携窓口となることが多い。看護職は，労働者のこれまでの職務状況等について本人の了承を得て担当カウンセラーに情報提供し，地域障害者職業センター利用中の状況については担当カウンセラーから報告をもらい，スムーズな職場復帰へ結びつけることが重要である。同時に，受け入れる職場の環境づくりや，同僚らの不安やとまどいに対する支援を行うことも必要である。

(4) 従業員支援プログラム（Employee Assistance Program：EAP）

　EAPとは，「健康その他の問題など生産性にかかわる個人的・組織的な問題を支援するプログラム」と定義されている。実際にはメンタルヘルス対策の一環として活用する事業場が多く，ストレスチェックやカウンセリング，管理監督者・従業員への教育，職場改善プログラムなどを委託することができる。
　看護職は，事業場の状況や導入の目的に合わせてEAPサービスを選択し導入を検討する。また導入にあたっては，具体的方法や計画をEAPスタッフとともに構築していくことも重要である。

4. 地域・職域連携推進事業

　当然のことながら，「労働者はそれぞれの地域に住む住民でもある」ということを忘れてはならない。つまり職場だけでの健康支援では限界がある。生活の場から人々の健康を支援する拠点は保健所や市町村保健センターなどの地域保健である。職域保健と地域保健が連携することにより，よい解決策が生み出されることが期待できる。
　厚生労働省は，生活習慣病予防を目的とした取り組みとして，地域保健と職域保健が連携し健康情報と保健事業を共有するため地域保健と職域保健の連携の在り方についての検討，地域・職域連携共同モデル事業を経て2005（平成17）年に「地域・職域連携推進事業ガイドライン*」を作成（平成19年，令和元年改訂[2]）した。

[認知行動療法]
認知（物事のとらえ方）に働きかけバランスのとれたとらえ方に変化させ気持ちを軽くし，問題を解決する方法を練習していく治療法。

[ストレスマネジメント]
自分のストレス反応に気づき対処すること。ストレス反応に対する気づきをよくし，解消するために行動を起こし，ストレスとうまく付き合っていくこと。

[コミュニケーションスキル]
相手に伝える，相手の話を上手に聴く，他者とよい関係を築くなど，人間関係の技術のこと。

[地域・職域連携推進事業ガイドライン]
目的：地域と職域が，情報，保健指導技術，人材などを共有することによって生涯を通じた健康づくりを支援する保健事業を構築すること。
協議会は都道府県単位で設置されるものと二次医療圏単位で設置されるものの2種類があり，相互に連携をとる。

> ### 事例
>
> #### 地域保健と職域保健の連携の例
>
> ①「健康日本21」市町村計画における連携
>
> 　事業場と市が,「健康日本21」市町村計画*を立てるワーキンググループメンバーとして連携した例である。当該市には事業業の他に社宅や社員寮ならびに従業員の持ち家も多い。
>
> 　「健康日本21」市町村計画の取り組み内容が決定し,市保健センター内の計画推進会議での審議を経て,住民や事業場従業員の参加によるワーキンググループが立ち上げられた。事業場の保健師はこのメンバーとして,働く世代の禁煙指導や分煙対策について意見を述べてきた。
>
> 　また,事業場の管理栄養士もワーキンググループメンバーとして,青年期から成人期の適正な食事摂取や,若い女性のやせの問題などにおいて意見を述べた。
>
> ② 地域と職域の保健師合同勉強会
>
> 　ある保健所管内では,管内に勤務する保健師の連絡協議会を立ち上げ,保健所保健師,市保健師,事業場保健師,訪問看護保健師が集合した。定期的に学習会を開催し,各分野の活動報告にて情報を共有し,自己の分野以外の知識を深めた。中でも地域診断*についての学習会では,事業場保健師が市保健師と協働して実際に地域診断を行ったことにより,多くの従業員が居住する地域の地理的特徴や経済状況,市政,教育,交通,町内会などについて詳細な知識を得ることができ,従業員への理解を深める機会となった。また,福祉施設の見学は,従業員の家族の相談に生かしていくことができる貴重な学習となった。
>
> 　実際の事業場では保健師が1人しか雇用されていないところも多く,業務多忙からこのような学習会への参加も困難な場合が多い。今後は看護大学なども含めて,より広い産官学の連携も含めた「地域・職域連携」連携が必要と考える。
>
> ③ 従業員と家族の療養に関する保健所保健師との連携
>
> 　うつ病と診断され休職が決まった従業員から,「自分の家族も長くうつ病で療養中だが,通院を中断しており,症状の悪化がみられ困っている」と相談があった。従業員はその家族の病状についての悩みが大きく,従業員と家族の双方にとって大きな問題となっていた。従業員は,療養のため実家に帰りたいがその家族のことを誰に相談したらよいかと事業場保健師に相談した。事業場保健師は保健所への相談を勧めたが,今まで保健所と関わったことがなく,また自身の病状もあり,上手に保健所保健師に説明することができな

[「健康日本21」市町村計画]
国や都道府県は健康日本21計画や県計画を策定しているが,市町村が地方計画を策定しそれに基づいた活動に取り組むことが肝要である。健康日本21の市町村計画(地方計画)は,法定計画ではないので義務ではないが,日常の公衆衛生活動の根底を規定するものとしても重要である。

[地域診断]
対象地域の保健衛生統計やきめ細かい観察を通して,地域の健康課題を明らかにし解決目標を設定すること。保健施策を,Plan-Do-Check-Action(PDCAサイクル)で進めていく過程の一部として位置づけられる。

いとのことだった。そのため，従業員の依頼のもと，事業場保健師から保健所保健師に連絡をとった。保健師どうしで状況理解が迅速かつ的確に進み，その後従業員と家族が保健所からの支援を得て安心して療養することができた。

地域・職域連携推進事業ガイドライン（令和元年9月）では，協議会を都道府県単位および2次医療圏*単位で設置し，各地方公共団体の健康増進計画の推進に寄与することを目的とすることや，協議会の効果的な運営，地域・職域連携の企画・実施，具体的な取り組みに向けた工夫について述べられている（巻末資料 p.223 も参照）。

このガイドラインに基づき，連携協議会が設置された。都道府県協議会では地域および職域保健の広域的観点での連携により体制整備が図られ，2次医療圏協議会では，より地域の特性を活かす観点から，地域特性に応じた体制が構築されてきた。現状は，会議の実施に留まっている協議会がある一方，学識経験者，職能団体，商工会議所，教育委員会等多くの機関が関わって喫煙対策を行っている協議会や，糖尿病・肥満の割合が高い地域を明確化し健康教育を行っている協議会，高血圧が健康課題であることを明らかにし，減塩や歩行量増加に向けた対策を行っている協議会などがある[2]。今後は多くの協議会で，具体的な実施にまでつなげていくことが課題である。

【2次医療圏】
医療圏とは，医療法にもとづいて医療提供体制の整備を図るために設定する単位のこと。地理的なつながりや交通事情などを考慮して，一定のエリアごとに定める。2次医療圏とは一般的な保健医療を提供する医療圏であり，複数の市町村をまとめた単位である（一般的に1次医療圏は市町村，3次医療圏は都道府県全域を指す）。

【文献】
1) 国際労働機関　1985年の職業衛生機関条約（第161号）：
http://www.ilo.org/tokyo/standards/list-of-conventions/WCMS_239018/lang--ja/index.htm
2) 厚生労働省　地域・職域連携推進事業ガイドライン
https://www.mhlw.go.jp/content/10901000/000549871.pdf

第3節 ● 労働安全衛生に関する倫理

1. 倫理を学ぶ意義について

私たちが社会の中で何らかの行為をするときに，「これは善いことか，正しいことか」と判断する際の規範＝ルールを，「倫理」という。
「法」の違反には国家権力の介入があり得るのに対して，「倫理」の違反には，社会や相手方からの非難・批判，自己に対する信用・評価の低下，自己の内心における自責（良心の呵責）などのサンクションがあるにとどまる。このように概念的には一応区別される「法」と「倫理」であるが，「法」も「倫理」の一部といわれるように，そもそも，その境界は相対的であり，流動的である。

とりわけ，今日の社会における「法」は，国民や企業の自由な活動をできる限り阻害せず，さらに活性化させるため，立法（国会）や行政は，事前の規制や監督をなるべく控え，推奨される行為準則や制度の理念・枠組みを示すにとどめ，当事者の自発的な行動や関係者間の協議を促すことに重点を置くようになってきている*。ところが，ひとたび問題が発生し，被害が生じれば，司法（裁判所）は，当事者の具体的な行動などを精査し，上記の行為準則等も参照したうえで，果敢に法的な判断を下し，責任の公平な分担や，被害者の救済を積極的に図るようにもなってきている*。産業保健に関する「法」も，その例外ではない。

　一方，今日のように価値観が多様化し，関係者の利害が複雑に絡み合う社会では，複数の倫理的な規範＝ルール相互の鋭い対立が頻繁に発生するようになったため，たとえ「法」に違反するつもりはなくても，「倫理」に反する行動は，予期しない形で法的な責任を追及されることがあり得るほか，ネットやSNS上で"炎上"したり，マスコミ報道されたりするだけでも，厳しい社会的制裁を受けることがある。このように，「倫理」もまた，純粋な理念や個人の内心の問題にとどまることが許されず，関係者の利害を適切に調整し，「倫理」の"葛藤"を建設的に克服することが求められるようになった。

　したがって，本来，産業保健専門職にとっての「倫理」は，医の倫理，看護の倫理等を含め，広範にわたるものであるが，以下では，「法」と「倫理」の相互乗り入れが顕著であり，産業保健専門職の実務において頻繁に遭遇する課題である，産業保健をめぐる健康情報の取り扱いを中心に解説する。

> * このような「法」の基本的姿勢は，従来からの「ハード・ロー」に対して，「ソフト・ロー」とよばれることがある。
>
> * このように，事前の規制を最小限とし，事後的な司法判断による法的解決を重視する社会を「法化社会」とよぶことがある。

2. 日本産業衛生学会の倫理指針

　産業保健専門職がまず参照すべき「倫理」として，「日本産業衛生学会の倫理指針」（平成12年4月25日）を外すことはできない。同倫理指針は，産業保健活動の目的，産業保健専門職の専門性と立場，産業保健活動の実践，情報の管理等，産業保健専門職が拠り所とすべき「倫理」を網羅的に示し，解説している。

　とりわけ，第1節の1で詳述したように，労使対立をはらむ職域において，使用者との契約に基づきつつ，専門的な立場から，労使双方を支援することが求められる産業保健専門職にとって，同倫理指針が示している以下の「産業保健専門職の立場」を十分に自覚することが肝要である。

> **3　産業保健専門職の立場**
>   産業保健専門職はその役割の遂行にあたって，以下の立場で臨む。
> （1）専門職であることと所属組織の一員であることを両立させる心構えを持つ。
> （2）科学的判断に基づき専門職として独立的な立場で誠実に業務を進める。
> （3）事業者・労働者が主体的に産業保健活動を行うよう支援する。

(4) 労働者の健康情報を管理し，プライバシーを保護する。
(5) 労働者個人を対象とすると同時に，集団の健康および組織体の健全な運営の推進を考慮し，総合的な健康を追求する。
(6) 職業上のリスクおよびその予防法についての新知見は，事業者・労働者に通知するとともに関連学会等に報告する。
(7) 関連分野の専門家に助言を求める姿勢を持つ。
(8) 環境保健および地域保健に対する役割を自覚する。

3. 産業保健専門職の守秘義務

　保健師および看護師には，保健師助産師看護師法により守秘義務が課されており，正当な理由がなく，その業務上知り得た人の秘密を漏らしてはならない。また，労働安全衛生法上の健康診断，面接指導，ストレスチェックまたはストレスチェック後の面接指導の実施の事務に従事した者（産業保健専門職には限られない）には，実施によって知った労働者の秘密を漏らしてはならないという守秘義務が同法により課されている。

　もっとも，これらの守秘義務は絶対のものではなく，法令に基づく場合や本人の同意がある場合，生命，身体または財産の保護のために必要がある場合は「正当な理由」があり，開示しても違法性がないと解されている。

　例えば，労働安全衛生法に基づき実施が事業者に義務づけられている健康診断の結果については，事業者には，労働者に通知する義務およびその記録を保存する義務等が課されているため，法令に基づく場合として，本人の同意を得なくても事業者に開示することができるとされている。

　これに対し，ストレスチェックの結果については，第1節の4で述べたとおり，本人の同意なく事業者に開示することはできない。厚生労働省の「心理的な負担の程度を把握するための検査および面接指導の実施並びに面接指導結果に基づき事業者が講ずべき措置に関する指針」*によると，本人の同意はストレスチェックの実施前または実施時に取得してはならず，結果通知後に個別に取得しなければならないとされている。

＊ 平成27年11月30日心理的な負担の程度を把握するための検査等指針公示第2号

4. 個人情報保護法・プライバシー権

　個人情報の保護に関する法律（以下「個人情報保護法」という）は，情報化の急速な進展により個人の権利利益の侵害の危険性が高まったことや国際的な法制定の動向等を受けて，2005（平成17）年に全面的に施行された法律である。

　個人情報保護法における利用目的の特定，目的外利用の禁止，第三者提供の制限等の各種の義務が課されている「個人情報取扱事業者」とは，個人情報データベース等*を事業活動に利用している者をいい，現在は事業活動に利用している

［個人情報データベース］
特定の個人情報をコンピューターまたは紙媒体で検索できるように体系的に構成したもの。

個人情報が5000人分以下の事業者は,「個人情報取扱事業者」から除外されている。しかし,2015(平成27)年9月に公布された改正個人情報保護法の下では(施行は公布の日から2年以内とされている),インターネットの急速な普及等により,取り扱う個人情報に係る個人の数が少なくても個人の権利利益を侵害するリスクが高まっていることから,5000人分以下の個人情報を取り扱う事業者も「個人情報取扱事業者」に該当し,個人情報保護法の義務の対象となる。

個人情報保護法で保護される「個人情報」とは,「生存する個人に関する情報であって,当該情報に含まれる氏名,生年月日その他の記述等により特定の個人を識別できるもの」をいい,労働者の健康情報はこれに該当し,個人情報の中でも特にセンシティブな情報として,労働者の**プライバシー権**を保護する観点から,厳格に保護されるべきものと解されている。さらに,改正個人情報保護法の下では,「本人の人種,信条,社会的身分,病歴,犯罪の経歴,犯罪により害を被った事実その他本人に対する不当な差別,偏見その他の不利益が生じないようにその取り扱いに特に配慮を要するものとして政令で定める記述等が含まれる個人情報」を「要配慮個人情報」として特に保護し,一定の例外を除き,あらかじめ本人の同意を得なければ取得できないなどの特則が設けられた。健康診断その他の検査の結果を内容とする記述は上記の「政令で定める記述等」に含まれ,「要配慮個人情報」に該当することになる。

もっとも,個人情報の開示がただちにプライバシー権の侵害として,開示者が不法行為責任を負うことになるものではなく,当該開示行為に正当な理由がある場合には,違法性がなく,不法行為責任を負わないと解されている。第1節の8で述べたとおり,事業者は労働者の健康に配慮すべき義務(安全配慮義務・健康配慮義務)を負うことから,当該義務を履行する上で必要な範囲で当該労働者の上司等に開示する場合は,正当な理由があるとして,違法にはならないと解される。

厚生労働省の「雇用管理に関する個人情報のうち健康情報を取り扱うに当たっての留意事項について」(平成27年11月30日通達)では,事業者は,産業保健業務従事者から産業保健業務従事者以外の者に健康情報を提供させる時は,当該情報が労働者の健康確保に必要な範囲内で利用されるよう,必要に応じて,産業保健業務従事者に健康情報を適切に加工させる等の措置を講ずることとされている。したがって,労働者の健康情報を上司等に開示する際には,労働者の健康確保のために必要のないかぎり生データや疾患名を開示せず,適切に加工した情報を提供するよう留意すべきである。

5. 健康情報の有効な活用

このように,産業保健専門職は,法による守秘義務を負ううえ,労働者の健康情報について個人情報保護法を遵守し,労働者のプライバシー権を侵害しないよう留意することが求められるのであるが,同時に,職場における労働者の安全と

健康を確保する責任を負う事業者に代わって，労働者の健康情報を有効に活用することも求められている。

このような健康情報の取り扱いをめぐる二律背反の状況は，労働者の健康をめぐる労働者の自己保健義務と使用者の安全（健康）配慮義務の緊張関係にも対応している。すなわち，職域において健康情報を有効に活用することには，労働者本人に対する働きかけ（保健指導や受診勧奨等）のために健康情報を利用することにとどまらず，事業主が労働者に対する就業上の措置（就業禁止，担当業務の変更等）を適切にとることができるよう，事業主に対する働きかけのために健康情報を利用することも含まれる。

ただし，健康情報には，専門的な知識がなければその意味を正しく理解することが難しいものがある。健康情報に対する正しい理解を欠くために，重大な健康リスクが見過ごされ，危険な就業を継続させてしまうことも，あるいは過剰な反応を招いて，不必要な就業制限によって労働者が不利益を被ることも避けなければならない。

したがって，産業保健専門職は，健康情報を取り扱う際，必要に応じて産業医その他の医師と連携し，その医学的判断を求めることが重要であるとともに，日頃の学習・研鑽により自らの専門性の維持・向上に努めることを怠ってはならない。その上で，労働者と事業者の双方が健康と傷病に関する正しい知識をもつことができるよう，日頃から情報提供や啓発活動を推進するとともに，特定の労働者に対応する際には，本人の理解度に応じてわかりやすく健康情報を説明するべきである。一方，特定の労働者の健康情報を事業者側に伝える場合には，受け手側の立場や理解度も見極めつつ，事業者が就業上の措置の要否・内容について判断し，当該労働者の就業を適切に管理するために必要な範囲にとどめるよう留意するべきである。

このように，労働者本人のプライバシーと自己決定を尊重し，健康情報に関する労使双方の正しい理解を促進することによって，労使間の信頼関係を醸成し，職場環境を"風通しの良い"ものにすることに貢献し，その結果として，健康情報の適正かつスムーズな取り扱いがさらに推進されるという好循環を生むことが期待できる。

行政は，健康情報の取り扱いに関係する数多くのガイドライン等を公表してきたが，これらがほぼ一様に示してきたのが，以下の4原則である。

① 情報の取り扱いに際しての本人の同意
② 産業医等，衛生管理者等による情報の集中的管理
③ 産業医等，衛生管理者等から使用者への情報提供に際しての情報の加工
④ 衛生委員会等での取り扱いルールの策定

これら4原則の中で最も重要であるのは，いうまでもなく①の本人の同意である。同意が真正なものであるためには，どの健康情報を誰が何の目的で利用するのかをあらかじめ明らかにした上で，強制によらず，任意に取得される同意でな

ければならない。

　もっとも，一口に健康情報といっても，その種類や内容は多様である。一般的には秘匿性がそれほど高くはないと考えられる情報もあれば，ひとたび他人に知られると差別や偏見を招くおそれがある情報（HIV感染に関する情報など）もある。一方，第三者（同僚，顧客，社会など）に危険や被害が及ぶことを防ぐため，使用者の責任として，確認する必要性が高い健康情報もある（職場を通じて感染するおそれが高い感染症，意識障害を併発するおそれが高いため運転業務への就業を制限する必要がある疾患など）。

　したがって，健康情報の種類に応じて，段階的な同意の取得方法，すなわち，本人の書面による同意を確認する方法（明示の同意）から，同意しない者は申し出ることができる旨をあらかじめ周知することによって，異議がなければ同意があったものと取り扱う方法（黙示の同意），さらには，衛生委員会等での労働者代表の同意を得ることによって個々の労働者の同意に代える方法（包括的な同意）等を適切に使い分けることが望ましい。

　その他の3つの原則（上記②から④）は，力関係が対等ではない労使関係において労働者の同意の任意性を確保するにはそもそも限界があること，健康情報に関する正しい理解を欠くために差別や偏見が生じるおそれがあること，健康情報が労働者の健康確保という本来の利用目的を超えて事業者により利用される不安があることなど，労使関係の現実をふまえ，本人の同意を補充・補強するものとして求められるものである。

　さらに，これら3つの原則は，それらが十分に尽くされることにより，本人の同意を取得する努力をしたにもかかわらず最終的にそれが得られなかったような例外的な場面，本人の同意を得ることができない緊急の事態などにおいて，本人の同意を代替するものとして機能し得るものである。

　上記②と③は，専門家の関与による客観性の確保，上記④は，民主的なルールの決定とその運用，と言い換えることができる。このアプローチは，健康情報の取り扱いに限らず，産業保健全般において，労使双方にとって望ましい解決をもたらしうる有効な手法であり，産業保健・メンタルヘルスをめぐる法学・法実務を専門とする三柴丈典教授（近畿大学法学部）により，「手続的理性」の履践として提唱されている。三柴教授による産業保健と法に関する最新の実務解説は，「講座・産業保健と法①『職場でのメンタルヘルス情報の取扱いと法』（産業医学ジャーナル Vol 9. No.6, 2016 から連載）」で読むことができる。ぜひとも参照されたい。

6. 健康情報の保管管理

　労働安全衛生法上，事業者は，健康診断の結果に基づき，健康診断個人票を作成して，これを5年間保存しなければならないとされている。医師等による面接指導が実施された場合における面接指導の結果についても，事業者が記録を作成し，5年間保存しなければならないとされている。

また労働者の同意を得て事業者に提供されたストレスチェックの結果については，事業者が記録を作成し，5年間保存することとされているが，労働者の同意を得られない場合は，原則として実施者が5年間保存することが望ましいとされている。

　ただし，使用者が安全（健康）配慮義務を適切に履行した証拠を確保する観点からは，その義務違反に基づく損害賠償請求権の消滅時効の期間が10年であることを考慮し，法定の保存期間の有無にかかわらず，少なくとも10年程度は健康情報を保存しておく方が安全である。

　その他，健康診断関連の健康情報の取り扱いに関して実務上留意すべき点については，前出の三柴教授が産業保健専門職からの疑問に答えた「安全で効果的な記録の保存法－健康情報保護と安全配慮義務の視点から（産業看護2013 vol.5 no.5, 33頁以下）」が参考になる。

7. 事例検討

　産業保健専門職が，労働者の健康被害を防止するために労働者の健康情報をどのように取り扱うべきか，事例に即して検討してみよう。

　例えば，以下の2事例はいずれも労働者の持病によるものであり，従事していた業務それ自体も過重とまで言い難いが，労災保険法制度上，労働災害に認定される可能性があるケースである。事業主にどのような情報が開示されれば，このような労働災害を防ぐことができるであろうか。

（1）業務自体は過重でなくても，仕事中に持病の心疾患が発症し，その時にたまたま付近に病院が無い山奥で作業していたため，病院へ運ばれるまでにかなりの時間を要し，それが原因で「手遅れ」となり死亡した場合。

（2）健康診断の結果で「異常の所見有り」と診断されているにも関わらず，事業主が必要な措置（作業内容転換，労働時間短縮など）を怠っていたために，持病を増悪させてしまった場合。

　上記（1）の事例では，持病の心疾患について，たとえ健康診断の結果から事業主に判明していなかったとしても，保健指導などの機会に労働者本人から相談を受けるなどして，産業保健専門職が把握したのであれば，労働者本人に主治医の診断や治療の状況を確認するとともに，産業医にその情報を連携して医学的判断を仰ぎ，当該労働者に対する産業医面談の実施を検討するべきである。産業医は，医師として刑法上の守秘義務を負っており（ただし，産業医業務のすべてが守秘義務の対象になるとは限らない），一般的には，産業保健専門職は産業医と協働していると労働者からも認識されているであろうから，産業医への情報連携は，労働者本人の明示の同意を得ずに行ったとしても，基本的に問題はないと解される。

　さらに，その心疾患の重篤度にもよるが，原則として労働者本人にその必要性を説明してその同意を得た上で，人事や上司など事業主側の管理者に対して必要な範囲の情報を提供し，事業主が，心疾患の発症を防止し，万一発症した場合に

は迅速に適切な処置がとれるよう，当該労働者の就業の時間や場所に配慮することを検討してもらうべきである。

一方，上記（2）の事例では，法定の健康診断の結果として持病が判明しているのであれば，労働者本人にその結果を通知して医師の受診（必要があれば再検査や精密検査）を勧奨し，さらに，当該労働者の同意の有無にかかわらず事業主側の管理者と健康診断結果を共有し，産業医の意見を聴き，持病の増悪を防止するために必要な就業上の措置をとることが，労働安全衛生法上の事業者の義務の一環として求められる。

ただし，法定外の健康診断の結果や再検査や精密検査の結果については，法定の健康診断の結果とは異なり，事業主が法令上の根拠により当然に取得するべき情報ではないから，当該労働者にその提出を働き掛け，その同意を得た上で，必要な範囲の情報を事業主側に提供する，というプロセスを要することに留意されたい。

第4節　諸外国の安全衛生管理体制と産業保健専門職および看護職

産業を取り巻く世界情勢は変化を続けている。こうした変化に対応し，働く人々の安全と健康を守る制度・政策の取り組みが各国で続けられている。諸外国の最新事情に視点を移すことは，わが国の現状や課題を見直すうえでも重要である。

1. 国際労働機関（ILO）と労働安全衛生マネジメントシステムガイドライン

国際労働機関（**ILO**）は 1919（大正 8）年，世界の永続的平和は社会正義の実現によって得られるとの認識に立ち，労働条件と生活水準の改善を目的に，国連最初の専門機関としてジュネーブを本部に設立された。1944（昭和 19）年の第二次世界大戦末期に**フィラデルフィア宣言**において下記の基本原則を確認した。

(1) 労働は，商品ではない
(2) 表現および結社の自由は，不断の進歩のために欠くことができない
(3) 一部の貧困は，全体の繁栄にとって危険である
(4) 欠乏に対する戦いは，各国内における不屈の勇気をもって，かつ労働者および使用者の代表者が，政府の代表者と同等の地位において，一般の福祉を増進するために自由な討議および民主的な決定をもとに参加する継続的且つ協調的な国際努力によって，遂行することを要する

また，1999（平成 11）年の ILO 総会では，21 世紀の目標として「Decent work（**ディーセント・ワーク**）」が提案され支持された。これは「人間らしい生活を継続的に営める人間らしい労働条件」を意味している。ILO ではこのような労働条件を具体的に条約・勧告として定め，監視機関をもつことによってすべての人にディーセント・ワークが実現するよう進めている。

ILOの提唱する種々の条約と勧告からなる国際労働基準は，各国の法制度や政策に活用されている基本文書である。しかし189ある条約のうち，OECD加盟国の平均批准数73に対し，日本が批准しているのは48と，決して多いとはいえない。

2001（平成13）年にILOが策定した労働安全衛生マネジメントシステムガイドライン（ILO-OSH2001）は，労使の主体的取り組みと継続的職場改善の進め方に関する実際的ツールとして，わが国における産業保健の「法規準拠型」から「自主対応型」へ*という転換に大きく影響を与えた。労働安全衛生活動における方針・計画の作成，実施，評価を通して労働者自身が自主的に参加し取り組むことは必須となり，産業保健専門職はファシリテイター的役割が強く求められるようになった。現在，国際標準化機構（International Organization for Standardization：ISO*）では，世界各国の事業場が，労働者の自主的参加による労働安全衛生管理を進めていくための国際標準となる「ISO労働安全衛生マネジメントシステムガイドライン（ISO45001）」を作成中である。基準の要点は，労使対話によるディーセント・ワークの達成，労使の参加による自主的職場改善，安全と保健を総合したアプローチ，身近な改善を中心にすべての人々が参加できる簡便な取り組み，などである。

＊ 以下を参照のこと。
第2章第3節2（5）法規準拠型から自主対応型へ
第4章第1節4（2）労働災害防止計画

[ISO]
1947年に設立されたジュネーブに本部をおく国際機関。世界中のビジネスに必要な標準や規格を制定・発行し国際的に普及させている。各国から1国1機関参加し，現在の会員数は加盟国157ヶ国の157機関。

2. 諸外国の産業保健専門職と産業保健制度

産業医の選任は，フランスやドイツ等では法的に義務づけられているが，アメリカ，イギリス，北欧諸国等多数の国では義務はない。産業医以外の専門職は，看護師，産業衛生技師（インダストリアル・ハイジニスト），臨床心理士，人間工学等の専門家が各国で活躍しており，その職務内容や活動範囲は国により大きく異なる。看護師は例外なく数が最も多く，各国において重要な役割を果たしている。

一般に産業保健の制度体系には「法規準拠型」と「自主対応型」がある。わが国の制度は，定期的かつ強制的に実施される健康診断の規定からわかるように，従来から前者に属しているが，近年少しずつ後者が取り入れられはじめた。これに対し欧州諸国では，かつてはわが国同様の法規準拠型がほとんどであったが，1972年のローベンス報告（p.18参照）以降に産業保健改革を成し遂げたイギリスを中心に，自主対応型への移行が急速に進んでいる。自主対応型の代表であるイギリスの労働安全衛生法（1974年制定）は，基本的に必要な事項だけを規則で定め，細部は事業者の自己責任による対応に委ねている。

3. アメリカの産業保健

アメリカの産業保健に関する義務や基準は1970年に制定された法律Occupational Safety and Health Actに定められ，また州独自の基準も認められている。法の基本的スタンスは，各種安全衛生基準を設定し，その実効性を確保するために監督

官による臨検と罰則を課すという強硬なものであり，自主的な改善という観点は当初から法の内容となっていない。また，すべての労働者に対する健康診断の義務的規定はなく，労働者の大部分は仕事に関連した健康診断を受けず，個人の責任に任されている。ただし，特定の有害物質や危険物に対する特別の基準はあり，曝露の限度や，曝露する労働者への健康診断実施を通して基準を満たすよう求められている。

産業医や産業保健専門職の選任義務はない。しかし多くの大企業では後述する専門職を雇用している。また近年は，複数の医師もしくは病院とコンサルタント契約を締結して産業保健サービスを受ける傾向も進んでいる。近年重要性を増しているものとして，事業場外機関による従業員支援プログラム（EAP, p.109参照）があり，メンタルヘルスの維持や，メンタル不調者の療養や休職・復職，快適な職場づくりプログラムなどのサービスを提供し，急速に拡大している。

産業保健専門職にはインダストリアル・ハイジニスト，労働衛生工学技術者，認定安全専門家などの職種がある。一方，一般的な Health Care Professional（健康管理専門職）には医師，看護師，医療補助者があるが，これらの中にも産業保健の知識と技術をもち認定された資格をもつ者がいる。産業医，Occupational Health Nurse Practitioners（産業看護専門看護師），Occupational Health Nurses（産業看護師）などである。事業者は，これらの中から必要に応じて選任・雇用している。中でも産業看護師の数が最も多く，実際には嘱託医に管理されたプログラムを産業看護師が執行する形態が多い。

インダストリアル・ハイジニストは，職業性の化学的，生物学的，物理学的な曝露を監視しリスクに関する意見を表明する。工学，化学，生物学，物理学あるいは産業保健学の学士号あるいは修士号取得者が務める。

労働衛生工学技術者は，物理学，社会科学，人間工学の知識と技術をもち，作業をそれらの学問的観点から分析，査定，評価し，意見を述べ，改善していく専門家である。

認定安全専門家は，作業の危険性あるいは有害性を査定し，曝露を抑制あるいは逓減させるための手順や基準ならびにシステムを開発する。産業現場での実務経験を積んだ後に，試験を経て認定される。

一方，一般的な健康管理専門職には医師，看護師，医療補助者という職種があるが，医師にはさらに，医師，整骨医，産業医などがある。産業医は，医師や整骨医が産業医学に関する教育を受け，産業現場で経験を積み基準をクリアした者が，試験に合格して資格を得る。

産業看護専門看護師はそれぞれの州に登録され，修士号レベルの高度な教育を修了しなくてはならない。職業性疾病罹患者の健康診断，一般労働者の基礎的な診断，健診結果の分析，簡単な治療などの基礎的な医療行為を行うことができる。さらに，多くの州では投薬もできる。一方，産業看護師は，産業保健現場において経験を積み，追加教育を受けて登録された専門職である。

医療補助者は，医師あるいは整骨医の指示のもと健康診断，健康上の問題の発見，治療・処置，検査の説明などを行う。また多くの州において投薬の指示および代替治療（セラピー）も行う。

　事業場に雇用されるこれらの専門職は，職場での健康管理について設計，管理，監督，実施，評価を担当する。

4. 韓国の産業保健

　韓国の産業保健は，1981年に施行された法律Occupational Safety and Health Act（産業安全保健法）において，事業主が守らなければならない産業保健上の義務が具体的に列挙されており，基本的に日本の労働安全衛生制度と類似した法規準拠型の体系である。反面，日本にない特徴的な制度もある。

　基本的に特殊健康診断と作業環境測定が主であり，この2つはほとんどの場合，事業場外機関によって実施されている。特殊健康診断は，日本と異なり産業医学専門医の国家資格のある者が行う。作業環境測定はアメリカの制度を導入しており，インダストリアル・ハイジニストが個人曝露評価を基本に実施する。

　300人以上の事業場は，Safety and Health Manager（安全保健管理責任者）やSupervisor（管理監督者）のほかに，専従の専門職として保健管理者を選任する義務がある。この「保健管理者」は医師，看護師，産業衛生技師，環境衛生技師の4職種のうちいずれかがなれる。日本では産業医および衛生管理者を選任する義務がある一方，韓国では前記4職種からどの職種を選んでもよいところが大きな相違点であり，実際に看護師が保健管理者として選任されている場合が多い。2015年から事業者には，選任義務を果たすだけでなく，1つの職種を選任してもその職種の専門以外の産業保健業務もすべて行うように，保健管理者の仕事を適正に管理することが求められるようになった。具体的には，労働災害防止計画の策定，安全衛生管理規定の作成や変更，安全衛生に関する労働者の教育，作業環境測定，点検・改善，健康診断を含む健康管理，労働災害の原因調査や再発防止対策，記録と保存，安全装置や保護具の適正な仕様確認，事業主や安全保健管理責任者，担当者への指導・助言などが保健管理者の業務である。

　一方，50人以上300人未満の事業場では，外部の保健管理代行機関に委託して保健管理を行っており，1990年以降は50人未満の小規模零細事業場にもこのサービスが普及していった。この専門機関の特徴は，日本のように健康診断や作業環境測定のみ部分的に委託するという方法ではなく，看護師，インダストリアル・ハイジニスト，医師のチームアプローチによって包括的にサービスが提供される点である。サービス内容は看護師の高頻度な事業場訪問を基本に，各事業場に合わせて組み立てられている。この保健管理代行機関は国の指定を受けたものであり，行政によるサービスの品質管理も行われている。

　韓国では，上級実践看護師の一種としてOccupational Health Nurse（産業保健師）が定められている。実務経験を積んだ後に大学院修士課程にて教育を受け，認

定試験に合格することによりその資格が得られる。

5. フィンランドの産業保健

フィンランドの産業保健は，1958年の職業安全法や1987年の職業衛生法で，労働者に安全な職場を提供することについて事業者責任が明文化された。1978年の産業保健サービス法制定を機に事業場の産業保健システムは急速に進展した。2001年の改正では，1人以上の労働者を雇用するすべての事業主に，産業保健専門職を活用しながら職場の第一次予防活動*を行うことが義務づけられた。産業保健専門職の選任規定はないが，多くの大企業では，後述する産業保健専門職を雇用してそのしくみを事業場内に構築している。

一方，多くの中小規模事業場は，外部の**産業保健サービス提供機関**を利用しており，最近では大企業でも，部分的にあるいは全部導入する傾向にある。産業保健サービス提供機関には以下の3種類がある。

(1) **Jointly owned units（複数事業場出資型施設モデル）**

　いくつかの事業場が資金を提供して産業保健専門職を雇い，施設を作って産業保健サービスを提供する。

(2) **Private medical center（私的医療機関モデル）**

　民間医療機関が個人の治療をベースにした産業保健サービスを提供する。

(3) **Municipal health care center（地域保健センターモデル）**

　全国に213ある地方自治体保健センターが，中小零細事業場労働者に産業保健サービスを提供する。

なお，サービス利用の経済的負担については，支払い分の50〜60％が社会保険機関から還元されるので，事業主にかかる負担は非常に軽い。そのため，中小零細事業場に至っても9割近くの労働者が産業保健サービスを供給されている点がフィンランドの最大の特長である。

産業保健専門職には，医師，産業保健師，理学療法士，臨床心理士などの職種がある。専門産業医養成制度は1964年からはじまっているが，特に資格は定められていない。

産業保健師は，産業保健サービスの契約締結，計画，実施，評価の中心的役割をはたしている。健康診断項目は日本のように一律に検査項目が定められているのではなく，産業保健師の問診，視診，触診等の診察を経て，労働者の状況に応じて検査項目が決められる。さらに身体計測，体力測定，問診，作業状況調査，保健指導など，産業保健師は労働者の健康保持増進に関わるすべての過程を担当する。また職場巡視においても，化学的・物理的・生物的・人間工学的有害要因の有無や，作業姿勢，心理的ストレス，労働負荷などアセスメント項目の設定や，他職種とのミーティングを含め産業保健師が中心的役割をとっている。このような活動を通して産業保健師は，職場の安全衛生のアセスメント，他職種と連携した健康増進対策の構築，カウンセリング，教育，保護具の選択・使用の助言，事

[職場の第一次予防活動]
心身の健康不調の発生を未然に防ぐための取り組み。職場のストレス要因や危険有害要因の軽減や，働きやすい職場づくりを検討し，職場の活性化を目指す。物理的環境，対人関係，仕事の進め方など幅広い範囲を含む組織的活動である。

業主や管理者への助言，応急処置のほか，簡単な診察や治療も行っている。

6. 諸外国の動向から見た日本の産業保健

　ILO 基準や労働安全衛生マネジメントシステムの指針に沿い，世界の産業保健の潮流は労使の主体的参加による第一次予防に向けた自主対応型活動へと動いている。韓国では保健機関代行機関の普及により，小規模事業場にも多職種による包括的産業保健サービスが提供されるようになった。フィンランドでは第一次予防活動を事業場に義務づける法律により，9 割近くの労働者に産業保健サービスが提供されるようになっている。

　一方，わが国では長らく，年に一度の健康診断は法的義務により重視されているが，事業場規模が小さくなるほど健康診断以外の産業保健サービスは導入できず，第一次予防に至ってはほとんど取り組まれていないのが現状である。しかし近年の産業保健現場では，産業看護職や産業医，臨床心理士などの協働による，労働者主体の第一次予防活動をファシリテイトする試みが進んでおり，学会においても多くの報告が蓄積されてきている。これらの経験知を現場に活かし，各事業場に合った第一次予防活動を推進していくことが今後ますます重要になる。

第5章 主な産業看護活動と基盤理論

畑中 純子／池田 智子

この章で学ぶこと
> 産業現場で展開される看護活動の背景には，臨床や公衆衛生領域で構築されてきた理論および技術の活用と，産業看護独自に開発してきた理論と技術の適用がある。その両方を理解しよう。

[キーワード] QOWL，作業環境管理，作業管理，健康管理，労働衛生教育，総括管理，健康相談，健康教育，職場環境改善，保健行動，行動変容のステージ理論，ヘルス・ビリーフ・モデル，自己効力感，相談技術，教育技術，健康教育，プリシード・プロシードモデル，ハイリスクアプローチ，ポピュレーションアプローチ，コミュニティ・エンパワメント，ソーシャル・キャピタル，OSHMS，0次予防，参加型・自主対応型職場環境改善，グループ・ダイナミクス理論，自己効力理論，ソーシャルサポートの授受，健康診断，メンタルヘルス対策，ストレスチェック制度，健康増進対策，THP，保健指導，健康づくり，環境づくり，過重労働面接，産業看護活動の評価，PDCAサイクル，ストラクチャー評価，プロセス評価，アウトプット評価，アウトカム評価

はじめに

　産業看護活動は，事業場の安全衛生方針に基づき，産業保健チームの一員として，産業医，カウンセラー，環境測定士等の他職種と協働しながら行われる計画的な活動である。産業看護職はチームのなかで看護の立場からその専門性を発揮し，看護技術を用いて，健康課題の解決に当たる。したがって，産業看護職は活動の根拠となる健康課題を看護の視点から明らかにして，基盤となる理論を活用しながら効果的に活動しなければならない。

　産業看護活動の目標は，労働生活の質（Quality of Working Life：**QOWL**）の向上への支援を通して，働いている期間のみならずその後の生活の質（Quality of Life：QOL）の向上につなげること，労働者の健康の保持増進を図り事業場の生産性の向上に貢献すること，事業場・部署などの職場集団および労働者個人の健康意識の向上を図り事業者が行う産業保健活動を推進することである。産業保健の目的（第1章参照）の達成のみならず，労働人生の充実，さらには退職後もよりよい人生を送るために今ここで何が必要なのかを考え健康支援を行うことが大切である。

　産業看護活動には看護職としての立場や役割の特長が生かされる。つまり産業看護職は労働者に最も身近な専門職として存在し，相談しやすい立場にある。また，日ごろの活動を通じて労働者や職場関係者とのよい関係性を構築していることが多く詳細な情報を適時入手できる。このことにより，支援対象の職場や労働

者を理解して，それぞれに適合した活動を展開することが可能となる。さらに，労働者と職場の双方の意見調整が必要な場合には，異なる立場や状況を理解し，中立な立場から両者に働きかけ，全体の調和を図るコーディネータの役割を果たすこともできる。

　実際の活動は，作業環境管理，作業管理，健康管理の3管理および労働衛生教育，総括管理を合わせた5分野（下記参照）をふまえ，産業保健に関する知識と技術を用いて行われる。労働者の健康問題を明確にするには作業環境，作業状況，健康状況を総合的に検討することが必要であり，その問題解決にあたっては所属部署や事業場全体と連携して3管理5分野の側面から計画し，実施していく。したがって産業看護活動は，情報を多角的に把握し，的確なアセスメントにより健康課題を明確にして，健康相談，健康教育，職場環境改善などの手段を組み合わせ，課題解決を図れるように支援しなければならない。

　本章では，現場で展開されている産業看護活動を，それぞれの裏付けとなる理論とともに紹介する。第1節で産業看護独自に開発された「労働者および集団・組織のアセスメント」を，第2節で行動変容に関する諸理論に基づく「健康相談」を，第3節でプリシード・プロシードモデルやポピュレーションアプローチ，ハイリスクアプローチを応用した「健康教育」を，第4節でコミュニティ・エンパワメント理論を基に職場で展開される「参加型・自主対応型職場環境改善」を，第5

3管理と5分野（5管理ともいう）

【3管理】

作業環境管理：作業環境中の有害要因の除去あるいは低減を図り，良好な作業環境を確保すること。作業環境測定の実施，測定結果の評価，それに基づく措置の実施により行われる。
　　　　　　　作業環境の要因には，物理的，化学的，生物的，社会的なものがあり，設備や施設などのハード面のみならず職場内の人間関係などソフト面からの改善も必要である。

作業管理：　　作業に伴う有害要因の発生防止あるいは抑制，作業負荷の低減を図り，有害物質からの曝露を減少させること。作業手順や方法を定めたり，適正な保護具の使用により行われる。

健康管理：　　健康診断や健康測定などを通じて労働者の健康状態を把握し，作業環境や作業との関連を検討して健康障害を予防すること。職業性疾病*の予防のみならず健康の保持増進も図る。

【5分野】 3管理と下記の2つを合わせて5分野という。

労働衛生教育：作業の健康影響と健康障害を予防するための労働衛生管理体制，作業環境管理，作業管理，健康管理を理解するために教育すること。雇入れ時，作業内容変更時，危険有害業務就業時などに行う。
　　　　　　　労働者一人ひとりが理解と意識をもって行動することが重要である。

総括管理：　　労働衛生対策を総合的に進めるために労働衛生管理体制を整え，作業環境管理，作業管理，健康管理，労働衛生教育を有機的に機能させること。

[職業性疾病]
災害により傷病を負ったものを災害性疾病，継続した業務の遂行により発病したものを職業病と呼び，両者を合わせて職業性疾病という。そのうちの労災補償の対象として定められているものが業務上疾病となる。

節で労働安全衛生法に則った活動として「健康診断と保健指導」「メンタルヘルス対策」「健康増進対策」を，そして第6節においてPDCAサイクルで展開される産業看護活動の「評価」方法を説明する。

第1節 ● アセスメント

　産業看護活動は個人，集団，組織（第1章参照）に対する支援であり，その基盤となるのは看護過程の展開である。看護過程とはアセスメント，看護診断，計画・立案，実施，評価の一連の過程であり，個人と同様に集団・組織においてもそれは変わらない。

　産業看護活動では，対象者が労働者であること，労働者の生活の場の一部として職場があり，職場の作業環境や作業状況が労働者の健康に影響するという特徴があるため，看護過程においては"労働"という観点が必要となる。また，職場には組織の規則や規範，企業文化があり，職場が生み出している職場風土のなかで労働者は労働生活を行っている。したがって，職場を1つのコミュニティと捉え，労働者個人の健康課題の背景としての理解のみならず，職場自体の健康課題を捉え，その解決に向けても活動していかなければならない。このように，産業看護活動における看護過程には，労働者個人に対するものと，集団・組織に対するものの2種類がある。

　どちらの看護過程でもその第1段階となるのが情報収集とアセスメントである。アセスメントはその後の労働者の看護診断や職場診断を導き，健康課題への対応方法の決定につながる重要な過程である。的確なアセスメントを行うためには，具体的で正確かつ包括的な情報を収集しなければならない。収集した情報を整理・分析して問題の見当をつけ，さらに課題に関連する具体的な情報を多角的に収集し，総合的に課題をあぶり出す（図5.1）。

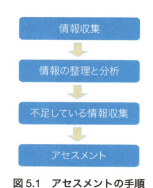

図5.1　アセスメントの手順

　個人をアセスメントするために必要な情報については臨床看護で，地域をアセスメントする情報については行政看護でさまざまな理論に基づく項目が示されている。産業看護活動においては"労働"の観点が不可欠であり，情報収集においても労働に関する項目を追加，充実させていく必要がある。

1. 個人のアセスメント

(1) 対象者の健康状態や健康に対する認識

　労働者は疾患をもっていても病気休業中であっても，いずれ復職して働くことのできる健康状態にある。臨床看護のように疾病を治療している人たちという限定された健康レベルではなく，産業看護の対象者は，積極的な健康増進，疾病予防，健康診断や精密検査などからの受診や治療，休業から職場適応までを含む職場復帰と幅広い。いずれの健康レベルにあっても，対象者一人ひとりに健康課題があるので，健康レベルや労働者のニーズにあわせた支援が必要となる。また，労働者の健康への価値観，関心度や知識はさまざまであり，労働者一人ひとりの個別性を大切にして，適切な働きかけを行うにはそれらの情報を把握しなければならない。

(2) 働くことによる健康への影響

　直接的な健康影響は，作業環境と作業状況によるものがある。作業環境には，化学物質を取り扱うような作業場，粉じんや電離放射線が発生する作業場，騒音や暑熱を有する作業場などがあり，どのような環境でどのような作業をしているのか，作業環境管理状況の情報を収集する。また，作業状況には，1日の作業時間や一連続作業時間，休憩時間，その作業に携わっている期間，保護具の使用方法や状況，作業姿勢などがある。その他，日常生活のなかでは生活環境や家族があるように，労働生活では職場環境や上司・同僚などの構成員がいる。職場の人間関係やサポート状況なども健康に直接的・間接的に影響を及ぼす重要な要素である。

(3) 対象者の労働に対する認識

　職業や働くことに関する労働者の考え方や捉え方，労働の意味などを把握する。選択した職業に就いていることへの自負や，継続してきた仕事に対する自尊感情，昇進による満足感など，その人にとっての労働の価値や意味がある。健康になることがゴールではなく，その人にとって健康でいることの目的の1つが労働を通しての自己実現や働きがいであることもある。その人が労働をどのように捉え，どのように働きたいと思っているのかは，どのように生きたいと思うかにも通ずる。

(4) 労働生活と日常生活の健康影響

　労働者は1日の1/3以上の時間を職場で過ごしており，交代勤務や長時間労働などの働き方は，生活リズムや生活習慣の形成に大きく関与している。例えば，異動による通勤時歩行距離の減少や情報機器作業*による活動量の低下，社食がないことによる栄養の偏り，飲酒機会の多い職場での飲酒量増加など，労働状況の

[情報機器作業]
パソコンやタブレット端末等の情報機器を使用して，データの入力・検索・照合等，文章・画像等の作成・編集・修正等，プログラミング，監視等を行う作業。その健康影響には目や筋の疲労，精神疲労などがある。
参考資料：タブレット・スマートフォンなどを用いて在宅ワーク / 在宅学習を行う際に実践したい7つの人間工学ヒント
https://www.ergonomics.jp/official/page-docs/product/report/7tips_guideline_0623_Jp_final.pdf

変化は生活習慣の変化をもたらす。同時に労働者は職場以外での日常生活も営んでいるので，休日の過ごし方，結婚による生活の変化，育児や介護などによっても生活習慣は影響を受ける。生活習慣は個人特性，労働・生活構造，労働・生活環境などの要因が密に関連しながら形成されているため，労働生活と同時に日常生活の視点も忘れてはならない。

（5）対象者をサポートする資源や制度

労働者の得られる社会資源には，医療機関や Employee Assistance Program（EAP*），家族や友人からのサポートのほかに職場の管理監督者や同僚からのサポートがある。労働者が充実した労働生活を送るには職場の管理監督者や同僚からのサポートが不可欠であり，それが得られないことは労働者の精神的健康に影響を及ぼす。また，事業場内には病気休業や職場復帰制度を含む就業規則や健康管理規程，レクリエーションや運動施設などの福利厚生に関する制度などがある。これらは，労働者の療養や，疾患をもちながらも働くこと，あるいは健康の保持増進に役立っている。

このように個人のアセスメントは，労働環境や作業状況の項目を統合して行う。また，対象者のみならず上司や同僚からも情報を得ることで，多角的なアセスメントが可能になり，さらに職場の一員として対象者がどのように働いているのかも把握でき，課題解決にあたっては，職場を含めた関わりを行うことも可能となる。

個人に関する情報は，健康診断結果，健康測定結果，健康診断時の問診や保健指導，健康相談など日常の活動から得られる。そのためどのような活動であっても，その人の健康状態の把握や健康ニーズの理解，その人の保持する社会資源の認知などの目的をもって行い，継続的かつ総合的に情報を収集することが重要となる。産業看護職は多くの場合，労働者を長期間にわたって支援できるため，収集した情報や支援した経過を記録に残し，必要時に活用できるようにしておけば，継続的な支援に役立つ。

労働者個人のアセスメントツールとして，河野啓子らが開発したものがある[1]。これは，NANDA 看護診断分類法Ⅱに示されている 13 領域を参考に構成されており，フェイスシートと 13 の領域別シートからなる（表 5.1，表 5.2）。

2. 集団・組織のアセスメント

集団・組織の把握は，対象の健康課題を明らかにするだけではなく，集団・組織自体を1つの単位ととらえ，その特徴の理解にも役立つ。事業場は営利などの事業目的に向けて活動しているが，同時に労働者が安全で健康に働くことができるようにする義務を有する。したがって，集団・組織のアセスメントは，事業場の経営状況や業務内容を理解したうえで，労働者にとって労働生活環境や労働生

【EAP】
従業員支援プログラムのこと。職場組織の生産性に関連する問題を提議したり，従業員が健康やストレス等により仕事上のパフォーマンスに影響を与えうる個人的問題を見つけ解決を支援するためのプログラム。日本では，メンタルヘルス対策の事業場外資源の1つとして活用されている。

表 5.1 フェイスシート

ライフヒストリー・就労に関する情報
● 個人の属性
● ライフヒストリー
● 就労に関する情報
健康に関する情報
看護診断歴

表 5.2 領域別シート（河野他（2005）を参考に作成）

領域 1　ヘルスプロモーション
個人要因
　● 健康自覚
　● 健康問題に関する知識
　● 健康問題に関する意識
　● 健康問題に関する行動
環境要因
　● 家庭
　● 職域
　● 地域

領域 2　栄養
食生活
　● 食パターン
　● 食事の好み
　● 食への関心
　● 食事に関する助言
体格に関する状況
　● 体格の変化
　● 栄養・代謝に関する変化
消化吸収に関する変化
体液量の状況

領域 3　排泄
排泄
排便

領域 4　活動／休息
睡眠と休息
　● 睡眠
　● 休息
労働と生活活動
　● 労働
　● 生活活動
　● 活動の障害
　● 活動機能

領域 5　知覚／認知
感覚・知覚
物事の意味づけ
　● 物事の受け入れの傾向
判断
　● 判断のしかたの傾向
理解
コミュニケーション
　● 言語的コミュニケーション
　● 非言語的コミュニケーション
　● コミュニケーションの特徴

領域 6　自己知覚
自己知覚
　● 外観／身だしなみ
　● 自分についての表現
　● 能力／労働能力

領域 7　役割関係
　● 職域
　● 家庭
　● 地域
　● 医療従事者とのつながり

領域 8　セクシャリティ
性的役割・関係

領域 9　コーピング／ストレス耐性
コーピング／ストレス耐性
ストレス反応

領域 10　生活原理
スピリチュアル
　● 文化的背景・実践
　● 宗教的背景
価値観
　● 重要な人生上の価値・信条
　● 生きがい
　● 働きがい
　● 価値に影響を及ぼすこと

領域 11　安全／防御
個人要因
　● 安全衛生行動へのプロセス
　● 心理的要因
　● 生理的要因
　● 技能
外的要因
　● 職域
　● 地域
　● 家庭

領域 12　安楽
身体的安楽
精神的安楽
社会的安楽

領域 13　成長／発達
成長／発達
　● 身体的成長／発達
　● 精神・社会的成長／発達

活条件となる組織の方針や，作業環境，作業状況，安全衛生体制などについて行う。集団・組織のアセスメントにより，職場の特性の把握および健康課題の明確化が可能となる。

　また，集団・組織のアセスメントを行うことで，産業保健チームならびに職場にも健康課題の根拠を示すことができ，共有しやすくなる。産業保健チームは産業医，カウンセラーなどのそれぞれが専門性の視点から集団・組織を把握しており，産業看護職の視点を合わせることで，より多面的に健康問題を捉えることが可能となり，より有効な対策の検討につながる。さらに，日頃から職場を理解しておくことで，職場の変化を見逃さず支援のタイミングを見計らってキーパーソンに働きかけることができる。

(1) 事業場概要

　事業場には理念や社訓などがあり，目指す活動の方向性が示されている。また，規程により労働者の勤務条件が定められ，事業計画により労働者に求められる役割がわかる。さらに，独自の文化・風土や規範も必ずあり，これらは事業場と労働者とで相互作用を及ぼしている。したがって，たとえ一部門などの特定集団を支援対象とする場合にも，まずは事業場全体の概要を把握しなければならない。それは事業場の理念やCSR*，事業戦略，事業計画，沿革，組織図，就業規則・規程，人材育成・福利厚生制度，健康保険組合，労働組合などから把握できる。これらの情報はホームページ，内部報告書，各種規程集などの既存資料から収集可能であり，アセスメントすることで組織の特性，組織運営のあり方や方向性を理解でき，労働者を取り巻く条件や環境の把握につながる。

(2) 職場風土や雰囲気

　職場風土や雰囲気は，管理監督者や労働者という職場構成員により生み出されており，変化していくものではあるが，管理監督者のリーダーシップのタイプや同僚間の仲間意識，コミュニケーションのとり方やサポートの方法などが集団の特徴に表れ，労働者の精神的健康に影響する。これらの情報は，職場巡視による観察や管理監督者からの聴き取り，労働者との健康相談などから収集できる。

(3) 作業環境

　作業環境には物理・化学・生物・社会的要因があり，事務所衛生基準規則，有害物質取扱い業務による健康障害の各種予防規則，有害作業による健康障害の各種予防規則などにより作業環境管理・作業管理方法が示され，有害物質の許容濃度・許容基準や管理濃度が定められている。作業環境測定結果は基準値内か，作業環境の管理区分に合った管理状況が守られているか，局所排気装置*等は適切に稼働しているか，さらには事業場外への環境影響の有無などをアセスメントする。近年は労働安全衛生マネジメントシステムによる自主管理が推奨されており，

【CSR（corporate social responsibility）】
企業の社会的責任のこと。企業は社会的存在であることから事業者は経営に関して社会的責任を負う。CSRは企業ごとに定めているが，それには組織統治，人権，労働慣行，環境，公正な事業慣行，消費者課題，コミュニティ参画及び開発という要素が含まれる。

【局所排気装置】
局所排気装置とは有機溶剤の蒸気や粉じん等を排気フード等から吸い込み，作業場外に排気する装置。有機溶剤中毒予防規則，特定化学物質障害予防規則，粉じん障害予防規則等により設置および定期的な点検が定められている。

事業場の定めた作業環境管理の運用状況を把握する必要もある。また，社会的要因として職場の人間関係やコミュニケーションの状況，作業場のみならず付帯施設の状況，また受動喫煙防止の観点からの喫煙室の状況も把握する。これらは，作業環境測定結果や職場巡視結果，作業環境に対する労働者からの聴き取りなどから把握できる。

（4）作業状況

具体的には，作業内容，作業方法，勤務形態，勤務時間，作業強度，作業姿勢などである。作業内容からは業務負担の種類や程度をアセスメントできる。たとえば，営業職であれば対人関係，開発職であればタイムプレッシャーや一時期の集中的作業など，業務特性からの健康影響がわかる。作業方法は，有害物質取り扱い業務による健康障害の各種予防規則，有害作業による健康障害の各種予防規則，職場における腰痛予防対策指針，VDT作業における労働衛生管理のためのガイドラインなどにより示された管理方法があり，その職場の作業状況との比較検討ができる。勤務形態は交代勤務や夜間勤務など生活リズムや睡眠への影響があり，勤務時間は作業時間と休憩時間，長時間勤務などによる疲労回復や睡眠への影響がある。作業強度は局所の筋疲労や精神疲労などを生じさせ，作業姿勢は腰痛などの健康障害を起こす。これらの作業状況は，職場巡視による観察，管理監督者や労働者からの聴き取り，長時間勤務者報告などから把握できる。

（5）集団としての健康状態

一般健康診断や特殊健康診断の結果の有所見率や自覚症状，ストレスチェック結果によるストレスの程度，就業措置*を要する疾病管理の必要な人数と疾患の種類，通勤時間や睡眠時間，運動習慣や食生活などの生活行動を把握する。それから明らかになった健康課題が職場の作業環境や作業状況あるいは生活環境などとどのように関係しているか，職場の管理監督者や労働者がその健康課題をどのように捉え，どうしたいと思っているのかを含めてアセスメントする。その健康課題への職場の知識や関心度，解決への準備状態の把握は，職場が主体的に解決できるように支援していくために必要である。

また，集団・組織は無機質なものではなく，事業者・管理監督者や労働者により構成されている有機的なものであり，その集団・組織による特徴は作業環境や作業方法のみならず成員から生み出される職場風土や認識などから決定される。したがって，集団・組織のアセスメントでは客観的情報とともに主観的情報を収集しなければならない。たとえば，作業環境や作業方法について，労働者自身はどのように考えているのか，管理監督者との関係やサポートについてはどのように感じているのかなどの情報は，健康問題の解決策を検討するうえで重要となる。

このように，集団・組織の把握には，労働生活の場である組織の概要，生活条件となる社内規程や制度，労働生活を支える福利厚生，健康に影響する作業環境，

[就業措置]
健康診断の結果や健康状態により講じられる就業制限や休業のこと。就業制限には労働時間の短縮，時間外労働の制限，出張の制限，深夜業の制限，昼間勤務への転換，労働負荷の制限，作業の転換，就業場所の変更等がある。

作業状況，職場風土，サポート体制などについての情報が必要である。それらは，ホームページ，企業の内部報告書，各種規程，職場巡視結果（下記参照，表5.3），健康診断結果やストレスチェック結果などの統計，労働者や管理監督者からの聴き取りなどにより収集できる。情報収集は計画的かつ継続的に行い，必要な情報を加えていくことで，より正確なアセスメントが可能となる。特に，健康課題に対する労働者や管理監督者の意見は，問題の原因の具体化や，問題解決の優先順位づけに活用でき，対象集団のニーズを反映させた問題解決の方向性や方法の決定に活かされる。

以上に述べてきた項目を網羅し，集団・組織のアセスメントを漏れなく行えるよう河野らが開発した『集団・組織のアセスメントツール』がある[1]。これはコミュニティ・アズ・パートナーモデル*を参考に，8つのコア項目と5つのサブ項目から構成されている（表5.4，表5.5）。

[コミュニティ・アズ・パートナーモデル]
住民を中心として地域を包括的に捉え，分析して，地域の看護診断を行い，計画，介入，評価，そして地域のアセスメントへ戻るというモデルである。住民の情報には，人口統計，価値観，信念，歴史が含まれる。それらを取り巻いて相互に影響しあう情報として，物理的環境，教育，安全と交通，政治と行政，保健医療と社会福祉，コミュニケーション，情報，経済の8つがある。

> **職場巡視**
> 　設備，作業方法または衛生状態に関して，有害なおそれの有無を点検するために作業場などを巡視すること。また，その結果に応じた措置をとること。
> 　労働安全衛生規則第15条により産業医は毎月1回以上，第11条により衛生管理者は毎週1回以上の定期巡視が義務づけられている。
> 　産業看護職には定期巡視の法的義務はないが，実際に作業環境，作業状況，衛生状態，労働者の働く様子，職場の雰囲気などを五感によって把握することは，個人・集団・組織の支援を行うために必要な職務である。
> 　産業看護職の行う職場巡視は，視察のみならず管理監督者や労働者への聴き取り調査を行うことで，既存のデータのみではわからない情報の収集を行う機会にもなる。
> 　なお，職場巡視を産業医，衛生管理者，当該職場の管理監督者，作業主任者などの他職種と一緒に行うことで，それぞれの観点からの巡視結果を得られ，多面的な評価が可能となる。

[不安全行動]
自分自身または周囲の人間の安全を阻害する可能性がある行動を意図的に行うことをいう。リスクを知りながら，あるいは危険だとわかっていながら，ついついやってしまったということである。

表5.3　職場巡視により収集する情報

作業環境	設備，有害物質取扱いのための設備と機能状況，温湿度，照度，整理整頓や清掃状況など
作業状況	保護具着用状況や管理状況，作業内容，作業姿勢，不安全行動*，雰囲気，作業者の表情など
付帯設備	トイレ，浴室，更衣室，仮眠室，休憩室，給湯室，喫煙室の設備や管理状況など

表 5.4　コア項目（河野他（2014）より作成）

大項目 1　事業場概要
- 社訓
- 経営理念
- 経営戦略
- CSR
- 沿革
- 組織
- 事業内容
- 資本金・資産総額
- 従業員数
- 業績

大項目 2　対象集団・組織概要
- 組織
- 事業内容
- 事業計画
- 業績

大項目 3　人員構成
- 性別・年齢
- 人種・国籍
- 職位
- 雇用形態
- 職種
- 生活形態

大項目 4　人事・労務・教育
- 就業規則
- 人材活用・能力育成
- 役職
- 評価
- 給与
- 雇用
- 育児・介護支援
- 母性保護

大項目 5　文化
- 労働組合
- 職場風土
- 文化体育活動
- 福利厚生
- 社内行事

大項目 6　労働
- 就業措置
- 職場環境
- 作業条件
- 作業内容
- 勤務状況

大項目 7　健康
- 健康診断統計
- 健康調査統計
- 要管理者統計

大項目 8　安全衛生
- 安全衛生規定
- 安全衛生管理体制
- 安全衛生方針
- 安全衛生活動
- 安全衛生教育
- 労働災害統計
- 危機管理

表 5.5　サブ項目（河野他（2014）より作成）

大項目 1　行政
- 行政の動向

大項目 2　経済
- 経済の動向

大項目 3　環境
- 物理的環境
- 化学的環境
- 生物的環境
- 社会的環境

大項目 4　社会資源
- ライフライン
- 生活資源
- 保健医療福祉資源
- 産業保健サービス
- 通信システム
- 緊急対応システム

大項目 5　交通
- 交通状況

【文献】
1）河野啓子監修（2014）：すぐに役立つ産業看護アセスメントツール，法研

第2節 ● 健康相談

　健康相談は，健康診断時の問診，健康診断後の保健指導，自発的健康相談，要健康管理者面接，長時間勤務者面接など多岐にわたり，最も基本的な産業看護活動の1つである。

　本来，健康相談とは，自分では解決困難な問題を抱えた相談者，あるいは解決方法のわからない相談者からの相談に応じ，問題解決の過程を支援することである。一方，保健指導とは，労働安全衛生法第66条の7で「健康診断の結果，特に健康の保持に努める必要があると認める労働者に対し，医師又は保健師による保健指導を行うように努めなければならない」とあるように，対象者の相談の意思にかかわらず，対象者が適切な保健行動をとれるように働きかけることである。しかし近年，「指導」という言葉のもつ「教え導く」という意味が，現場で行われている実際の活動にはそぐわないといわれ，保健指導を包括した広義の「健康相談」という言葉が多用されるようになった。ここでも，健康問題の解決に向けた支援を総称して健康相談として扱う。

　産業看護職の行う健康相談は，対象者が自己の問題に気づき，解決方法を自己決定しながら解決する過程を支援することである。産業看護職はその過程に同行し，対象者との相互作用により対象者自身がこれまでの認知や健康観などを変化させ，セルフケアできるようになり，よりよい人生をおくるための内的な成長を遂げることができるように支援し，QOWLの向上を目指す。

　健康相談の対象者はすべての労働者と管理監督者であり，また，当事者を取り巻く関係者も対象となる。産業看護職の行う健康相談は「働く人びとの健康と労働の調和を図り，心身ともに健康で充実した職業生活を送れるようにすること」を達成するための1つの手段であり，それを目指した活動である。したがって，労働が人びとに与える影響や人びとにとっての労働の価値や意味をふまえて問題解決を図り，QOWLの向上を図る。

　健康相談には教育的かかわりやカウンセリングの技法が用いられ，そのための技術や裏付けとなる理論がある。

1. 行動変容に関する理論

　行動変容とは，健康上不適切な行動を「適切な行動」（保健行動；右記参照）に変え，新たに保健行動を開始・継続することである。健康診断後の保健指導では，その結果に基づき対象者が保健行動をとれるように生活習慣を変化させる支援を行う。生活習慣は，個人の信念，知識，態度，経済状況などの個人的要因と，社会資源，社会規範などの環境要因の影響を受けて定まり，行動変容への支援は対象者により多様となる。

　行動変容への支援では，カウンセリング技術を用いながらも教育技術が多用さ

> **保健行動**
>
> KaslとCobb（1966）による「3つの保健行動」
> 1. 健康行動，保健行動
>   予防的防衛的行動（Preventive and Protective behavior）のこと。自分が健康であると思っていて，病気の兆候も症状もない人が健康維持のために行う活動。一次予防と二次予防がある。
> 2. 病気行動，病感行動，病気対処行動
>   病気かどうか確信がもてない，病気の兆候か症状と思われる身体感覚あるいは気持ちで困っている，そのような経験の意味をはっきりさせて健康かどうか判断したい，もし健康でないならどうしたらよいか知りたい，という人の行動。相談相手の選択やアドバイスを求める活動（Help seeking behavior）。
> 3. 病者役割行動，患者役割行動
>   他者によって病気と指摘されたあるいは自分でそう思っている人の行動。医学的に処方された方法を受け入れ，行動を制限し，回復につながる活動（Sick-role behavior）。

れる。教育技術には情報提供，ガイダンス，助言などが含まれるが，対象者にとってどのような支援が適切なのかを見定めるには，行動変容に関する理論が役立つ。

（1）行動変容のステージ理論

プロチャスカ（J. Prochaska）[1]により提唱された理論では，**行動変容のステージ**が5段階に分類されている。

① **無関心期 precontemplation stage**：
　6ヶ月以内に行動変容に向けた行動を起こす意思がない時期

② **関心期 contemplation stage**：
　6ヶ月以内に行動変容に向けた行動を起こす意思がある時期

③ **準備期 preparation stage**：
　1ヶ月以内に行動変容に向けた行動を起こす意思がある時期

④ **実行期 action stage**：
　行動変容が観察されるが，その持続が6ヶ月未満である時期

⑤ **維持期 maintenance stage**：
　行動変容が観察され，その期間が6ヶ月以上続いている時期

人間はこれらのステージを順調に進むばかりでなく，前のステージに戻ることをくり返しながら，徐々に最終目標へ向かうという時間軸の概念が含まれている（図5.2）。たとえば「運動」という保健行動が維持期に到達していても，異動などの環境変化によりその時間がとれなくなり関心期に戻ることもあるし，「禁煙」に挑戦するも失敗により無関心期に戻ることもある。しかし，何らかのきっかけによりまた「運動」や「禁煙」をしようと実行期に移行することもある。このように，

各ステージは一方向に進むのではなく行ったり来たりしながら，次第に保健行動がとれるようになる。

　各ステージにはそれに相応しい支援方法があり，それらを用いながらステージを進めていけるように支援する。対象者がどのステージにいるのかは，解決に関心があるか，関心がある場合は行動変容しようと思っているか，すでに行動変容を起こしている場合はその行動を続ける意思はあるか，というように，特定の健康課題に対するその人にとっての「重要性」と，解決に向けての「自信」を問うことにより把握できる。カウンセリング技術を用いながら対象者の健康課題に対する思い（「重要性」の程度）や行動変容への不安（「自信」の程度）などを共感的に理解しながらも，対象者がどのステージにいるのか客観的に測り，それらを解決できるように関わっていく。

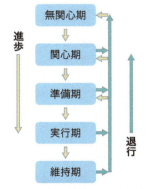

図 5.2　『行動変容のステージ理論』の概念図（プロチャスカ＆クレメンテ　1983 を基に筆者が作図）

　無関心期にいる人は，ある保健行動を継続することが健康上の重大な結果を招くとは自覚できていない場合（「重要性」が低い）や，自分にとって重大と自覚しチャレンジしたものの失敗して挫折してしまい，関心を失っている場合（「自信」が低い）がある。自覚していない人には，行動変容への動機づけがなされるような情報提供をくり返し行うことや，行動変容の成功事例の紹介，このままの生活習慣により引き起こされる疾患からの影響を想像してもらう，などの働きかけを行う。その際には，対象者の反応を確認しながら信頼関係を築くことを大切にする。行動変容への関心のない対象者が不快に感じるような対応を行うと，その後の保健指導を拒否されることもある。しかし信頼関係ができると継続した関わりができ，相互作用のなかから行動変容へとつながる可能性が高まる。一方，自信喪失から関心を失っている人には，行動変容に挑戦したことへの承認を伝えることや，行動変容することでのメリットや周囲からの肯定的評価を再認識できるように支援し，もう一度挑戦する気持ちをもてるように働きかける。

　関心期にいる人は，特定の健康課題解決への関心はあるが，行動を起こそうとは思っていない。その原因としては，行動変容から得られるメリットよりもデメリットの方が大きいと感じていることや（「重要性」が低い），保健行動を起こすための知識が不足していることがある（「自信」が低い）。前者の場合，メリットを再認識してもらい，デメリットを小さくできるような支援が必要となる。一方，後者のように知識が不足している人へは，行動変容のための具体的な方法やモデルを示し，「それならばできる」という「自己効力感」を高めていかれるようにする。

　準備期にいる人は，行動変容を起こすことでのメリットとデメリット（「重要

性」)や，自分にできるかできないかという気持ち(「自信」と「不安」)が拮抗している。自己効力感を高め，行動目標を具体的に定めることや，周囲に行動変容を起こすことを宣言してもらうなど，新たな行動を起こすきっかけを提供するとよい。

　実行期にいる人は，行動変容によるメリットの方がデメリットよりも大きいと思うが，その行動はまだ習慣化しておらず，デメリットを大きく感じれば(「重要性」の低下)，あるいはサボったことで挫折感を味わえば(「自信」の低下)，容易に中断しやすい状態にある。行動を継続するために周囲からの協力を得ることや，継続を賞賛されるなどのサポートや，目標達成によるプレゼントなどの報酬を与えることで，行動の強化を図る。

　維持期にいる人は，行動が習慣化してきており，行動を中断したいという気持ちも少なくなる。しかし，生活環境の変化が行動に影響を与えることもあるため，行動を阻害する要因への対処方法を考えることや，その行動が自分にとって意味あるものであることを再認識できる機会をもち，継続の強化を図る。

　すべてのステージにいる人に共通する健康相談および保健指導の基本的姿勢は，看護職側の一方的な判断を決して押しつけず，常に相談者側がもっている情報や主観的思考を教えてもらう姿勢で，相談者の拒絶や抵抗を減らすことに努力し，相談者の方が主体的に考えられるようにもっていくことである(図5.3)。成功している健康相談および保健指導は，看護職と相談者が1つの白いキャンパスを共有し，そこに相談しながら絵を描いているような姿で，相談者の方が多く話し，看護職は注意深く耳を傾けながら，時々アドバイスをしているような情景である。

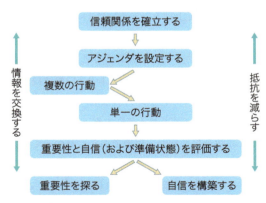

図5.3　健康相談(保健指導を含む)の方法の概念図(出典：ステファン・ロルニック他 2003)[2)]

(2) ヘルス・ビリーフ・モデル

　保健行動を起こすか起こさないかの判断には個人の主観的な合理的判断が関与している。**ヘルス・ビリーフ・モデル**は個人の予防的保健行動に影響する因子から，行動の可能性を予測するためのモデルである。

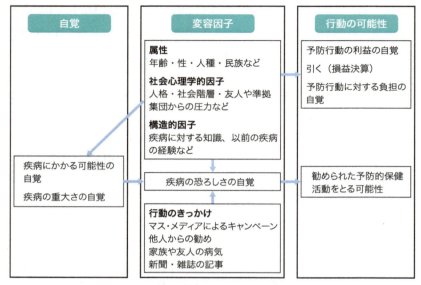

図 5.4　ヘルス・ビリーフ・モデル（Becker, M. H., Drachman, R. H., Kirscht, J. P. (1974): A New Approach to Explaining Sick-Role Behavior in Low-Income Populations, Am J Public Health. 64(3): 205–216. をもとに家田重晴らが翻訳　東京大学教育学部紀要，第 21 巻，1981）

「看護職などに勧められた予防的保健行動をとる可能性」は、「予防行動の利益」が「予防行動の負担」よりも大きいという主観的合理的判断がなされた時に高まる。つまり、行動することによる「利益」と行動に伴う「費用」や「労力」（負担）を天秤にかけて、「利益＞負担」ならば行動を起こすという考え方である。したがってその人にとっての「利益」を上げる、あるいは「負担」を下げることへの支援により、行動変容を起こしやすくなる。また、その人が特定の「疾病にかかる可能性の自覚」がどの程度あるのか、その疾病にかかるとどの程度重大な結果をまねくと考えているかという「疾病の重大さの自覚」の 2 つが合わさることで、自分に起きうる特定の健康問題のリスクが上がり、「疾病の恐ろしさの自覚」となり、「勧められた予防的保健行動をとる可能性」が高まる。

　たとえば、肺がんが生死にかかわる疾患であるとわかっていて「疾病の重大さの自覚」をしていても、喫煙により自分が肺がんにかかる可能性は少ないと思っていて「疾病にかかる可能性の自覚」が低ければ禁煙しようとは思わない。しかし、喫煙している友人が肺がんにかかったことで、自分も肺がんにかかる可能性があるという自覚が高まることで「疾病の恐ろしさの自覚」が高まり、禁煙することもある。この自覚は、疾病に対する正しい知識を知ることや、行動のきっかけによっても高めることが可能である。保健指導時の情報提供や行動変容の推奨、「あなたと同じ程度の血圧でも受診している人が多い」などの身近な人々の健康状況の提示、あるいは健康づくり活動などの環境整備による支援も行動のきっかけとなる。

（3）自己効力感

　自己効力感とは，期待する結果が得られると予測し，そのために必要な行動をうまく行うことができるという確信のことである。自己効力感が高い人は行動を起こしやすく，失敗してもさらなる努力を続けることができる。したがって，健康相談では自己効力感を高められるように支援を行う。以下を対象者にあわせて選択，組み合わせて用いることで，保健行動につなげられる。

① 成功体験

　ある行動への成功体験は，次の別の機会にも「今回もきっとうまく行える」という自信につながり，自己効力感を高める。しかし，失敗体験があると自己効力感を低減してしまう。そのため，達成可能な小さな目標を設定し，成功したら次の目標を設定し，成功体験を積み重ねることで，自己効力感を高め，最終目標の達成に向かうように支援する。

② ロールモデル（代理体験）

　ある行動をうまく実施している友人などを見て，「自分もできそう」と思えると自己効力感が上がる。モデルになる人を観察してその行動を学ぶことで，行うべき具体的な行動がわかり，それがもたらす結果のイメージもつくため，実行に移しやすくなる。TVなどでタレントが行っていた保健行動を見ることも，行動を起こすきっかけとなる。

③ 報酬

　うまく行動でき，目標達成できたときに「ほめられる（報酬）」ことで自己効力感がさらに上がる。自分自身の喜び以上に，他者からの賞賛はさらなる自信につながる。健康相談では，対象者の努力やできたことへの賞賛をくり返すことで次の目標に進むことができ，行動の継続を支援できる。

④ ガイダンス（言語的説得）

　「あなたならできる」と励まされると自己効力感は上がるが，具体的な行動のイメージができると「それならばできる」とさらに思えるようになる。しかしイメージのみのため，実行して不測の問題が生じると自己効力感が下がり，容易に中断しやすい。健康相談では，実行状況を確認して，新たに生じた問題の解決を図れるような支援を行い，行動の継続を図る。

2. 健康相談技術

　働く人びとは，基本的には自分の生活を自分自身で整える能力をもっている。しかし，そのあり方が健康に影響を及ぼし，一部がうまく機能しなくなることで，対象者のみでは解決できない健康問題が生じることになる。それに対して産業看護職は，対象者は問題解決できる人であることを認識して，対象者が自己決定しながら，やがてはセルフケアできるようになるまで，相談技術や教育技術を用いながら支援する。

　健康相談は産業看護職による一方的な関わりではなく，対象者との相互作用に

より進められ，対象者との信頼関係のうえに成り立つ。信頼関係は，対象者が安心して話すことができ，自分のことを理解してもらえるという心理的状態のなかで，相互の交流が図られながら形成される。その関係性が効果的な相互作用をもたらし，問題解決へと向かう。対象者が健康課題を自分のものとして捉え，解決の道筋を考え，その解決方法を自己決定する過程を支援するために用いられる健康相談の基本的技術について以下に説明する。

(1) 相談技術
① 傾聴

対象者の話したいことに心を傾けて聴くことである。つまり，対象者の話の意味を文字どおりに聞くのではなく，相手の内面に目を向け，話の背後に隠されている意味をわかろうとして積極的な態度で聴くのである。

相談を受けたとき，相談内容を理解しようとして対象者の話をさえぎって質問したり，問題を早合点したり勝手に解釈してしまうことがある。そうすると話の筋が変わってしまい，真の問題が見つけ出せなくなり，有効な解決方法につながらないことになる。相手の話の流れに沿いながら話を聴き，一段落したところで，これまでの話をまとめて理解した内容を伝えて確認し，相手と共有していく。そして，重要だと思えるところを「それについてもう少し詳しくお話しくださいますか」などと深め広げながら，解決すべき問題を把握する。特に，メンタルヘルスに関する相談では，問題が整理され経時的に話されることは少なく，対象者自身が混乱していることもあり，真の問題が隠されていることもある。

傾聴では，産業看護職が尋ねたいことを聞くのではなく，対象者が話したいことを聴くので，対象者が安心して話せるなかで解決すべき問題が明らかになってくる。

② カウンセリングマインド

カウンセリングを行うときの基盤となる態度・心構えのことである。安心して話せる場づくりと，受容，共感により信頼関係が形成されていく。対象者は自分では解決できない問題を抱えており，自分の機微な問題を相談することに緊張や混乱をしていることが多い。そのため，話しやすい雰囲気づくりを行い，相手の気持ちや不安へ理解を示し，相手のペースで話し始められるようにする。そして，相づちや頷きなどにより話し続けられるように励まし，相手の考え，行動，感情を評価や批判をせずにありのままを受け入れ（受容），相手の気持ちや思いを「あたかも」自分が経験しているように感じとる（共感）。

対象者に共感できないと，「それはおかしい」「あなたが間違っている」などの自分の評価が働いて受容できなくなり，傾聴も難しくなる。そうなると，対象者とともに考え，問題解決に向かうという支援もできない。対象者の話を聴いていると，自分にもさまざまな思いがわき，話への関心がそれてしまった

り，自分の正しいと思う方向へ対象者を導こうとすることもあるので，対象者が中心であることを常に自覚しておかなければならない。

カウンセリングマインドにより対象者が自分のことをわかってもらえると感じ，相互交流が生じて始めて，関係性が形成されていく。

③ 観察

非言語的なコミュニケーションから対象者への理解を深めることができる。対象者の表情や目線，声のトーンや大きさ，姿勢や態度，服装などを，表出された言語と合わせることで，相手の感情の理解や真意をつかむ手がかりになる。たとえば，対象者が「わかりました」と答えたとしても，表情や声の調子から，納得していない様子や緊張している様子を読み取ることができる。

観察から対象者の微妙な変化に気づくことで，言葉の裏にある対象者の思いを推測でき，対象者への次の働きかけも違ってくる。

（2）教育技術

健康相談で用いられる教育技術には，対象者が判断や行動を起こすために必要な情報や知識，技術を伝え，助言することなどがある。

対象者が活用できる医療機関や制度などの地域資源に関する情報提供や，行動変容を起こすための動機づけにつながる知識の提供，自己効力感を高める具体的な技術の提示，自己決定による目標の設定，行動変容を継続するための評価や承認など，対象者のニーズを把握しながら，対象者が問題解決の方向性を見出し，行動を起こせるようにかかわる。したがって，情報のなかから対象者に適切なものを選択して提供する必要があり，決して一様な支援とはならない。たとえば，健康診断結果が同じ「脂質異常」であっても，どうして脂質異常となったのかは対象者により異なるし，対象者がもっている知識も異なる。さらに，行動変容への意欲や健康に対する価値観，労働生活や日常生活の背景も異なる。産業看護職は，対象者を総合的にアセスメントして必要な情報を取捨選択し，その人にあった具体的方法で提案する技術を要する。

教育技術は，対象者が望ましい方向へ進んでいけるように導くという意味合いが強いが，対象者の準備状態によって，解決に向かう速度や望む方向性が異なるため，相談技術を用いながら，対象者が主体となって問題解決できるように支援しなければならない。たとえば，対象者が行動変容を起こさないことに産業看護職が困っていることがあるが，産業看護職が望ましいと考える目標に向かって誘導したいために教育的な関わりが相対的に大きくなり，それが対象者のニーズと合致せずに行動を起こさないこともある。

（3）健康相談の展開方法

健康相談は，対象者との信頼関係を形成しながら，情報収集とアセスメントを行い，対象者の自己決定による目標を設定し，結果を評価し，次の支援方法を決

定していく過程である。したがって，産業看護職はこれらの過程を対象者に寄り添い，先を見通しながら同行していくことになる。

① 信頼関係の形成

健康相談を開始して間もない時期は，対象者との関係はまだ作られていない。対象者は「自分の悩みをこの人に相談してもよいのだろうか，わかってもらえるだろうか」などの不安を抱いている場合もある。対象者が相談してもよいのだと感じられるような態度と言動で出迎えることが大切である。そして，受容と共感をもって傾聴し，相互作用を深めていくなかで信頼関係が構築されていく。また，守秘義務（対象者の相談内容は許可を得なければ他者に伝えることはないこと）を守ることも信頼関係の形成には不可欠である。

② 情報収集とアセスメント

対象者から語られた情報が理路整然としていることは少ない。情報を時系列に沿って並べ替えたり，情報を整理・統合し，真の問題を見出す。産業看護職が理解した内容や問題を常に相手に確認しながら共有していく。

③ 目標設定

明確になった問題を対象者がどのように考え，どうしたいと思っているのかを確認しながら，問題解決方法をともに考える。産業看護職は問題解決への見通しを立てながら同行するが，その方向に対象者を導くのではなく，対象者自身が望む方向へ解決方法を決定できるように支援する。問題を抱えているのは対象者であり，目標設定や解決方法を考え決定する主体は対象者でなければならない。対象者自身がそれによりどうなるのかという結果をイメージできると，行動の開始，継続につながりやすくなる。

面接ではさまざまな事柄が話し合われるので，面接終了時には，話し合ったことをまとめ，設定した目標と具体的な行動を確認しあう。

④ 評価

行動した後の面接では，目標達成度をともに評価する。達成できなければ方法の再検討を行い，阻害要因の除去方法を考える。達成されれば，支援の継続の必要性を判断して，必要なければ終了する。その際は，いつでも相談できることを伝え，必要に応じて支援できる関係性を継続しておく。

健康相談は1回で終了する場合もあるが，メンタルヘルス不調や複雑な問題で継続する場合は，対象者の問題解決に向かうスピードに合わせてその過程を共有し，複雑・重大な問題は小さな問題に分けて一つひとつの解決を探り最終的な解決へと導く。継続面接の場合は，開始時に今回の面接で相談する事柄について確認しあい，面接を行う意味を明確にしておくとよい。

（4）健康相談の手段

健康相談は直接会って話す面接相談が基本であるが，電話，電子メール，ICT*による遠隔面接相談などもある（表5.6）。それぞれの特徴をふまえて，複雑な相

【ICT（Information and Communication Technology）】
情報通信技術のことで，健康相談ではテレビ電話などが使用される。

表 5.6　健康相談の手段とその特徴

手　段	特　徴
面　接	相手の反応を確認できるので信頼関係を形成しやすい 言語，非言語の情報が得られる 必要な資料などを提供できる 決められた時間と場所が必要である
電　話	遠隔地の対象者が相談できる 時間や場所を選ばず気楽に相談できる 顔が見えないため匿名での相談が可能である 緊急の相談が可能である 声からの情報のみのため，反応を確認しにくい
電子メール	遠隔地の対象者が相談できる 時間や場所を選ばず気楽に相談できる システムによっては匿名での相談が可能である 文字として残るので読み返すことができる 文字からの情報のみのため，内容の真意が伝わりにくく複雑な事柄の相談は難しい 相手の反応が見えず一方向のコミュニケーションになりやすい
ICTによる遠隔面接	遠隔地の対象者が相談できる 面接に比べて非言語的コミュニケーションの種類が限定される 設備が必要となる

談内容は面接，面接後の簡単な確認は電話や電子メールと使い分け，効果的かつ効率的に行うとよい。ICTによる遠隔面接相談の場合は，設備管理やプライバシーの保護に留意するなど環境を整える必要がある。

(5) 健康相談の場面

　健康相談には，健康診断後の保健指導のように呼び出しによる相談，本人からの希望による自発相談，要健康管理者との定期的な相談，問診のように健康診断の1項目として行う短時間の相談がある。それぞれの場面に応じた目的があり，その特徴をふまえた面接を行う。

① 自発相談

　　自発的に訪れる場合は，対象者自身が問題を抱えていることを自覚しており，その解決を図ろうとしていることが多い。まずは対象者の話を傾聴し問題を理解していく。機微な問題の場合は，最初から表現されるとは限らないので受容，共感をもって真の問題をわかろうとすることが大切である。

　　対象者自身の問題に関する相談と，部下など他者に関する相談がある。他者についての相談では，相談者自身が他者のことで困っているので，相談者の困りごとの解決を図る。たとえば，部下についての相談であれば，部下に面接に

来てもらうようにしたり，部下への対応をひとりで抱え込まずに連携していく体制をつくるなど相談者を支援する。また，他者から勧められて相談に訪れた場合は，対象者が相談するよう勧められてどのような気持ちでいるのか，その問題をどのように捉えているのかを理解し，対象者がどうしたいのかを確認して，それを支援する。たとえば，対象者がその事柄を問題とは考えていない場合は，相談を勧めた人との認識のずれをどのように解消すればよいのかを考えることになる。

② **保健指導**

呼び出しによる保健指導では，産業看護職が健康問題を解決したいと思っているものの，対象者は問題意識がなく行動を変えようとは思っていないことがある。そのため，面接の開始には呼び出されたことへの不安や不満を理解し，面接の目的を伝える。対象者の行動変容への動機づけはなされていないので，その問題をどのように捉えどのようにしたいのかを確認しながら，行動変容に向かうステージが進められるように働きかける。

ただし，受診の必要や，労働への影響が生じる可能性がある場合は，関係性を保ちつつも教育的なかかわりを強くして解決へと導くことが必要となる。

③ **要管理者面接**

疾病による就業措置を受けている場合は定期的な面接を行う。疾病の程度により面接の間隔はさまざまであるが，対象者が疾病や就業措置をどのように受け止め，疾病と労働のバランスをどのようにとっているのか，それが適切であるのかを確認していく。たとえば，骨折のような一時的な身体疾患の場合は，その人自身が大きな不安を抱くことは少なく，また回復状況を自他ともに確認でき，管理監督者の理解も得られやすいため，双方の調整を図らなければならないことはあまりない。一方，慢性的な身体疾患の場合は，疾病と労働のバランスをとれるようにセルフケアを身につけるための支援を行う。また，悪性腫瘍など侵襲性の大きい疾患や，予後不良の疾患などの場合は，きめ細かな労働生活の工夫や調整，精神的サポートが必要となる。精神疾患の場合は，他者から病状が見えず理解を得られにくく，種類によっては再発や増悪をくり返す特徴もあり，労働とのバランスをとれるように認知や行動の変容を支援し，管理監督者との調整を図ることも必要である。

要管理者への面接の目的は，疾病と労働の調和を図れるように適切な就業措置を行うことであるが，産業看護職にはその人がより良く働くことができるように不具合の生じている生活面から支援する役割があり，対象者のみならず関係者それぞれの立場と心情を理解して面接を行い，皆が納得できるように調整しなければならない。

④ **健康診断時問診**

産業看護職の行う健康診断時問診は，異常の早期発見のみならず心身の健康状態の把握と適応状況の確認，生活および労働状況の把握，自覚している健康

状態の確認を行い、心身の不調の早期発見のみならず働く人びとが健康について考える機会となるようにする。健康診断の結果をみて「悪いところがなくてよかった」という身体の健康チェックのみで終わらせるのではなく、短い時間でも自分の生活を振り返り健康との関連に気づき、保健行動をとる契機となる有意義な健康診断となるように問診を行うことが重要である。また、短い時間の問診でも信頼関係の構築に努め、問題解決への支援の必要な人たちを次の面接へとつないでいく。

【文献】
1) ジェイムズ・プロチャスカ、ジョン・ノークロス、カルロ・ディクレメンテ著、中村正和監訳（2005）：チェンジング・フォー・グッド　ステージ変容理論で上手に行動を変える．法研
2) ステファン・ロルニック、ピップ・メイソン、クリス・バトラー著、(社) 地域医療振興協会公衆衛生委員会 PMPC 研究グループ監訳（2003）：健康のための行動変容．法研

第3節　健康教育

健康教育には個人に対するものと集団に対するものがある。個人に対する健康教育は、健康相談での教育技術を用いて実施される。一方、集団への健康教育は、労働安全衛生法に定められている労働衛生教育（次ページ参照）と、事業場独自に企画、実施される健康教育とがある。産業看護職は労働衛生教育の一部を担当することもあるが、看護職の視点から企画・実施することも多い。

健康教育の定義は種々あるが、WHO は「ヘルスプロモーション用語集」[1]のなかで

> 『健康教育とは、意識して企画した学習機会を意味し、個人やコミュニティの健康を導くような知識の向上や生活技術の開発といったヘルスリテラシーの改善をねらったある種のコミュニケーションを含んでいる。健康教育とは単に情報のコミュニケーションを意味するだけでなく、健康を改善するための活動をするのに必要な動機、技術、自信（セルフエフィカシー）を育てることも含んでいる。健康教育は、個人のリスクファクターやリスク行動だけでなく、ヘルスケアシステムの利用や健康に影響を与えている社会的・経済的・環境的状況についての情報のコミュニケーションを含むものである』

としている。

つまり健康の保持増進を目指して、知識の向上、保健行動を起こすための技術の習得、保健行動を起こそうとする態度の形成により、行動変容を起こせるように働きかけることが重要である。

対象者や集団が最終的に保健行動を実践できるように、具体的には① その問題に関する知識を習得し問題解決することを理解する（認知の変容）、② 問題解決に向けて行動を起こそうとする（態度の変容）、③ 日常生活で問題解決のための行動を起こす（行動の変容）ことを目指す。そのため、健康教育の計画にあたっては、

> **労働衛生教育**
>
> 　労働安全衛生法第59, 60条により,雇入れ時,作業内容変更時,危険または有害業務就業時には,職長および監督者,危険または有害業務就業者に対して安全衛生教育を実施することが定められている。
> 　その進め方については,通達により安全衛生教育推進要綱で体系的に示されている。
>
> 〈労働衛生教育例－有機溶剤業務従事者〉
> 　有機溶剤中毒の予防対策の一環として,有機溶剤業務に就く者に,①有機溶剤による疾病および健康管理,②産業環境管理,③保護具の使用方法,④関係法令についての知識,を付与する。
> ①有機溶剤による疾病および健康管理（1時間）
> 　・有機溶剤の種類およびその性状
> 　・使用される業務
> 　・健康障害とその予防方法および応急措置
> ②産業環境管理（2時間）
> 　・有機溶剤蒸気の発散防止対策の種類およびその概要
> 　・発散防止対策に係る設備および換気のための設備の保守と点検方法
> 　・作業環境の状態の把握
> 　・有機溶剤に係る事項の掲示と区分の表示
> 　・有機溶剤の貯蔵および空容器の処理
> ③保護具の使用方法（1時間）
> 　・保護具の種類とその性能
> 　・使用方法および保守管理
> ④関係法令（0.5時間）
> 　・労働安全衛生法,労働安全衛生法施行令,労働安全衛生規則および有機溶剤中毒予防規則の中の関係条項

　対象の健康状態や問題に対する準備状態を把握し,最も適した方法を選択しなければならない。そのためのいくつかの理論と方法がある。

1. 健康教育に関する理論

　個人の健康教育では,健康相談で示した「行動変容のステージ理論」「ヘルス・ビリーフ・モデル」「自己効力感」の理論を活用でき,集団には「プリシード・プロシードモデル」「ポピュレーションアプローチ」「ハイリスクアプローチ」を活用できる。

（1）プリシード・プロシードモデル

　プリシード・プロシードモデルは,グリーン（L. W. Green）らにより1970年代に費用便益分析を用いて保健プログラムを評価するために開発されたプリシード・フレームワークから発展した保健プログラムを計画,実施,評価する総合モデルである（図5.5）。

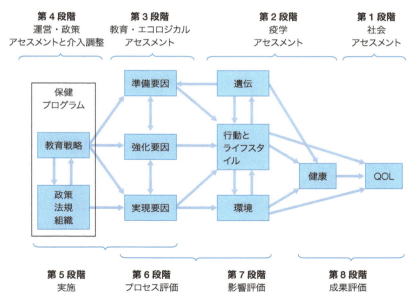

図5.5 プリシード・プロシードモデル（出典：ローレンス W. グリーンら 2005）[2]

　プリシード（PRECEDE）とは，Predisposing, Reinforcing and Enabling Constructs in Educational/Ecological Diagnosis and Evaluation（教育／エコロジカル・アセスメントと評価のための前提・強化・実現要因）をいう。プロシード（PROCEED）とは，Policy, Regulatory and Organizational Constructs in Educational and Environmental Development（教育と環境開発における政策的・法規的・組織的要因）のことであり，その頭文字を合わせ，プリシード・プロシードモデルという。

　プリシードの段階では，まず第1段階の社会アセスメントで個人や集団のニーズやQOLに関する考え，主観的に捉えられた目標を明確にする。第2段階の疫学アセスメントで，第1段階で明らかになった目標に関連する情報を収集して，そのなかからプログラムにより解決を図る問題を特定する。そして，プログラムのための具体的な健康に関するゴールや課題を特定できる指標を定める。次に，その課題に関連する「遺伝」「行動とライフスタイル」「環境」要因や相互作用についてアセスメントする。第3段階の教育／エコロジカル・アセスメントでは，「行動とライフスタイル」「環境」要因に影響している準備，強化，実現要因をアセスメントする。「準備要因」とは個人や集団の知識，態度，信念，価値観，認識などであり，「強化要因」とは行動することにより他者から受ける報酬やフィードバックで，「実現要因」とは行動変容を起こすための技術や活用可能な資源のことである。「行動とライフスタイル」は個人や集団の知識や信念などが基盤となり，その行動をとりやすい環境やライフスタイルを維持できる環境などにより「行動とライフスタイル」がつくられ，周囲の人びとからのプラスのフィードバックやサポート

により行動とライフスタイルが強化されていく。そのため，「行動とライフスタイル」を形成している要因（準備，強化，実現要因）を選び出し，その要因に介入することで「行動とライフスタイル」を変化させることができる。また，同時に「行動とライフスタイル」に影響している「環境」を整えることで，さらに「行動とライフスタイル」が変化する。したがって，第4段階では前段階に基づき，プログラムに影響する法規制や組織的な政策を考慮しながら計画を立てる。

プロシードの第5段階では，介入計画の前提となっている「準備要因」「強化要因」「実現要因」に，計画を立てて働きかける。第6段階では，「準備要因」「強化要因」「実現要因」ならびに「行動とライフスタイル」「環境」への介入計画の実施状況はどうであったか，プロセス評価を行う。そして，第7段階では介入により「準備要因」「強化要因」「実現要因」ならびに「行動とライフスタイル」「環境」がどのように変化したのか，その影響を評価する。第8段階では，第2段階で定めた指標が変化したか，それにより第1段階で明確にした目標が達成できたかという最終的成果を評価する。

プリシード・プロシードモデルはプランニングモデルであり，その段階を順に進め，逆の順に評価することで，目標，計画，実施，評価がズレずに行える。このモデルを使用した健康教育の事例を示す。

事 例

　A職場は設備の保守点検業務を行っており，1時間以上自動車を運転して現場に行くこともある。職場には60歳以上の高年齢労働者が増えており，従業員の2割を占めるようになった。健康診断結果では高年齢労働者の7割が有所見者であった。A職場の高年齢労働者のQOLを高めるための保健プログラムを作成したい。

　第1段階では，高年齢労働者のQOLに関する考えや問題だと思っていること，職場のニーズを把握する。高年齢労働者は65歳まで元気に働きたいが，持病が悪化しないようにと思っている。管理監督者は経験を活かしてもらいたいので元気でいてほしいが，持病をもっている人が多く，長く運転することもあるので心配している。このことから，A職場の高年齢労働者のQOLを「健康状態を保持しながら元気に働き続ける」こととした。

　第2段階では，健康状態の保持に関連する情報－健康診断の各項目の結果，疾患の種類と罹患割合，受診率，治療状況，生活習慣（運動，食事，喫煙，睡眠，休養など），労働時間，作業内容，作業環境，勤務形態など－を収集する。これらから，生活習慣のなかでも特に運動不足を問題として取り上げた。自動車通勤が多く，業務でも自動車移動のため，活動量が少ないこと，運動習慣のない人が8割いること，加齢に伴う筋力の低下があること，高血圧症や糖尿病の人が多く活動量を増やす必要があること，運動不足だと思ってい

る人が多いことがあげられ，健康教育により「日常生活のなかで運動することを意識して実践する人が5割を超える」「運動習慣のある人が3割を超える」「運動不足と思う人が4割以下になる」「運動の必要性を理解する人が8割を超える」ことを指標とした。運動のための「環境」要因として，福利厚生制度のスポーツジム補助券，職場近くの運動公園，徒歩15分圏内の駅，3階の職場，を確認した。「行動とライフスタイル」として，95％が自動車通勤していて活動量が少ない，業務のための移動は自動車を使用して活動量が少ない，朝礼のラジオ体操ではダラダラしている人が多い，2割の人に運動習慣（ウォーキングが多い）がある，趣味でゴルフをする人が4割いることがあげられた。スポーツジムの補助券をもらっている人はほとんどなく，昼休みや終業後に運動公園を利用する人はいなかった。

　第3段階の「準備要因」として，運動不足だと自覚する人が多いことと，有所見率が7割であることから，保健指導などで運動の知識はあると推測できることをあげた。「強化要因」として，管理監督者が心配していることがあげられた。「実現要因」には，3階の職場まで階段を利用できる，近くの運動公園に昼休みに行ける，ラジオ体操を行っている，ことがあげられた。

　第4段階では，健康教育の内容を決定する。準備要因から運動不足の自覚と，高血圧や糖尿病関連の運動知識はあるが，加齢に伴う運動機能の変化についての知識はないかもしれないと考えた。強化要因では管理監督者がサポーターになることが期待できるので，職場全体で運動を推奨する取組みを行い，管理監督者から表彰してもらえる仕組みをつくることで，強化要因を増強できると考えた。実現要因からは日常生活に運動を取り入れられる環境にあると考えた。これらから，加齢に伴う身体機能の変化と，その変化に対処する具体的な方法（ラジオ体操の正しいやり方，階段昇降時の注意，運動公園までのウォーキング，自動車運転後のストレッチなど）のための健康教育を行うことにした。また，事業場でウォーキングラリーを企画し，表彰してもらえるように衛生委員会で提案した。

　このように情報を整理することで，どの要因が不足しているのか，どの要因を活用できるのかがわかり，効果的な健康教育につなげることができた。

　また評価するときには，まず第4段階で企画した教育とウォーキングラリーはどのくらい実現できたか（実施評価），次に第3段階の「準備要因」「強化要因」「実現要因」はどのくらい活性化したか（プロセス評価），そして第2段階の数値目標はどのくらい達成できたか（影響評価），最後に第1段階の「健康状態を保持しながら元気に働き続ける」にはどのくらい近づけたか（成果評価），という順序で評価することにより，当初の計画と評価がずれることなく行えた。このモデルを使用しなかった場合，例えばウォーキングラリーは実現でき，なんとなく皆の満足感は上がったが，そもそも当初の大きな目標は何だったかというところにまで戻れなくなっていたことも考えられる。現実

の保健プログラムにおいても，このようなことは珍しくない。そのため，「目標」「計画」「実施」「評価」がずれることなく行えるところに，この理論の最大のメリットがある。

（2） ポピュレーションアプローチとハイリスクアプローチ

集団のうち，健康障害を起こす高いリスクを有する者に対してリスクの軽減を働きかけ，その者の疾病を予防する方法を**ハイリスクアプローチ**とよぶ。一方，リスクの低い者も含め集団全体に働きかけ，集団としてのリスクの軽減を図る方法を**ポピュレーションアプローチ**とよぶ[3]。

ハイリスクアプローチは，個人への保健指導あるいは同じリスクを有する集団への健康教育として行われる。対象者がハイリスク群であるため健康問題を自覚していることも多く，行動変容の動機づけや，具体的な保健行動の提示，あるいは受診勧奨を通して行動を起こしやすい集団でもある。たとえば，血圧値が高い者（ハイリスク者）ほど脳卒中への恐れを自覚しやすく，治療行動につながる。このようにハイリスクアプローチは行動変容を起こしやすく，重大な疾患を発症させるリスクを下げることに役立つが，集団的視点からはその効果は限定的で，ハイリスク予備群がハイリスク者に移行するため，総体的にハイリスク者数を減らすことは難しい。

一方，ポピュレーションアプローチは，多くの人々が少しずつ自分のリスクを軽減させることで，集団全体としてのリスクが減少することに注目し，集団全体のリスクの分布をシフトさせる手法である（図5.6）。したがって，高リスク群から中リスク群，中リスク群から低リスク群への移行が起こり，結果的にハイリスク者を減少させることができる。また，ポピュレーションアプローチの対象者に

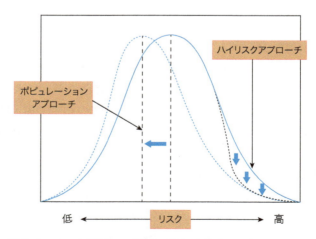

図5.6　ポピュレーションアプローチとハイリスクアプローチ
　　　（出典：健康日本21　http://www1.mhlw.go.jp/topics/kenko21_11/s0.html）

はハイリスク者も含まれ，ハイリスク者のもつリスクの軽減にも役立つ。しかしながら，ポピュレーションアプローチ対象者のリスク曝露の程度は広く，リスクを低減しようとする態度や知識も異なるため，行動変容への働きかけには，その集団の特性を把握し，有効な方法をとらなければならない。たとえば，参加希望者による健康教育やイベントには健康に関心のある者が集まりやすく，積極的なリスク軽減の必要な者が参加しないことは少なくない。産業現場では，ある特定の健康障害を起こすリスクをもつ集団を対象とすると，その因子を保有していることを周囲に知らせることにもなる。そのため，限局した集団へのポピュレーションアプローチではなく，すべての労働者を対象に実施することが多い。

集団の健康度を高めるにはハイリスクアプローチとポピュレーションアプローチを組み合わせながら効果的に対策をとっていく必要がある。

2. 健康教育の技術

健康教育は，集団に対して保健行動のための知識や技術を提供し，認知・態度・行動変容するための支援を行う。健康相談で示した教育技術に加え，プレゼンテーション技術やグループワークの技術も必要となる。

また，健康教育を契機に管理監督者や労働者から相談が持ち込まれることもあるので，集団への健康教育であっても内容や伝え方などを工夫して，対象者との関係形成に努めることが大切である。

（1）プレゼンテーション技術

健康教育において知識や技術を提供するときには，伝えたい内容を対象者にわかりやすく示す必要がある。プレゼンテーションは，目的に合わせて内容を吟味し相手に伝えるコミュニケーションの一部である。相手は自分とは異なる価値観や考え方をする人であり，自分が伝えたい内容を期待どおりに理解するとは限らない。したがって，プレゼンテーションではまず，誰に何を伝えたいのかを明確にする。1回の健康教育に多くのテーマを入れると内容が拡散し，対象者が全ての内容を覚えられず，効果が薄れることになる。したがって基本的に1回に1つのテーマとする。

次に産業看護職が伝えたい内容を相手が正確に理解できるように，相手に合わせた伝え方や話し方を工夫する必要がある。医学専門用語は一般の言葉にいいかえる，適当な大きさと速さの声で明瞭に話す，相手の反応を見ながら説明を加える，例を示し具体的に説明する，などは最も基本的な心得である。

資料作成にあたっては，表やイラストを用いて，対象者の理解が深まるよう工夫する。パワーポイントでは，伝えたいことを強調し，画面に変化をつけて飽きさせずに集中させるなどの工夫が必要である。また，パワーポイントに文字が多すぎると，その文字を追ってしまい，話しに集中できなくなるので注意する。配布資料は，健康教育終了後にもくり返し見ることができるので，わかりやすく役

立つ物を作成し，効果の持続につなげたい。

なお，必ずリハーサルを行い，多くの人からの助言や意見を十分に反映させ，修正を重ねて準備を整えると，当日の効果的なプレゼンテーションにつながる。

（2）グループワークの技術

知識や技術を一方的に伝えるのみでは，行動変容は起きないことが広く知られている。対象者が主体的に問題解決に取り組めるようエンパワメントするための1つの方法として，グループワークが用いられる。

しかし多くの現場では，短時間のグループワークは形式的な相互交流に留まりやすいことや，職場のメンバーの和を尊重して自分の意見を積極的に言わないことなどの困難さも経験している。

短時間であってもグループワークの目的を理解し，効果的な意見交換や検討が行えるように，産業看護職は，対象者間の緊張を解き，意見を出し合える雰囲気をつくるようにしなければならない。それには，グループワーク前にアイスブレイク*を行うことが有効である。対象者の緊張を和らげ交流を活発にするのみでなく，グループワークのテーマにつなげやすくするよう，目的にあったアイスブレイクを企画するとよい。

また，グループメンバーの構成や，話しやすいテーマにするなどの工夫も必要である。なお，産業看護職がグループに入り，意見を拾い上げたりまとめることで，グループワークの活発化をファシリテイトすることもある。

3. 健康教育の実際

（1）企画

現場で実際に行われている健康教育は，目的を設定しそれに合わせて対象集団を選定する場合と，あらかじめ対象集団が決定されている場合とがある。いずれの場合でも，対象集団の特性を把握し，それに合わせた目標を設定し，評価指標，内容，方法を決定するという手順は変わらない。

企画にあたり，まずは事業主や労務人事担当者，対象集団の管理監督者，従業員などと，その職場の健康課題について共通理解と合意を形成することが重要である。その上で，目的・目標の設定，対象集団の選定，内容や方法の検討を行う。

① テーマと対象集団の決定

健康教育のテーマは，健康問題やニーズから決定されるが，健康問題に対する知識や態度は個々の対象者により異なり，学習への準備状態がさまざまであることも多く，そのことを考慮した企画が必要となる。

健康教育のテーマによって性別，年齢別，職位別，業務別など対象とする集団が決まってくる。産業看護職は日ごろの活動を通じて把握している対象集団の特性を，企画に活かしていく。たとえば，一般従業員へのメンタルヘルス教育を行う場合，各課の人間関係やサポートの状況，従業員の意見などを考え合

【アイスブレイク】
緊張している状態（アイス）を壊す（ブレイク）ことであり，研修などで参加者全員が和やかな雰囲気になること，参加者同士のコミュニケーションを促進すること，参加者がその場にいることへの安心感をもつこと，を目的に行う。本題に入るためのウォーミングアップであり，効果的な研修とするための場づくりでもある。

わせ，部署を対象とするのか，年齢層を対象とするのかなど，どの集団にどのような教育が必要かを検討する。こうして，テーマに合わせた対象集団選定と，対象集団に合わせたテーマ決定を，相互に行っていく。

テーマに合致した集団を選定する場合は，参加希望者を募ることや，事業場の担当者が参加者を決定することがある。また，目的，目標に合わせて対象集団の人数が決まる。たとえば，知識の普及であれば大集団への講演会が，行動変容を目指すのであれば小集団でのグループワークが選択される。

② 目的，目標

目的は健康教育の方向性を定めるものである。この健康教育で何を目指すのか―その集団がどのようになりたいのか，その集団にどうなってほしいのかなど，対象集団のQOWLの向上に向けて現状がどのように変化していけばよいのか―を設定する。

目標は目的を達成するために具体的にねらうものである。目標は目的に達するための過程であり，目的に向かうにはいくつかの道筋があるため，目標は複数設定される。目的を達成するには何（知識，技術）が必要か，何ができるようになればよいのか，何が変わればよいのかなど具体的に表す。

目標でどのような行動あるいは理解がどの程度できたら達成したとするのかという評価基準と，それを測るための指標を，この時点で決定しておき，健康教育の評価とすることも重要である。

③ 手段と方法

健康教育はさまざまな場面で実施され，それに応じた手段を用いる。

・集合研修

目的に合わせて対象集団を選定でき，まとまった時間が確保されるため，目標達成しやすい。明確な健康問題やニーズがあり，その解決に向けて行うには有効である。

・朝礼などでの短時間の職場研修

インフルエンザ予防やストレッチなど短時間に伝えられ，その集団すべての人に役立つ情報提供に有効である。月1度など継続的に実施することで，その集団の保健行動への認識の向上に役立つ。

・ポスター，リーフレットなど

対象者を選ばず，情報提供できる。ただし，多くの情報は盛り込めない。くり返し目にすることで，その健康問題に関心を向ける効果は期待できるが，関心のある人しか読まないこともある。

目標に合わせて内容，時間配分，方法を決定する。大集団の場合は講演会や上映会，小集団の場合は講義や，グループワーク，演習などを組み合わせるとよい。

また，使用する教育媒体を決定，準備する。教育媒体の特徴を踏まえ，対象

表 5.7 教育媒体の種類と特徴

教育媒体の種類	特徴
テキスト，リーフレットなど	正確な情報を伝えられる くり返し読むことができる
パワーポイント，スライドなど	図表やイラストなどで講義内容をわかりやすく伝えられる 健康教育後に内容の確認がしにくい
DVD，演劇など	動きがあり，参加者の関心を引きやすい 演劇ではシナリオや練習など準備時間がかかる
模型，実物など	実際に見ることや触ることができ，実感しやすい
チェックリスト	体験することで気づきや実感につながりやすい

の理解を助け，関心を深められるものにする（表5.7）。具体的には，持ち帰るためのテキスト，講義の理解を助けるパワーポイント，演習で使用するチェックリストなど複数組み合わせて，健康教育の効果を高めるようにする。

たとえば，VDT作業の健康影響を理解できるように頭や腕と同じ重さの模型を準備して，対象者に持ち上げてもらうことで正しい作業姿勢の必要性についての理解を促したり，メンタルヘルス不調者が相談にいくまでの迷いや不安な様子と対応方法を演劇やDVDにより知ってもらうことができる。

④ 実施，評価，報告

計画に基づいて実施する上での注意点は，対象者の反応を見ながら説明を加えたり，時間調整や積極的参加への働きかけを行うなど，目標が達成できるように柔軟に対応することである。

評価は計画時に設定した評価指標および評価基準に基づき，ストラクチャー，プロセス，アウトプット，アウトカム評価（p.181参照）を事業場の担当者等とともに検討する。同じ健康教育をくり返し実施する場合は，1回ごとに評価して次回の内容や進め方の改善につなげ，より効果の上がる健康教育となるように活かす。また健康教育の結果は，安全衛生委員会などで報告し，事業場の健康問題の解決に役立てる。

⑤ 企画書，指導案

企画書は，事業場の担当者や関係者と健康教育の目的・目標を共有し，計画的かつ効果的に実施するために必要となる。企画書には，企画の意図，目的，目標，対象者，実施日時，実施場所，プログラム，評価指標と方法について記載する（図5.7）。プログラムは，目標達成できるように理論を活用しながら作成する。たとえば，メンタルヘルス健康教育のなかでストレス・マネジメント方法を考えるグループワークを行うときに，自己効力感をあげるために，成功体験をそれぞれ話してもらい，他のメンバーの行っている具体的方法を学び，

企画の意図	A部には毎年約10人の異動者があり，異動前の部署でのメンタルヘルス研修の実施状況はさまざまである。また，前回全社的にストレス・マネジメント研修を実施したのは3年前であり，セルフケアの基本的な方法について理解している一般社員が少なくなっていると考えられる。そのため，計画的に全一般社員を対象に実施する必要がある。
目的	メンタルヘルス不調予防のためにセルフケアを行えるようになる
目標	① 全社労働者のストレスの現状を知り，ストレス・マネジメントの必要性を理解できる ② 自己のストレス状態を理解できる ③ ストレス・マネジメントの方法がわかる
対象者	ここ3年間の異動者30名と今年度全社的従業員研修の対象となる一般社員30名の計60名
実施日時	H○年○月○日，△日　13：00～15：00
実施場所	会議室B
プログラム	メンタルヘルス不調は誰にでも起こる可能性のあることや，不調時の特徴を理解し，自己のストレス状態に気づく場とする。また，ストレス・マネジメント方法を習得することでメンタルヘルス不調の予防を図り，不調時の早期対応へつなげる。 ① 講義：全社労働者のメンタルヘルスの現状と対策 ② 講義：ストレスと病気 ③ ストレスチェックの実施 ④ グループワークによるストレス・マネジメント方法の検討 ⑤ 自己のストレス・マネジメント方法の決定
評価	① 研修日時の適否や，講義内容の理解度，ストレス状態の自覚とチェック結果との比較，ストレス・マネジメント方法の決定と実践の可能性について，研修終了時にアンケート調査を実施する。 ② 事業場担当者，産業医，保健師が，「進め方」や「内容」を「参加者の反応」や「アンケート結果」から検討する。評価結果は次回の研修企画に活かす。

図5.7　企画書例

自分で取り入れたい方法を考えてもらうなど，グループワークの内容や進め方に活用する。

　指導案は，健康教育実施に携わる産業保健スタッフなどが目的・目標を理解して，実施内容を共有し，それぞれの役割を果たし，効果的な健康教育を実施するために必要となる。指導案には，目標達成するための具体的な内容や方法，進行について記載する（図5.8）。また，指導案と実施した状況とを比較してプロセス評価することもでき，今後の健康教育の改善につなげられる。

		テーマ：ストレス・マネジメントによるセルフケアの促進		
目標： ①全社労働者のストレスの現状を知り，ストレス・マネジメントの必要性を理解できる ②自己のストレス状態を理解できる ④ストレス・マネジメントの方法がわかる			開催日時：H ○年○月○日 開催場所：会議室 A 参加人数：30 名 実施スタッフ：事業場担当者，産業医，保健師2名	

展開	方法	内容	留意点	媒体
10 分	講義（事業場担当者）	開催の目的 全社のメンタルヘルスの現状 全社的メンタルヘルス対策	メンタルヘルスの問題を身近なものとして捉えられるようにする。	パワーポイント（PP）
20 分	講義（産業医）	ストレスとは ストレッサーとストレス反応 ストレスによる病気	ストレスに関する基礎知識を得られるようにする。	PP および配布資料
20 分	個人ワーク（保健師）	ストレスチェック（10分） ストレッサーを考える（5分） ストレス対策を考える（5分）	自分のストレス状態に気づくようにする。	ストレスチェック票・記録用紙
30 分	グループワーク（保健師）	ストレス・マネジメントの検討 ・自己紹介 ・自己の成功事例発表 ・ストレス・マネジメント方法の検討	6人1グループにする。 グループワークの進め方を説明し，司会・書記を決める。 保健師はラウンドしながら円滑な進行を図る。	グループ用記録用紙
20 分	発表（保健師）	ストレス・マネジメント方法についてグループごとに発表	1グループ3分発表。	
5 分	まとめ（保健師）	発表のまとめ	多く出た方法，適切な方法，追加方法を交えながらまとめる。	
5 分	個人ワーク（保健師）	今日からできる自己のストレス・マネジメント方法の決定	取り入れられる方法を考え，記録用紙に記載してもらう。	
5 分	まとめ	ストレスへの気づきと対処，ストレス・マネジメント方法について再確認する		
5 分	アンケート	健康管理センターの役割と紹介		アンケート用紙

図5.8　指導案例

【文献】
1) WHO　ヘルスプロモーション用語集（佐甲隆，中澤広共訳）：http://sakotaka.web.fc2.com/glossary.html
2) ローレンス W. グリーン他著（2005）：実践ヘルスプロモーション PRECEDE-PROCEED モデルによる企画と評価．医学書院
3) 日本看護協会（2007）：やってみよう！ポピュレーションアプローチ．平成18年度ポピュレーションアプローチに関する先駆的活動検討委員会

第4節 ● 職場環境改善支援

　職場環境改善は職場の管理職や従業員らが主体的に行うものであるが，産業看護職は健康の視点から職場環境改善が効果的に実施されるように支援する。

　従来の職場環境改善は，有害要因ごとに対策が法規によって定められ，事業主がそれを遵守する方法で取り組まれてきた。しかし近年，急激な経済のグローバル化に伴う労働環境の複雑化と，それに伴う健康リスクの複合化が進み，多種多様な作業関連健康障害*が引き起こされる状況になると，このような複雑に変化する健康リスクには，従来の法規遵守型労働安全衛生活動では対応しきれないことが課題となった。そこで1980年代より，従業員自身が主体的に自身の職場の健康リスクを的確にとらえ，職場に適切かつ実行可能な対策を考案し，実施し，評価する「参加型・自主対応型産業保健活動（Action oriented risk management with active participation of local people）」という自律的対策が検討されはじめ，その具体的進め方に改良・工夫が加えられてきた。多くの実践研究を経て，現代ではILOがOSH-MSガイドライン（ILO-OSH2001）を作成し，国際標準として広く採用されるようになった。この手法は，① 労使の自主マネジメント，② 多面リスク評価，③ 現場参加による継続的改善，④ 対策指向の訓練と情報活動などの現場の継続的改善を特徴としている。

　この「参加型・自主対応型産業保健活動」は，主に安全対策を目的とした人間工学的職場改善（Participatory Ergonomics: PE）を基礎として発展してきたが，近年では，メンタルヘルスの領域においても，欧州や米国を中心に「参加型・自主対応型」の方法が推奨されるようになり，わが国においても実践研究が蓄積されてきた。また，世界の労働人口の大部分を占めながらも産業保健の旧態依然とした状況にある小規模事業場においても，この手法の効果が実証されてきている。

　この手法ではまず，「集団・組織のアセスメント」により現状分析を行い，問題を明らかにすることから始まる。たとえば，メンタルヘルス不調者が増加傾向にある職場では，人員構成や人事・労務・教育・安全衛生のしくみ，職場文化等を調査・分析すれば，コミュニケーション不足となる要因が浮かび上がり，解決策の検討に役立つ。管理職と従業員が積極的に参加できるようにするには，問題を共通認識し，ニーズに沿った解決策を考案し，ともに実施し，成果を評価する過程を支援することが重要である。その方法の基盤理論として，コミュニティ・エンパワメントがある。

1. コミュニティ・エンパワメント

　エンパワメントとは，生活や状況を，その人自身が本来もっている力でコントロールできるようにすることである。看護職は，対象者自身が問題点を挙げて目標を決定し，解決策を考案・実施し，成果の評価と新たな能力獲得に結びつける

[作業関連健康障害]
職業性因子のみに起因する職業病とは異なり，一般の人々にもみられる多因子による疾患で，その発病原因の1つに職業性因子があるもの。また，職業性因子が疾患の原因ではないが，疾患を増悪させたり促進させる原因が職業性因子である疾患のこと。WHOにより提唱された。

[ソーシャル・キャピタル]
直訳すれば「社会関係資本」であるが，厳格な階層構造で構成された人間関係よりも，フラットな関係で協調的行動によって社会の効率性も高められるという考え方に立脚し展開された理論。米国の政治学者ロバート・パットナムが1993年に，イタリアの州政府の統治効果に南北差があるのはソーシャル・キャピタルの蓄積の違いによると指摘し，「信頼」「規範」「ネットワーク」がソーシャル・キャピタルの成立条件であるとした。

[0次予防]
「0次予防」の本来の概念は，生活習慣病予防の領域で「一次予防」を一歩進めて，体の細胞の遺伝子分析を含む医学研究成果を科学的根拠とし，「どのような病気になりやすい体質なのか」を知り，テーラーメイドの疾病予防など未来型健康づくり活動を指すものであった。しかし産業保健領域では，病気を未然に防ぐだけでなく，「一人ひとりが幸せに働き生産性も上がるいきいきとした職場づくり」というポジティブヘルスの概念に立脚する，前向きな職場づくり活動を意味し，広く使われている。

過程に，対象者が自己決定と責任を高めていくように支援する。そのためには対象者のなかにある強みを発見し，それを強化するように働きかける。同時に，解決策の実行性を高めるため，社会資源をネットワーク化するなど，対象者が活用できる形に充実化させる間接的支援も重要である。つまり対象者を勇気づけ，潜在力を引き出し，さまざまな状況に主体的に取り組める対応力を高めていくと同時に，外的な阻害要因の解決も図ることである。

コミュニティ・エンパワメントとは，集団的問題の解決のために，そのコミュニティがもっている**ソーシャル・キャピタル***などの力を引き出し，組織・社会システムを構築，活性化，機能回復させ，コントロールできるようにするものである。その過程は，人々が所属集団に希望する状態を明確化し，現状の顕在・潜在する問題と原因を分析し，それらの要因を変化させる方法を検討し，実行，評価していく。コミュニティ・エンパワメントにおいても，対象集団の人々が自分たちの生活や状況を自分たちで変えていくという信念をもてるように働きかけ，変化の全過程に対象が主体的に参加し，必要な社会資源をつくり出す力を発揮できるように支援する。

職場においては，安全衛生活動を自主的に進めるOccupational Safety and Health Management System（**OSHMS**）や，品質管理活動を製造部門のみならず販売部門やさらには直接製造に関与しない人事・総務部門も含め全従業員の責任により行うTQC活動などがコミュニティ・エンパワメントと同様の考え方である。本書では，従来の労働災害防止を主目的とした一次予防および二次予防の安全衛生活動（OSHMS）から歩を進め，快適な環境づくりという**0次予防***を含めた職場環境改善を取り上げ，労働者の積極的な参加により継続的に自分たちの職場環境をコントロールできるようにする活動（**参加型・自主対応型職場環境改善**）を支援する看護技術について解説する。参加型・自主対応型職場環境改善は，産業保健領域における集団・組織の保健行動のゴールでもある。

2. 参加型・自主対応型職場環境改善

事業場の参加型・自主対応型産業保健活動を支援するポイントと，活用できる理論を，活動の進捗状況の段階に分けて解説する（表5.8）。

（1）活動導入期

① 取り組み意欲の喚起

行動を起こすのは対象職場の労働者たちであるため，産業看護職は問題を一方的に指摘するのみではなく，労働者たちの自己決定を促す支援をしなければならない。他職場での良好実践事例などを作成・紹介しながら，「これなら自分達にもできそうだ」という予期感を高め（代理体験：p.139参照），労働者たちが課題に気づき改善を図るべく自発的に動き出すように支援しなければならない。

表 5.8 職場の参加型・自主対応型職場環境改善活動の各段階における看護職の支援内容と，活用する理論

活動の段階	産業看護職による支援内容	産業看護職が作成できるツール	活用する理論
（1）活動導入期	① 取り組み意欲の喚起 ② 活動効果評価の指標設定と現状調査	事例集（同業他社の良好事例） ・自記式調査票（精神健康度，仕事の負担度，裁量度など，活動前後に評価したい項目を設定）	・自己効力理論（代理体験，言語的・社会的説得） ・対象職場に適切かつ信頼性・妥当性の高い尺度の選択
（2）活動実施期	① 気づき・主体性の促進 ② 社会資源のコーディネート	・実態調査結果 ・アクション・チェックリスト ・アクション宣言 地域資源マップ	・グループ・ダイナミクス（集団凝集性，集団規範，集団意思決定，集団目標，リーダーシップ） ・スキルコーチング ・エンパワメント ・コーディネート ・ネットワーク化
（3）活動終了期	① 活動効果の解析とグラフ化 ② 達成感の共有	・自記式調査票（活動前と同じ物） ・活動効果のフィードバック	・統計理論（調査結果の解析） ・グラフ化 ・自己効力理論（遂行行動の達成，言語的・社会的説得，情動的喚起）
（4）自立・定着・水平展開期	① 自立化・定着化の促進 ② 他職場への水平展開の促進		・継続的支援 ・スパイラルアップ ・ソーシャル・サポートの授受 ・主観的幸福感

② 活動効果評価の指標設定と現状調査

　活動前の実態把握と活動後の効果評価は，達成感の共有や新たな課題発見のために必要である。精神健康度，仕事の負担度，裁量度など，多角的に職場の変化を評価でき，次への活動のモチベーションも高まるような項目を設定した自記式調査票などが有効である。統計学的信頼性・妥当性が充分に検証されている尺度を選択するとよい。

(2) 活動実施期

① 気づき・主体性の促進

　職場の労働者が一堂に会し，協議を通して職場改善として取り組む課題を抽出していく。その際には，実態調査結果等の資料を提示し，アクション・チェックリストに記入していく方式が役立つ。産業看護職はその際に参加者を観察し，緊張緩和と発言促進を行いながら情報の整理を手伝い，異なった視点から

考察するチャンスを与えるなどして，参加者達の「気づき」を促す。産業看護職が中心となって進めるのではなく，事業場のキーパーソンが司会者を務め，討議を活発化させ牽引していくスキルを向上させるように支援すること（スキルコーチング）が有効である。

討議を活発化させるには**グループ・ダイナミクス理論***を活用できる。集団凝集性を高め，集団目標を掲げるための意思決定が行われるよう，産業看護職は集団の動きを観察し，適切な方向に導くよう支援する。基本的に産業看護職は，事業場の問題点を指摘するのではなく，「職場の状況を皆がよく知っている」「事業主の意向が伝わりやすい」「家族的で組織のまとまりが良い」「改善する気になったら浸透が早い」などなんらかの職場の「強み」に着目し，当事者たちが本来もっている力を発揮できるよう条件整備をしていくこと（エンパワメント）が重要である。

取り組むテーマを決め，いつまでにどのように達成するか，具体的目標を設定できるよう支援する。この時，参加者全員の署名と日時を記入した「アクション宣言」などを作成すると，意欲を喚起することができる。

② 社会資源のコーディネート

職場の労働者が決定した職場改善テーマを実行に移す際に，具体的にどのような社会資源をどのように利用できるのかがわからないために，実行に至らない例が見られる。また社会資源の利用を考えアクセスするところまではいったものの，そのサービスが事業場のニーズを満たすものではなかったために，失敗経験となり活動が中断してしまうこともある。このような問題を解決するために産業看護職は，事業場のニーズに合うサービスを提供できる社会資源をコーディネートしながら開発するという間接的支援も行う必要がある。行政保健師との連携により事例を少しずつ蓄積することによって地域資源をネットワーク化することもできる。このような間接的支援は保健師ならではの専門性といえ，労働者にとっても地域全体にとっても極めて有効な支援である。

（3）活動終了期

① 活動効果の解析とグラフ化

活動効果の評価は，参加者の達成感や満足感を高め，あるいは想定どおりの効果が得られなかった場合にはその理由を冷静に考え，次の活動につなげるための重要な過程である。産業看護職は活動前後の調査票を統計学に基づいて解析し，当事者にわかりやすいようグラフ化するなどの工夫を加えて，当事者に提示する。

② 達成感の共有

自己効力理論*では，自分が何かを達成，成功した経験から自己効力感が定着し（遂行行動の達成），モチベーションの維持につながるといわれている。産業看護職は，活動効果をわかりやすくグラフ化してフィードバックし，達成を

［グループ・ダイナミクス］
社会心理学者クルト・レビンが1930年代に提唱した集団力学理論。人の集団には，団結しようとする動き（集団凝集性）や，メンバー同士で了解している一定の規範（集団規範），集団の方向性に関する合意（集団意思決定），集団として目指すところ（集団目標），メンバー間の調整や指揮をとる者（リーダーシップ）などの力学的性質が自然発生的にでき，所属メンバー個々はそれに同調する行動をとるようになるという説。

［自己効力理論］
バンデューラ（Bandura）が提唱した社会的学習理論。人が行動を起こす前に感じる「できそう！」という感情（結果予期）と「自分にはこれだったらここまでできるのではないか」という感情（効力予期）を「自己効力感（self efficacy）」とよび，これを高めるには，実際に行動し成功体験をもつこと（遂行行動の達成）と，他人の行動を観察すること（代理体験），自己強化や他者からの説得的な暗示（言語的・社会的説得），生理的な反応の変化を体験してみること（情動的喚起）が有効であるという説。

説明し，賞賛すること（言語的・社会的説得）が有効である。当事者の立場に立ち，達成感を共感的に理解することが最も重要といえよう。

（4）自立・定着・水平展開期
① 自立化・定着化の促進
達成感を基に，新たな取り組みを開始する段階である。1回目の活動が達成できても，自立して活動を定着化できる場合と，徐々に行きづまり，取り止めになる場合がある。産業看護職は，事業場の状況は常に変化し新たな問題が発生することも忘れず，対象職場が変化にも対応でき，再アセスメントにより新たな活動を展開し，スパイラルアップしていけるよう，信頼関係の維持に努めながら継続的に支援することが重要である。

② 他職場への水平展開の促進
ソーシャルサポートの授受の研究では，他者にサポートを提供することは，サポートを受領することと同等かそれ以上に主観的幸福感が高まることが実証されている。活動を行った事業場は，成功か失敗かという結果に関わらず，多くの有意義な知見を得ている。この実践経験を隣の部署等他職場に紹介し，ファシリテイト役として支援するなどのサポート提供を通して，参加者自身の満足感も高まる。また，産業看護職にとっても，支援実践からの学びを他の職場に活かしていくことは，自身の支援スキルアップや職務満足感の向上にもつながる。

第5節 労働安全衛生法に則った産業看護活動

1. 健康診断と保健指導

労働安全衛生法などの整備により，従来の職業性疾病予防対策が進められ，一定の効果があげられてきた。近年は経済社会の進展に伴い労働環境が大きく変化し，生活習慣病，メンタルヘルス，過重労働なども重視されるようになった。

ここでは，健康管理の基盤となる健康診断とそれに基づく保健指導，メンタルヘルス対策，健康保持増進対策の各産業看護活動について述べる。

健康診断は，労働安全衛生法第66条に基づき，事業者が実施する。健康診断には，法定健康診断のほかに厚生労働省労働基準局長通達に基づく健康診断や，事業者が独自に行う健康診断がある。

（1）法定健康診断
法定健康診断には，全労働者の健康状態を把握する一般健康診断，有害な業務等に従事する労働者の特殊健康診断，じん肺の発生するおそれのある職場に従事

する労働者のじん肺健康診断がある。

① **一般健康診断**（表 5.9）

ⅰ）雇入時の健康診断（労働安全衛生法規則第 43 条）

事業者は、常時使用する労働者を雇い入れるときは、定められた項目について健康診断を行わなければならない。この健康診断は、労働者の適正配置を目的に実施されるが、就労後の健康状態の変化をモニタリングするうえでの基礎データともなる。

ⅱ）定期健康診断（労働安全衛生法規則第 44 条）

事業者は、常時使用する労働者に対して、1年以内ごとに1回、定期的に健康診断を行わなければならない。この健康診断は、労働者の適正配置の判断に用いられ、また、労働者の高齢化による生活習慣病の増加や生活習慣病罹患の若年化に伴い、経年的な変化をふまえながら疾病の早期発見と予防のための職務上の配慮や健康管理を行ううえで重要となる。

表 5.9 一般健康診断の種類と項目

		雇入時健康診断	定期健康診断	特定業務従事者の健康診断	海外派遣労働者の健康診断
①	既往歴及び業務歴の調査	○	○	○	○
②	自覚症状及び他覚症状の有無の検査	○	○	○	○
③	身長、体重、腹囲、視力及び聴力の検査	○	○	○	○
④	胸部エックス線検査	○	○	○	○
⑤	血圧の測定	○	○	○	○
⑥	貧血検査	○	○	○	○
⑦	肝機能検査	○	○	○	○
⑧	血中脂質検査	○	○	○	○
⑨	血糖検査	○	○	○	○
⑩	尿検査	○	○	○	○
⑪	心電図検査	○	○	○	○
⑫	厚生労働大臣の定める項目				○

#1 定期健康診断では、③④⑥～⑨⑪の項目は厚生労働大臣が定める基準に基づき、医師が必要でないと認めるときは省略できる。定期健康診断では、聴力の検査は 35 歳、40 歳を除く 45 歳未満の者は医師が適当と認める聴力の検査方法に代えることができる。

#2 特定業務従事者の健康診断では、⑥～⑨⑪の項目は前回の健康診断を受けた者は、医師が必要でないと認めるときは省略できる。特定業務従事者の健康診断では、聴力の検査は 35 歳、40 歳を除く 45 歳未満の者は医師が適当と認める聴力の検査方法に代えることができる。

#3 海外派遣労働者の健康診断では、健康診断の実施日から 6 月間に限り、実施した項目を省略することができる。

ⅲ）特定業務従事者の健康診断（労働安全衛生法規則第 45 条）

事業者は，以下の 13 業務と，その他厚生労働大臣が定める業務（第 13 条第 1 項第 2 号）に常時従事する労働者に対し，当該業務への配置替えの際及び 6 月以内ごとに 1 回，定期的に健康診断を行わなければならない。

- 多量の高熱物体を取り扱う業務及び著しく暑熱な場所における業務
- 多量の低温物体を取り扱う業務及び著しく寒冷な場所における業務
- ラジウム放射線，エックス線その他の有害放射線にさらされる業務
- 土石，獣毛等のじんあい又は粉末を著しく飛散する場所における業務
- 異常気圧下における業務
- 削岩機，鋲打機等の使用によって身体に著しい振動を与える業務
- 重量物の取り扱い等重激な業務
- ボイラー製造等強烈な騒音を発する場所における業務
- 坑内における業務
- 深夜業を含む業務
- 水銀・砒素・黄燐・弗化水素酸・塩酸・硝酸・硫酸・青酸・か性アルカリ，石炭酸・その他これらに準ずる有害物を取り扱う業務
- 鉛・水銀・クロム・砒素・黄燐・弗化水素酸・塩素・塩酸・硝酸・亜硫酸・硫酸・一酸化炭素・二硫化炭素・青酸・ベンゼン・アニリンその他これらに準ずる有害物のガス，蒸気又は粉じんを発散する場所における業務
- 病原体によって汚染のおそれが著しい業務

この健康診断は，業務に係わる疾病の早期発見および労働者の適正配置，就業の可否の判断の資料となる。

ⅳ）海外派遣労働者の健康診断（労働安全衛生法規則第 45 条の 2）

事業者は，労働者を海外に 6 月以上派遣しようとするとき，6 月以上派遣した労働者が帰国して国内の業務に就かせるときは，健康診断を行わなければならない。この健康診断は，労働者の派遣の可否および業務に係わる疾病の早期発見および労働者の適正配置，就業の可否の判断の資料となる。

ⅴ）給食従業員の検便（労働安全衛生法規則第 47 条）

事業者は，事業に附属する食堂または炊事場における給食の業務に従事する労働者に対して，雇入れ時または配置替え時には検便による健康診断を行わなければならない。

ⅵ）自発的健康診断（労働安全衛生法第 66 条の 2）

常時使用される労働者で，過去 6 月間に平均して 1 月当たり 4 回以上午後 10 時から午前 5 時までの間における深夜業に従事した労働者は，自ら受けた健康診断の結果を証明する書面を事業者に提出できる。事業者はその結果により医師からの意見聴取，適切な就業上の措置を講じなければならない。

② **特殊健康診断**（表 5.10）

労働安全衛生法第 66 条の 2 により，有害な業務で，政令で定めるものに従

事する労働者に対し，厚生労働省令で定めるところにより，医師による特別の項目についての健康診断を行なわなければならないとされている。健康診断は雇入れ時，当該業務への配置替えの時，およびその後6月以内に1回など決められた頻度で行わなければならない。

③ じん肺健康診断

じん肺法第3条により，じん肺にかかるおそれのある29の作業に従事する労働者に対する健康診断が定められている。健康診断は就業時，定期（労働者の管理区分により決められた期間以内に実施），定期外（新たなじん肺の有所見時や療養後の復帰時），離職時（当該労働者の希望時）に行わなければならない。

(2) 行政指導による健康診断

厚生労働省労働基準局長通達により，健康診断を行う対象業務が定められている。

① 紫外線，赤外線にさらされる業務
② 著しい騒音を発生する屋内作業場などにおける騒音作業場における業務
③ マンガン化合物（塩基性酸化マンガンに限る）を取り扱う業務またはそのガス，蒸気もしくは粉じんを発散する場所における業務
④ 黄りんを取り扱う業務またはりんの化合物のガス，蒸気もしくは粉じんを発散する場所における業務
⑤ 有機りん剤を取り扱う業務またはそのガス，蒸気もしくは粉じんを発散する場所における業務
⑥ 亜硫酸ガスを発散する場所における業務
⑦ 二硫化炭素を取り扱う業務，またはそのガスを発散する場所における業務（有機溶剤業務に係るものを除く）
⑧ ベンゼンのニトロアミド化合物を取り扱う業務，またはそれらのガス，蒸気もしくは粉じんを発散する場所における業務
⑨ 脂肪族の塩化，または臭化化合物（有機溶剤として法規に規定されているものを除く）を取り扱う業務，またはそれらのガス，蒸気もしくは粉じんを発散する場所における業務
⑩ 砒素化合物（アルシンおよび砒化ガリウムに限る）を取り扱う業務，またはそのガス，蒸気もしくは粉じんを発散する場所における業務
⑪ フェニル水銀化合物を取り扱う業務，またはそのガス，蒸気もしくは粉じんを発散する場所における業務
⑫ アルキル水銀化合物（アルキル基がメチル基またはエチル基であるものを除く）を取り扱う業務，またはそのガス，蒸気もしくは粉じんを発散する場所における業務
⑬ クロルナフタリンを取り扱う業務，またはそのガス，蒸気もしくは粉じんを発

表 5.10 特殊健康診断の対象業務とその法令

法令		対象業務	主な健康障害
労働安全衛生法	有機溶剤中毒予防規則第29条 6ヶ月毎	有機溶剤等のろ過，混合，攪拌又は加熱の業務，有機溶剤含有物を用いる印刷，描画や文字の書き込み，塗装の業務，有機溶剤等を用いる加工，接着，洗浄の業務，有機溶剤等を入れたことのあるタンクの内部の業務などガスや蒸気を発散する場所における業務	多発神経炎，視神経炎，小脳失調などの精神・神経症状 皮膚炎，結膜炎，上気道炎などの皮膚・粘膜障害 慢性気管支炎などの呼吸器障害，肝機能障害，腎機能障害 再生不良性貧血，白血病，貧血などの造血器障害，発ガン性
	鉛中毒予防規則第53条 6ヶ月毎	鉛の製錬又は精錬を行う工程における焙焼，焼結，溶鉱などの業務，鉛蓄電池の製造，修理，解体の工程における溶融，鋳造，粉砕，加工などの業務，電線又はケーブル，鉛合金，鉛化合物を製造する工程における溶融，鋳造，粉砕，加工などの業務など蒸気や粉じんを発散する場所における業務	慢性腎炎などの腎機能障害，末梢神経炎などの末梢神経障害 知能の低下や注意力散漫などの認知障害，鉛仙痛（激しい腹痛） 口中の金属味，貧血，高血圧，食欲低下や嘔吐などの消化器症状
	四アルキル鉛中毒予防規則第22条 3ヶ月毎	四アルキル鉛の製造の業務，四アルキル鉛をガソリンに混入する業務，これらの業務に用いる機械又は装置の修理，改造，解体などの業務，四アルキル鉛及び加鉛ガソリンにより内部が汚染されているタンクなどの内部の業務などガスや蒸気を発散する場所における業務	大量吸入による血圧や体温の低下，興奮や錯乱などの精神症状 少量の継続曝露によるいらいら，不眠，悪夢，食欲不振，顔面蒼白，倦怠感，頭痛，四肢の腱反射亢進，悪心，嘔吐，腹痛，興奮，記憶障害その他の神経症状や精神症状
	特定化学物質障害予防規則第39条 6ヶ月毎	特定化学物質（第1類および第2類）を製造し，若しくは取り扱う業務，製造等が禁止されている有害物質を試験研究のため製造し，若しくは使用する業務ベンジニン，ベータナフチルアミン等の物質を過去に常時製造したり取り扱ったことのある労働者で，現に使用している者	がん，皮膚炎，神経障害
	高気圧作業安全衛生規則第38条 6ヶ月毎	高圧室内業務，潜水業務	減圧症，酸素，窒素又は炭酸ガスによる中毒
	電離放射線障害防止規則第56条 6ヶ月毎	エックス線装置の使用又はエックス線の発生を伴う当該装置の検査の業務，電離放射線の発生を伴う当該装置の検査の業務，電離放射線によつて汚染された物の取扱いの業務，原子炉の運転の業務，坑内における核原料物質の掘採の業務などエックス線その他の有害放射線にさらされる業務	急性症状は，血液細胞数の減少，出血，下痢，脱毛，白内障晩発性障害は，がん，白血病
	石綿障害予防規則第40条 6ヶ月毎	石綿等の取扱い若しくは試験研究のための製造に伴い石綿の粉じんを発散する場所における業務 石綿等の製造又は取り扱いに伴い石綿の粉じんを発散する場所における業務に常時従事させたことのある労働者で，現に使用している者	せき，たん，息切れ，胸痛，肺がん，中皮腫
	労働安全衛生規則第48条（歯科医師による健康診断）	塩酸，硝酸，硫酸，亜硫酸，フッ化水素，黄燐，その他歯又はその支持組織に有害な物のガス，蒸気又は粉じんを発散する場所における業務	
じん肺法第3条 1 or 3年毎		土石，岩石又は鉱物を掘削する場所における作業，鉱物等を積み卸す場所における作業，坑内で鉱物等を粉砕・破砕，積み卸しする作業，岩石又は鉱物の裁断，彫り，研磨などを行う場所における作業，粉状の鉱石などを原材料として使用し製造・加工する工程において混合・混入・散布する場所における作業などの粉じん作業	じん肺（肺に生じた線維増殖性変化）

散する場所における業務
⑭ 沃素を取り扱う業務，またはそのガス，蒸気もしくは粉じんを発散する場所における業務
⑮ 米杉・ネズコ・リョウブまたはラワンの粉じん等を発散する場所における業務
⑯ 超音波溶着機を取り扱う業務
⑰ メチレンジフェニルイソシアネート（MDI）を取り扱う業務，またはそのガス，蒸気もしくは粉じんを発散する場所における業務
⑱ フェザーミル等飼肥料製造工程における業務
⑲ クロルプロマジン等フェノチアジン系薬剤を取り扱う業務
⑳ キーパンチャーの業務
㉑ 都市ガス配管工事業務（一酸化炭素）
㉒ 地下駐車場における業務（排気ガス）
㉓ チェーンソー等使用による身体に著しい振動を与える業務
㉔ チェーンソー等以外の振動工具（さく岩機，チッピングハンマー，スイングブラインダー等）の取り扱いの業務
㉕ 重量物取り扱い作業，介護作業等腰部に著しい負担のかかる作業
㉖ 金銭登録の業務
㉗ 引金付工具を使用する作業
㉘ VDT作業
㉙ レーザー機器を取り扱う業務，またはレーザー光線にさらされるおそれのある業務
㉚ 半導体製造工程における特殊材料ガス等が用いられている場所における業務
㉛ 学校給食における業務
㉜ 石綿取り扱い作業等に従事していた退職者（健康管理手帳所持者を除く）

（3）企業ニーズに基づく健康診断

　事業者や労働者のニーズに基づき，事業場の若年者の生活習慣病健康診断，がん検診，人間ドックなどが各事業場で独自に実施されている。

（4）健康診断における産業看護活動

　健康診断の実施方法は事業場によりさまざまであり，産業看護職の関与の方法も異なる。ここでは，産業看護職が企画・運営に関与している場合と，健康診断時の問診を行っている場合について述べる。

① 健康診断の企画・運営

　　健康診断の企画では，法規制による健康診断項目の変更の有無の確認，事業場や労働者のニーズによる健康診断項目など，実施する項目を検討する。さらに，各種健康診断を受健する対象者数を把握し，それに見合う日数や日程，実施場所，実施体制の決定と，健康診断実施フローを決定する。実施体制には，

安全衛生担当者，職場担当者，産業医，産業看護職などの役割や人数の決定があり，産業看護職が問診を担当する場合は1日当たりの受健者数に応じた必要人数を準備する。また，外部の健康診断機関を利用する場合は，質の高い機関の選定，日程調整，その他，実施に向けた機関担当者との詳細な打ち合わせを行い，企画に反映させる。健康診断は就業時間内に実施されるので，業務に支障がないように受健日時や受健部課，1日の受健人数を含めて企画し，円滑に健康診断を進められるようにする。

健康診断当日は，健康診断実施フローに沿って各担当者がそれぞれの役割を果たすことになるが，実施状況をみながらスムーズに受健が行われるように調整する。たとえば，労働者が定められた時間に受健することや，混雑してきたときに調整する担当者を決めておくとよい。

実施後は，設定日数や1日当たりの受健者数は適当だったか，実施のフロー通りに行われたか，実施時混雑しなかったか，受健率，受健者の満足度などを評価して，次回の健康診断の改善に役立てる。

② 健康診断時の問診

健康診断は1年以内ごとに1回はすべての労働者が受健するため，問診はすべての労働者と面接できる機会となる。労働者にとっても有益な機会になるように労働者のニーズを把握しながら行う。

健康診断項目の多くは身体の健康状態のスクリーニングであるが，問診では労働者の身体の健康状態のみならず精神的健康状態や労働生活状況を把握し，心身の疾患の早期発見や予防的なかかわりを行う。労働者の多くが働くことのできる健康状態にあり，自分の健康状態に関心を向けていない人も少なくない。問診を受けることで1年に1回は自分の健康を振り返り，生活習慣や働き方を見つめなおす機会となり，健康状態の保持増進につなげることができる。また，健康相談にまで至っていなかった労働者のなかにも対応が必要な健康状態にある場合があり，早期発見の契機ともなる。

いずれにしても，問診により労働者とのかかわりができることで，労働者から健康相談がもちかけられるなどその後の産業看護活動へ影響するので，関係形成に留意した問診を心がける。

さらに，同じ部署の労働者から情報を集めることで，集団としての労働状況や健康課題が把握できる。集団の健康問題の解決には，労働者一人ひとりの意見が貴重な情報となる。

③ 健康診断後の保健指導

健康診断後の保健指導については，労働安全衛生法第66条の7で，「事業者は健康診断の結果，特に健康の保持に努める必要があると認める労働者に対し，医師または保健師による保健指導を行うように努めなければならない」とされている。

実際の保健指導では，全員に面接を行う場合や，産業医が必要と認める労働

者に対してのみ面接を行う場合，過去の保健指導結果を勘案して面接を行う場合など事業場によりさまざまである。産業看護職にとって健康の保持に努める必要があると認める労働者の範囲は広いが，産業看護職のマンパワーや職場の健康課題を勘案しながら，計画的かつ継続的な保健指導を計画，実施していく必要がある。

保健指導は，労働者とともに健康について考え，労働者自身がどうしていきたいのかを決定していく過程を支援するために，ある程度まとまった時間をとれるように設定する。そのなかで，産業看護職は労働者が生活習慣を改善し，治療を継続し，健康が保持できるような保健行動をとれるようにするために，どうしたら行動変容できるのかを考え，かかわっていかなければならない。したがって，面接では個人のアセスメントが重要となり，対象者の全人的な理解に努めながら，行動変容の理論を用いて支援していく。対象者の理解のためには日ごろの活動や面接を通して情報収集を行い，それらの情報を統合していく必要もある。

しかし，対象者のニーズを確認しながら，本人の自己決定を大切にしていく過程で，働き方を勘案すると労働者の希望には任せられないこともある。就業場所の変更，作業の転換，労働時間の短縮，深夜業の回数の減少などの措置を早急に講ずる必要がある場合や，治療により健康状態を改善させなければいずれ就業上の措置が必要となったり，重大な疾患につながりかねない場合もある。労働者に受診や治療の必要性を理解してもらいながら，納得のいく方法で医療につなげていくことも重要である（事例1）。

事例 1

健康診断の結果から治療が必要となったA氏

健康診断の結果，血圧166/98，要治療となったAさん（52歳）。技術職，残業なし。これまでの健康診断結果でも高血圧の指摘があり，保健指導を受けていた。面接では，Aさんからは通勤時20分の歩行や，塩分を控えるなど食事に気をつけていることが話された。保健行動の継続を支援しつつ治療の必要性を伝えると「一度薬を飲み始めると一生続けなければならないから」と拒否された。Aさんの思いを受容しながら高血圧や服薬に関する情報を伝えたところ，Aさん自身が休日60分間のウォーキングを追加して様子をみたいという。Aさんの思いを尊重し，毎日血圧の自己測定をすること，それを記録すること，血圧が下がらなければ受診すること，働き方に変化があるようならば連絡することを約束して，1か月間後に再度面接することにした。

1ヶ月後，血圧が下がらなかったAさんは受診することに同意し，治療が開始された。

④ 健康診断結果の活用

　　健康診断結果を集団として分析すると，事業場全体や対象職場の健康課題が明確化できる。有所見率や検査データ平均値の国との比較，経年変化，他職場との比較，性別や年代別などで分析し，集団の特徴や労働状況とあわせてアセスメントし，職場環境改善支援につなげる。

　　事業場や対象職場の健康診断結果は安全衛生委員会等で報告し，健康課題の解決に向けて審議する。産業看護職は委員会等で健康課題を共有しやすいように結果をグラフ化したり，他の情報とあわせて理解しやすくなるように工夫した資料を作成するとよい。

2. メンタルヘルス対策

　1998（平成10）年に，わが国の自殺者は30000人を超え，その状況はしばらく続いた（図3.17参照）。2012（平成24）年には30000人を下回ったものの，そのうちの被雇用者・勤め人の占める割合は増加している。また，厚生労働省の5年ごとの労働者健康状況調査によると「仕事や職業生活に関する強い不安，悩み，ストレス」があるとする労働者は約6割と高水準で推移している。メンタルヘルス不調により連続1か月以上休業または退職した労働者のいる事業場の割合も上昇傾向にあり，仕事のストレスによる精神障害の労災認定者数も増加し続けている。

　このような背景により，メンタルヘルス対策に取り組んでいる事業場の割合は増加している。対策の内容としては「労働者への教育研修・情報提供」「事業所内での相談体制の整備」「管理監督者への教育研修・情報提供」などが多い。第12次労働災害防止計画では，平成29年までにメンタルヘルス対策に取り組んでいる事業場の割合を80％以上とする，と目標を立てており，メンタルヘルス対策は産業保健の重点課題となっている。

　メンタルヘルス不調の特徴として，客観的測定によるスクリーニングが不可能であり，身体疾患と異なり周囲からも見えにくいことがあげられる。労働者本人からの訴えがないと気づかれないことが多く，発生や回復過程も多様であり，そのプロセスを的確に把握することが難しく，病状に応じた業務上のマネジメントの困難さがある。周囲の労働者へのサポートを含め，職場全体に対する支援が必要となってきており，また，労働者や管理監督者へ，一般的な情報提供のみならず，その集団にあわせた教育研修を行うことも必要である。

　産業看護職によるメンタルヘルスケアについては，厚生労働省の「労働者の心の健康の保持増進のための指針」のなかで，「衛生管理者以外の保健師等は，産業医及び衛生管理者等と協力しながら，セルフケア及びラインによるケアを支援し，教育研修の企画・実施，職場環境等の評価と改善，労働者及び管理監督者からの相談対応，保健指導等に当たる」とされている（図5.9）[1]。

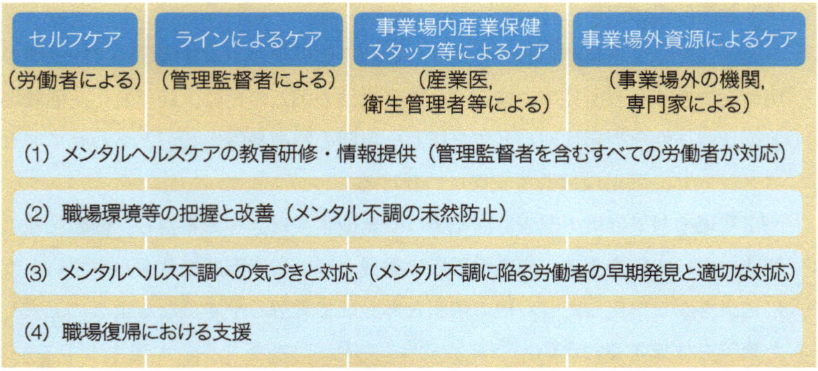

セルフケア	ラインによるケア	事業場内産業保健スタッフ等によるケア	事業場外資源によるケア
（労働者による）	（管理監督者による）	（産業医，衛生管理者等による）	（事業場外の機関，専門家による）

(1) メンタルヘルスケアの教育研修・情報提供（管理監督者を含むすべての労働者が対応）

(2) 職場環境等の把握と改善（メンタル不調の未然防止）

(3) メンタルヘルス不調への気づきと対応（メンタル不調に陥る労働者の早期発見と適切な対応）

(4) 職場復帰における支援

図 5.9　メンタルヘルスケアの具体的な進め方
（出典：厚生労働省・労働者の心の健康の保持増進のための指針）

（1）セルフケアへの支援

　労働者個人のセルフケアへの支援は，健康診断の問診や保健指導時など労働者とかかわりをもつ機会に行うことができる。問診では，身体面のみならず精神面や社会面も含めて尋ね，表情や態度，言動を観察して情報収集することで，その人のメンタルヘルスの状態を把握することができる。短時間であっても，ストレスに気づけるような働きかけは可能であり，さらなる継続支援が必要と判断される場合は，あらためて面接につなぐなど適切な対応を行う。健康診断後の保健指導であっても，身体的健康問題のみに焦点をあてるのではなく，労働生活や日常生活の様子を聞き観察することでその人を全人的にとらえ，精神的健康問題がある場合は，それを含めた支援を行う。

　また，日ごろの活動を通じて労働者との関係性を築くことで，労働者が相談しやすくなり，事業場内で見かけたときに，いつもと違う様子に気づくこともできる。

　2015（平成27）年から実施されているストレスチェックの結果から，労働者本人からの相談希望により面接を行うことになっている。しかし，相談希望がなくても高ストレス者への支援を行う仕組みづくりも必要である。

（2）ライン*によるケアへの支援

　職場巡視に加えて，管理監督者に尋ねることで，その職場の状況や軽微な健康問題も把握することができる。このようなやり取りを通して管理監督者との関係性が築かれ，部下の不調時等に連携が円滑にとれるようにもなる。

　管理監督者には，部下の変化に気づけるよう日頃から様子をよく観察し，部下の不調時には適切な対応がとれるよう，教育研修を行うことも必要である。なお，管理監督者自身のセルフケアへの支援も大切である。

[ライン]
指針に示されている用語で，企業では社長，部長，課長という縦のラインを指す（管理監督者によるケアをいう）。

（3）教育研修
① 労働者への教育研修

　　労働者への教育研修は，ストレスやメンタルヘルスに対する正しい理解やストレスへの気づき，自己のコーピングの特徴の自覚や改善など，メンタルヘルスの保持増進や不調の早期発見を目的として企画される。1回の教育研修では知識が定着しないこともあるので，計画的に継続して実施することが望ましい。対象集団を年代別や職種別にすると，テーマを絞って実施することができる。

　　また，小集団による参加型の教育研修にすることで，積極的な労働者の参加が期待できるとともに，産業看護職との関係性を築く機会にもなる。

② 管理監督者への教育研修

　　主としてラインによるケアが行えるようになることを目的に，管理監督者へ，事業場のメンタルヘルスの現状や取り組みの把握，管理監督者としての役割の理解，部下への相談対応，事例性*の理解とその把握方法，事例検討を通しての対応方法の検討，職場環境のチェックとメンタルヘルスアクションチェックリスト*を用いた改善策の検討などの教育研修が企画される。管理監督者への教育研修は，新任時および定期的に実施されることが望ましい。

　　教育研修の終了後に部下に関する相談がもちかけられることや，その後の相談数が増加するきっかけともなるので，どのようなときにどのような手順で産業保健スタッフに相談すればよいのかを伝え，連携の強化を図る。

③ ハイリスク集団への教育研修

　　新入社員，転居を伴う異動者，業務転換者，事業場の統廃合に伴う異動者などは，新たな人間関係構築や，生活・業務への適応が求められる。そのようなストレスが高まると予測される集団に対しては，ストレス緩和と職場適応促進を目的に教育研修を実施する。この集団に対しては，教育研修とともに職場のサポート体制の構築や，相談しやすい環境づくりなどの積極的なフォロー体制整備も大切である。

　　またハイリスク集団に対しては教育研修と合わせて個人面接や相談できる機会の提供なども行い，不調の早期発見と迅速な対応ができるようにする。

（4）職場環境の評価と改善

　職場巡視による観察や，管理監督者からの情報，健康診断の問診や保健指導からの情報，長時間労働者の報告，ストレスチェックの集団分析結果などから職場環境を評価し，改善のポイントが明確になるようにする。これを安全衛生委員会に報告し，環境改善に向けた対策を検討する。ただし，職場のリスクの程度やサポート状況が管理監督者の評価とならないように配慮しなければならない。

　個別に改善が必要な職場の管理監督者には産業看護職から情報を伝え，改善策を検討することになるが，その際は管理監督者が職場環境改善を必要だと思える

【事例性と疾病性】
職場において管理監督者が労働者のメンタルヘルス不調に気がつくのは，仕事のパフォーマンス低下や指示に従わないこと，遅刻などの行動からである。これを事例性という。管理監督者は普段とは違う状態（事例性）に気づくことが求められ，それにより早期対応が可能となる。一方，精神疾患の症状や重症度は疾病性という。疾病性の判断は専門家が行う。

【メンタルヘルスアクションチェックリスト】
メンタルヘルスに関する職場環境の改善に向けて，取り上げる改善策を選択形式で選ぶことのできるチェックリスト。労働者同士によるグループ討議などの際に利用できる。

ような情報の伝え方をする。たとえば，管理監督者とのコミュニケーション不足による業務負担が部下のストレスになっている場合，そのまま伝えるのではなく，部下が業務に支障をきたさないための方策としてコミュニケーションを増やすことを検討すべきであることを伝えるほうが，管理監督者は業務の円滑な遂行のために検討しようと思えるであろう。

(5) 労働者および管理監督者からの相談対応
① 労働者からの相談対応

労働者はメンタルヘルス不調に関することは周りに知られたくないと思うことが多く，労働者から自発的な相談があった場合は，意を決して相談に訪れていることを慮る必要がある。産業看護職は，その人が心のうちを安心して話すことができるような場づくりを行う。話しづらいようであれば，ここで話すことは本人の許可がなければ他に知られないこと，何でも話してよいことを伝え，話せるように促す。対象者の話を十分に聴き，話された内容を整理して対象者に伝えて問題を共有し，その人がどうしたいのかを確認しながら，メンタルヘルス不調の程度を把握する。対象者の話す内容を自分で解釈して早合点して判断すると，真の問題がみえなくなり，この人にはわかってもらえないと思われ，関係を築きにくくなることもある。

業務上の配慮や受診が必要であると判断した場合は，産業医との面接につなぐなど，相談しながら適切に対応する。メンタルヘルス不調が重度の場合は，その人の判断力が低下していることや，自傷の恐れなど，緊急を要することもあるので，産業医や管理監督者あるいは家族に連絡して受診できるようにする。それらが必要ではないと判断する場合は，継続した面接を行うことを約束し，その情報を産業医に伝えることの承諾を得る。

② 管理監督者からの相談対応

管理監督者がどのようなことで困っているのか，それにどのように対応しているのか，その対応に対する部下の反応はどうかなどを聞く。しかし，管理監督者からの情報は管理監督者の評価を通してのものであり，アセスメントには不十分なことが多い。産業看護職が直接その部下と面接することで，不足していた情報や曖昧だった情報が確認でき，その後の具体的な対応が可能となる。したがって管理監督者から部下に，相談に行くよう勧めてもらい，それが難しい場合は産業看護職から部下への接触を試みる。管理監督者からの相談に対しては，その部下に対する直接的支援と，管理監督者の困難が軽減できるような支援の両方を行う。

管理監督者から勧められて部下が面接に訪れた場合は，まずは面接に来た理由をどのように理解しているのか，管理監督者が困っていると思う事柄をどのように思っているのかを尋ねる。その人自身が困っていない場合は，管理監督者とその人とのズレを修正するための方法を考える。その人自身も困っている

場合は，その解決方法をともに考えていく。また，疾患が疑われる場合は産業医との面接につなぎ，受診勧奨など適切に対応する。

(6) ストレスチェック制度

2015（平成27）年12月に施行された改正労働安全衛生法により，常時使用する労働者に対して，医師，保健師等による心理的な負担を把握するための検査（**ストレスチェック**）の実施が義務付けられた。この法の一義的目的は，本人の気づきと職場環境改善を促す一次予防である（次ページの図5.10）。ストレスチェックの結果，ストレスチェックの実施者（医師，保健師等）から面接指導が必要と判断された労働者が面接指導を希望すると申し出た場合，医師による面接指導が義務付けられることになった。事業者は，面接指導を実施した医師から，就業上の措置（就業場所の変更，作業の転換，労働時間の短縮等）に関する意見および職場環境の改善に関する意見を聴取しなければならない。そして必要があれば就業上の措置を講じるが，その際当該労働者の不利益となる取り扱いにつながらないように留意することが重要である。また，ストレスチェックの結果を職場ごとに集団分析し，職場における過度のストレスの要因となるリスクを特定，評価し，必要な措置を講じることが事業者の努力義務とされた。この時に，第4節の2で述べた「参加型・自主対応型職場環境改善」の手法が活用できる。

このように労働者個々への対応だけでなく，環境改善を含めた集団・組織への対応も同時に進めることは，ヘルスプロモーションの理念に即している。ヘルスプロモーションの概念を職場に当てはめ，図に表した（p.175の図5.11）。産業看護職は常に労働者個々への「虫の目」と同時に全体を俯瞰的に観察する「鳥の目」をもち，個と集団の両方に働きかけることが求められるが，ストレスチェックを活用したメンタルヘルス対策においても同様である。

(7) 職場復帰支援

職場復帰支援*は，病気休業開始および休業中から始める。病気休業してから連絡が入った場合は，病気休業開始までの経緯を管理監督者に確認し，今後の対応について相談する。休業中は療養に専念できるよう本人との連絡回数に配慮しながらも，状態を把握できるようにしておき，適切な時期に接触を開始する。病気休業中は「早く復帰しなければ復帰する場所がなくなってしまう」「自分がこんな病気になるなんて」「休んでしまい会社に迷惑をかけてしまう」など焦燥感や自責の念にとらわれ，早期の職場復帰を希望することもある。十分に病状が回復せずに復帰すると再燃することも少なくないため，産業看護職は本人の気持ちを理解しつつ十分な療養がとれるように働きかける。

主治医による職場復帰可能の判断がおりる前後から，職場復帰に向けた面接を行う。この頃は「復帰してうまくやっていけるだろうか」「再燃したらどうしよう」など復帰への不安を抱くこともある。そのような不安を軽減しつつ，職場復帰に

[職場復帰支援]
精神障害により休業した労働者がスムーズに職場復帰できるように，厚生労働省から「心の健康問題により休業した労働者の職場復帰支援の手引き」が公表されている。この手引きには休業中から職場復帰後までの職場復帰支援システムの構築の手順や留意点が示されている。

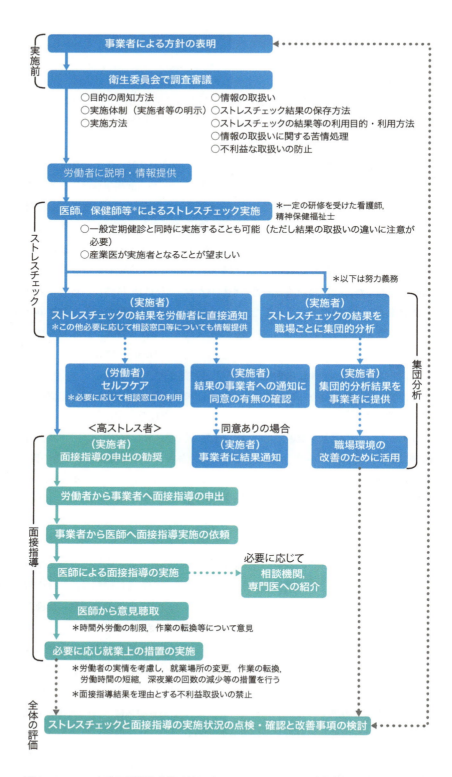

図 5.10 2015年改正労働安全衛生法によるストレスチェック実施概要（出典：厚生労働省，改正労働安全衛生法に基づくストレスチェック制度について）[2]

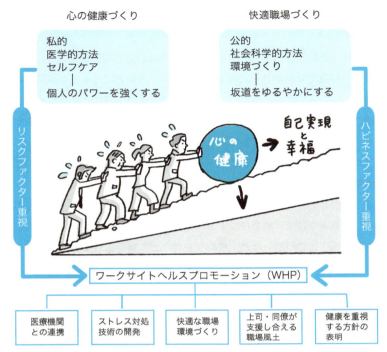

図5.11　ワークサイトヘルスプロモーションの概念図
　　　　（島内（1987）を元に作図（池田 2015）[3]）

向けた行動訓練や，これまでの働き方を見直すなど，本人の課題を解決できるように支援する。

　職場復帰の可否の判断および職場復帰支援プランの作成時には，出勤できることを確認し，管理監督者と会って業務について話し合うことが必要である。これは職場復帰への1つの関門でもあるが，復帰後の具体的なイメージができるので安心感にもつながる。

　最終的な職場復帰の決定がされると，産業看護職は先を見通しながら円滑に復帰できるよう，さらに再燃・再発しないように今後どのように働いていくのかを自己決定できるような支援を行う。

　職場復帰後のフォローアップ時期には，「与えられた仕事をできないとは言えない」と無理をしたり，自分で思っていたより業務遂行能力が回復しておらず自信を失うことがある。管理監督者と密に連携をとり，業務状況と病状を確認しながら，ゆっくりと適応できるように働きかける。

　フォローアップの終了後も，職場巡視時に様子を観察し，面接する機会を設け，再発予防に努める。服薬が終了し就業上の配慮がなくなると，以前と同様に働きだすこともあるが，発病の契機が働き方だとすれば，再発の可能性が高まる。再発はさらなる自信喪失につながり，ダメージを強く与える。今回の経験から自分の働き方を変えていくことが，労働と健康の調和を図る新たな生き方になる。

3. 健康増進対策

　わが国は超高齢社会となり，60歳を超える労働者数は増加している。労働者がいつまでも健康で労働能力を発揮できることは，労働者にとっても事業者にとっても望ましいことである。また，労働者の健康の保持増進は，身体機能低下による労働災害の防止にも役立つ。しかしながら，定期健康診断の結果をみると労働者の有所見率は年々上昇している。なかでも，血中脂質検査，血圧検査，肝機能検査，血糖検査などの項目の有所見率が高い。これらの項目は生活習慣の変容により改善する可能性があり，労働者自身の積極的な行動変容を期待したいところである。しかし，労働者の生活習慣には労働生活が影響しており，労働者の努力とともに事業場の健康管理を推進することも必要である。

　労働者の健康状態が悪いほど，長時間労働などの負荷に対するダメージも大きくなる。過重労働による脳・心臓疾患の労災認定件数はほぼ横ばい状態にあるものの，その内の死亡者は約4割を占めている。過重労働による健康障害の予防では，過重労働をさせないことと，疲労回復が図れる作業管理が基本であるが，労働者一人ひとりが自身の健康を管理し保持増進を目指すための支援も必要である。

　厚生労働省の「事業場における労働者の健康の保持増進のための指針」に，すべての措置の実施が困難な場合は，可能なものから実施するなど，各事業場の実態に即した形で取り組むことが望ましいとされている。産業看護職は労働者の健康問題への解決だけではなく，その人がよりよい健康状態になることを目指して働きかける。それは身体のみならず心の健康を含めた総合的な支援である。健康の保持増進は，対象者がその意識をもち，日々の生活行動を少しずつでも変え，保健行動を持続的に行い，それが生活習慣として定着することで初めて可能となる。産業看護職は対象者に継続した支援と環境づくりを行い，健康の保持増進をサポートする。産業看護職の行う環境づくりには，健康を大切にする職場風土づくりなどがあるが，事業場に対して健康づくりをサポートする施設利用制度の新設などを働きかけることもある。

　また，事業場の過重労働対策として，1月あたり45時間を超える時間外・休日労働を行った労働者に対して産業看護職による面接を行うこともある。これは体調の確認にとどまらず，健康障害の予防のための知識の提供，生活リズムや生活習慣の具体的な整え方など日常生活をも含めた支援である。

(1) 健康診断後の保健指導

　健康診断の結果から生活習慣を見直す必要のあるときは行動変容を起こすための**保健指導**を行う。食事の内容や摂取量，飲酒回数や飲酒量，活動量の具体的な種類や増加方法，禁煙の勧めなど，健康診断結果を切り口にしながらも，その人が行うことができる保健行動をともに考えることを通じて，健康への関心を高める。健康はその人が充実した人生を送るための重要な基盤であり，そのことの理

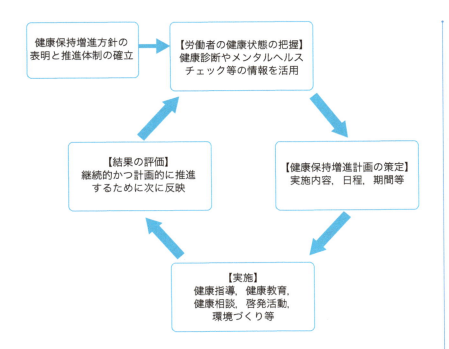

図 5.12　健康保持増進対策の進め方

解が保健行動をとる動機づけにもなる。
　また，異常はなくても，検査値が徐々に悪化している場合は，保健行動をとれるように保健指導を行い，検査値の改善を図る必要がある。健康診断結果の見方や活用方法に関する情報を提供し，結果と生活習慣との関連を説明し，現在の生活習慣を振り返ってもらい，今後どのようにしたいのか，そのためにどうしていくのか，実行可能な保健行動を考えてもらう。たとえ考案した保健行動が微細なものであっても，毎日の生活のなかで健康について意識する時間がつくられ，少しずつ保健行動が増えていくことが期待できる。健康診断の結果から自分の生活習慣をコントロールできるようになるための支援である。
　治療中の場合は，適切な治療行動や必要な保健行動がとられているか確認する。健康の保持・増進は，現在の状態を悪化させないこと，さらには改善させることにつながる。服薬のみに頼るのではなく，保健行動への意識を高め，自身の健康をコントロールできているという自信がセルフケアにつながり，他の生活習慣病の予防にもなる。注意点として，一度獲得した保健行動でも環境の変化などにより中断することがあるので，事前に中断する恐れのある状況への対処方法を検討したり，保健行動が自分にとって価値のあることだと思え楽しく行動できるような内的動機づけを強められるような支援を行い，保健行動継続への強化を図る。
　健康診断後の保健指導では，結果からの健康問題のみに焦点をあてるのではなく，そこから生活全般を見直し，より健康の保持増進を目指す支援を行うことが

重要である。

（2）健康づくり教育研修

　食生活，運動，休養，喫煙，飲酒などの生活習慣に関する教育研修を企画・実施する。運動に関しては，健康測定や簡単な運動機能チェック，ウォーキングの実践などを取り入れることで体力低下を実感でき，具体的な方法を学ぶことで，日常生活に生かされやすくなる。喫煙に関しては，事業場の仲間と禁煙に取り組むことで，お互いのサポートを受けやすくなる。飲酒に関しては居酒屋での飲酒を想定した模擬体験などにより適正飲酒について学び，職場の仲間との飲酒時にはお互いに注意しあえることが期待できる。

　このように小集団への教育は，知識や技術の提供に留まらず，体験することでより強い動機づけができ，一緒に取り組む仲間がいることで，行動変容につながりやすくなる。

（3）健康保持増進のための環境づくり

　労働者の生活行動は労働生活によって制約を受けることが多々ある。たとえば，異動による通勤時間の増加に伴う運動時間の減少や，多忙時の睡眠時間短縮など，労働者自身の努力のみでは保健行動を継続できないこともある。したがって，健康保持増進のための作業環境や作業状況の改善が必要となる。しかし，保健行動の継続は労働者自身の意識や態度によるところも大きいことから，労働者が保健行動を継続できるような心理的サポートも重要となる。

　たとえば，事業場が主催する健康づくりイベントは，事業者が労働者の健康の保持増進を推進している姿勢を示すこととなる。また，職場の一体感を高めるイベントであると，参加を通じて健康的な職場風土が醸成される。健康に関するポスターや刊行物の定期的な情報発信は，健康について考える機会を増やし，職場全体の健康への関心を高める効果が期待できる。

　産業看護職は，各職場で行われている健康づくりへの取り組みを把握し，他職場へ紹介することで，効果的な活動を水平展開させることや，安全衛生委員会での報告を通して事業場の施策として展開させることも可能である。

（4）過重労働面接

　長時間勤務者であっても，疲労の蓄積度をチェックリストで測定すると問題のない場合が少なくない（事例2）。しかし，労働者の自覚はなくても身心への負担は高まっているため，長時間勤務の心身への影響や生活上の留意点などの知識を提供する必要がある。面接では，情報提供のほか，自身の健康状態に気づくことや，労働と健康の調和をどのように図っていくのかを考えられるように支援する。

　面接により就業上の配慮が必要と判断した場合には，産業医面接につなぐなどの適切な対応を行う。

事例 2

自覚症状のない労働者

入社 3 年目で残業を月 60 時間行った労働者は「今は新しい仕事を覚えることが楽しくて、残業も苦にならない」と話す。仕事への意欲が高く、不調の症状もなく、仕事を優先することを選択していたため、産業看護職は、長時間勤務の心身への影響および疲労回復を図る生活について説明するに留めた。すると労働者は、「自身の生活行動の変化に気づくようにすることと、睡眠時間の確保法や週末の過ごし方について考えてみる」と発言するようになった。

【文献】
1) 厚生労働省　労働者の心の健康の保持増進のための指針：http://www.mhlw.go.jp/new-info/kobetu/roudou/gyousei/anzen/101004-3.html
2) 厚生労働省　改正労働安全衛生法に基づくストレスチェック制度について：http://www.mhlw.go.jp/bunya/roudoukijun/anzeneisei12/pdf/150422-1.pdf
3) 池田智子（2015）：ストレスチェックで変わる会社の未来. 世論時報社

第6節　産業看護活動の評価

臨床看護において、アセスメントから導き出された健康問題の解決に向けて、計画立案、実施、評価という看護過程を展開するように、産業看護活動においても、**PDCA サイクル**＊〔Plan（P）－Do（D）－Check（C）－Act（A）〕が必要である。特に評価（Check）は、活動の効果を測ると同時に、次の活動の方向性を見出すために不可欠である。評価項目と指標および基準は、計画立案時にその活動の目的・目標にあわせて決定しておく。

1. 個人に対する産業看護活動の評価

健康相談ではまず、健康問題解決に向けて対象者が立てた目標をどの程度達成できたかを評価する。そのため目標は、対象者自身も評価しやすい数値や期間など具体的なものを設定する。期間を定めることで、評価の時期が決定され、目標達成度に応じて次の目標へとつなぐことができる。

一方、産業看護職側の目標は、対象者が目標を自己決定できること、目標を達成できることである。したがって面接内容を記録し、自己の面接場面を客観的にふり返り、目標を達成できる支援ができたかどうか支援方法や技術を評価しなければならない。そして今後の支援目標を立て、支援方法を検討し、次の面接に備えておく。

【PDCA】
1999 年に労働安全衛生マネジメントシステムに関する指針が公表され、事業者が労働者の協力の下に一連の過程を定めて継続的に行う自主的な安全衛生活動を促進する仕組みが示された。その過程が、計画（Plan）－実施（Do）－評価（Check）－改善（Act）からなる PDCA サイクルである。

2. 産業看護活動の企画の評価

産業看護活動は，事業場の産業保健計画に基づき，目標を定め実施する。たとえば，産業保健計画でメタボリック・シンドローム予備群の低減が目的にあがった場合，まずは健康診断結果を分析し，有所見率が上昇しはじめる年代を明確化し，それを根拠に，「30〜35歳の労働者全員を対象に，健康診断後，保健指導を実施する」のように産業看護活動の目標を立てる。続いて日程や場所，人員配置などの具体的計画を立てて実施し，評価を行う。

計画時には評価方法について，評価項目，指標，基準，時期，手段を具体的に決定しておく。たとえば，健康診断後の保健指導（評価項目）の来所率（評価指標）を100％にする（評価基準），保健指導1か月後（評価時期）に来所者統計にて確認する（評価手段）などである。評価時期を次回の健康診断時にした場合は，保健指導1か月後に来所状況を確認し，未来所の労働者に追加勧奨を行うことができ，目標達成に近づけることが可能となる。このように，実施中であっても，計画どおりに進められているか進行状況をモニタリングしたり成果を評価したりすることで，その後の活動計画を修正できるので，活動終了時の評価に加え，必要に応じて中間評価の時期や手段も決めておくとよい。

「評価」は，PDCAサイクルをくり返し，活動をスパイラル・アップさせるために活かされなくてはならない（図5.13）。そのためには，なぜ目標が達成できたのか，あるいはなぜうまくいかなかったのかについて計画から実施までの「プロセス」を分析・評価することも重要である。

このように「評価」といっても活動の段階別に種類があるので，以下に整理して紹介する。

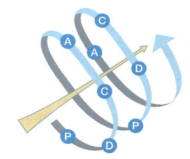

図5.13　PDCAサイクルのスパイラル・アップ

(1) ストラクチャー評価

計画を実施する際の「体制」や「仕組み」を評価するものである。具体的には計画実施の展開方法，携わる人や人数，予算，設備などが適切であったかどうかを，実施状況や目標達成度と合わせながら評価する。

たとえば，30〜35歳の労働者全員を対象に健康診断後の保健指導を実施する場合，その周知方法，保健指導を行う産業看護職の人数や保健指導技術の程度，保健指導を効率的に行うための場所の設定，対象者の日時の調整方法は適切であったかなどが指標となる。

(2) プロセス評価

目標達成に向けた実施の「過程」や「活動状況」を評価するものである。具体的には計画内容，実施時期や時間，計画実施の進捗状況，実施手段の適切さ，参加者の反応などが指標となる。

たとえば，保健指導の実施時期は繁忙期にあたっていなかったか，時間設定や保健指導時間は適切だったか，計画どおりに進んでいるか，対象者の反応はどうかなどによって評価する。

また，参加者からの意見をアンケートなどで集めて評価に取り入れることもできる。健康教育などでは受講者へのアンケート項目にプロセス評価の指標を加えることが多い。

(3) アウトプット評価

実施に対する結果を評価するものである。具体的には実施回数，参加率，健康診断受診率などを評価する。たとえば，保健指導の実施回数，保健指導を受けた人数，実施率などを分析する。

(4) アウトカム評価

目的・目標の達成度を評価するものである。定めた目標がどうなれば達成できたとするのかを明確にして，評価指標を定め，評価基準は数値化することが望ましい。具体的には健康診断の各項目結果の改善率，生活習慣の改善率，メンタルヘルス不調者の発生率，病気休業率，快適職場の満足度などがあり，客観的指標と主観的指標から評価することができる。なお，アウトカムは短期的に評価できるものと中長期的に評価するものがある。

たとえば，30〜35歳の労働者全員を対象に健康診断後の保健指導を実施する目的は「メタボリック・シンドローム予備群が減少する」ことで，目標は①自己の健康状態を自覚することができる，②メタボリック・シンドロームについて理解できる，③自己の生活習慣をふり返り改善策を考えられる，④次回の健康診断時に保健行動を実行している者の割合が50%を超える，⑤次回の健康診断で腹囲の平均が1cm減少する，とした。**アウトカム評価**では，短期的には，①自己の健康状態を自覚することができたか，②メタボリック・シンドロームについて理解できたか，③自己の生活習慣をふり返り改善策を考えることができたかを評価し，中期的には，④次回の健康診断時に保健行動を実行している者の割合が50%を超えていたか，⑤腹囲の平均が1cm減少していたかを評価する。中期的な目標達成のためには，保健指導1か月後，3か月後，6か月後に応援メッセージを対象者に送付して保健行動の継続強化を図ることを保健指導の実施に含めて計画しておく。中間評価を行い，必要に応じてその後の支援方法を改善することもできる。目標①から③についても，できた者の割合の評価基準を決めておけば，達成度を評価指標とすることができる。

第6章 災害対策と危機管理

池田 智子

この章で学ぶこと

- ▶ 事業場を取り巻くリスクを考えてみよう。
- ▶ 救急看護の基本を理解しよう。
- ▶ 心のケアの基本を理解しよう。
- ▶ 防災と事業継続を理解しよう。
- ▶ 従業員の安全とともに，事業継続の重要性も理解しよう。

[キーワード] トリアージ，トリアージ・タグ，トラウマ，ASD，PTSD，CBT，PFA，防災，事業継続，災害対策基本法，防災基本計画，事業継続計画（BCP），事業継続マネジメント（BCM）

はじめに

世の中にはさまざまな脅威が存在する。脅威は突然訪れ，従業員の生命はもとより，事業場の維持や，取引先および顧客の事業維持まで脅かすものである。事業場は，従業員の救命救急処置とともに，重要な業務が中断しないこと，あるいは中断しても短い期間で再開することが求められる。さらに地域の一員として，被害の軽減および災害復興に貢献することも求められている。

本章では，第1節で事業場を取り巻くリスクの種類を考え，第2節では救急看護の基本を，第3節では心のケアの基本をそれぞれ確認し，第4節では防災と事業継続について解説する。

第1節 ● 事業場を取り巻くリスク

事業場を取り巻くリスクにはさまざまなものがある。その種類を以下のようにまとめてみた。

(1) 自然災害：地震，台風，洪水など
(2) 感染症：新興感染症，従業員の海外出張による感染症罹患，動物を扱う業種にとっての動物感染症など
(3) 事故：爆発，火災など
(4) 社会：テロ，インターネット・ハッキングなど
(5) 法務：不正取引，証券取引法違反，特許法違反，労働基準法違反など

（6）財務：虚偽記載，粉飾決算など
（7）製品開発：欠陥製品，隠蔽など
（8）内部不正：機密情報漏洩など

　これらのリスクへの準備が不十分な場合，事業が停止し，多大な損失が発生するばかりか，従業員をはじめ取引先や株主，さらに地域住民に対しても多大な迷惑をかけることにもつながる。リスクに強い事業場を目指すことは重要な課題であり，事前にリスク対策を講じておくことは，事業場の社会的責任（CSR）の取り組みの1つである。また，種々の法律により，災害対策が直接的・間接的に求められている。

第2節　救急看護

　看護職は，まずは災害現場での人命救助を行う。多くの負傷者が発生する場合，事業場内健康管理センターなどの救護所では，全身状態を把握し，安定化を図り，応急処置，トリアージ*を行い，救命可能な重症者を救護病院に搬送する。治療の時間が遅れても生命に危険がない中等症者は仮設救護病院に搬送する。

　トリアージ・タグ*は以下（表6.1）のとおりである。

表6.1　トリアージ・タグ

順位	分類	識別色	状態および対応
第一順位	緊急治療群（重症群）	赤色	生命の危機的状態で，ただちに治療しないと死に至る状態。
第二順位	待機治療群（中等症群）	黄色	2～3時間なら治療を遅らせても状態が悪化しない状態であり，静脈路を確保し厳重な監視下におく。
第三順位	治療保留群（軽症群）	緑色	最後に治療を行っても生命予後・機能予後に影響をおよぼさない状態であり，治療は他所に回すことが可能。
第四順位	搬送適応外群	黒色	治療を行っても生存の可能性のない状態。

第3節　心のケア

　人は重大事故や災害など予期しない大きな不幸に遭うと，心的外傷（トラウマ*）を抱える。そのトラウマにより次のような症状を引き起こすことがある。
（1）恐怖体験がくり返し思い出され夢にも現れる（再体験症状）
（2）災害時の感情が突然再起される（フラッシュバック）

[トリアージ]
現存する限られた医療資源（スタッフ，医薬品等）を最大限に活用し，救助可能な傷病者に最善の医療を行うため，負傷者の緊急度と重症度により治療優先順位を決めること。この優先順位に従って患者搬送，病院選定，治療の実施を行う。

[トリアージ・タグ]
傷病の緊急度（トリアージ）に応じ，4段階に分類し，色で表したタグ。原則，右手関節に付け，衣類・靴等は不適切とされている。

[トラウマ]
単なる「ストレス」とは異なり，日本語では「心的外傷」と訳される。米国精神医学会の診断基準（DSM-IV-TR）によると，次の2つの定義を満たすものとされている。
1. 自分または他人の身体の保全に迫る危機を，一度あるいは数度，体験したか目撃したか，目撃ではないが心理的に直面したかのいずれかに当てはまること
2. その人の反応は強い恐怖，無力感または戦慄というものであること

（3）体験を想起させられるような状況を避け続ける（回避症状）
（4）感情や感覚が麻痺する（麻痺症状）
（5）集中力が欠如し，不眠やイライラした状態が続く（過覚醒症状）
（6）現実感の喪失や健忘が起こる（解離性症状）

　このような症状が災害直後から1ヶ月以内に起こる場合には急性ストレス障害（ASD），1ヶ月以上経ってから長期間持続する場合には外傷後ストレス障害（PTSD*）と診断される。特にASDでは解離性症状を伴うことが多い。

　多くの場合はASDからPTSDに移行せずに症状は徐々に緩和されていくが，PTSDになるかならないかは個人差があり，その要因は未解明で，誰にでも起こる可能性はある。

　WHOが2013年に，ASDおよびPTSDへの対応法のガイドライン"Guidelines for the management of conditions specifically related to stress"を公表した[1]。残念ながら日本語訳はまだないが，認知行動療法（CBT）を基本としたものである。わが国でもCBTを活用した心理療法は広く行われている。

　CBTとは，ものの受け取り方や考え方のバランスをとってストレスに上手に対応できる心の状態をつくっていく心理療法である。人は常に自分の置かれた状況を主観的に判断しており，通常は適応的に行っているが，強いストレスを受けるとそうした認知に歪みが出て悲観的に考えがちになる。その結果抑うつや不安感が高まり，非適応的行動も起こってくる。悲観的にも楽観的にもなりすぎず，現実的でしなやかな考え方をして目前の問題に対処していけるように支援する。

　また実際の災害時には，精神科専門職が駆けつけて対応することは考え難く，その場に居合わせた一般の人々によってケアが行われるのが現実である。WHOは2011年に「心のケア」を行うすべての人々に向けて，心理的応急処置のガイドライン（Psychological First Aid：PFA*）を公表し，2012年に国立精神・神経医療研究センターらによって日本語版が作成された[2]。PFAの基本的要素は（1）安全，（2）安心，（3）周囲とのつながり，（4）自己効力感，（5）希望の5つのカテゴリーに集約され，活動原則は「見る（Look），聞く（Listen），つなぐ（Link）」の3つのLとされている。

　看護職にも，ストレスによる心理状態を理解し，PFAを基盤とする応急処置や，CBTを用いたPTSDへの適切な対応が求められる。

【PTSD】
米国精神医学会の診断基準の最新版「DSM-V」の改訂時には，「一過性PTSDはむしろ当然の反応であり，半年を経てなお軽快しない慢性化したPTSDこそ治療の対象となる」と変更が加えられた。それに伴いPTSDの原因の定義も，明確に「死亡もしくは重症を負うような脅威，そのような被害の目撃，および性被害」と明確化され，診断は従来よりも明確になった。

【PFA】
Psychological First Aid（心理的応急処置）。そのガイドラインは2005年頃から種々の団体により発行されている。WHOが2011年に発行したものは，医療者以外の人々でも適切な応急処置が行える内容になっている。

第4節 ● 防災と事業継続

　事業場のリスク対策は，地震などによる災害被害を最小化する「防災」の観点からのアプローチと，災害時の事業場活動の維持または早期回復を目指す「事業継続」の観点からのアプローチに分けて考えられている。両者は互いに密接に関わり合い，共通要素も多いことから，双方ともに推進すべきであるが，表6.2のよ

表 6.2　防災と事業継続の相違点

	防災	事業継続
目的	人命や財産の保護	事業の継続（人命や財産の保護を含む）
対象とする脅威	自然災害，感染症，家畜感染症	あらゆる脅威
適用範囲	被害が想定される地域	事業（製品，サービス，組織，拠点，取引先など）
評価指標	死傷者数，物理的被害	復旧時間，事業への影響
考え方	原因事象	原因事象＋結果事象

うに区分されている。

2013（平成25）年度の災害対策基本法改正において，以下のように事業者の責務が盛り込まれた。

> **災害対策基本法第7条第2項**
> 　災害応急対策又は災害復旧に必要な物資若しくは資材又は役務の供給又は提供を業とする者は，基本理念にのっとり，災害時においてもこれらの事業活動を継続的に実施するとともに，当該事業活動に関し，国又は地方公共団体が実施する防災に関する施策に協力するように努めなければならない。

さらに防災基本計画*では，事業者の果たす役割とそれを支援する国および地方公共団体の役割を以下のように定めている。

> **防災基本計画**
> 　企業は，災害時に企業の果たす役割（生命の安全確保，二次災害の防止，事業の継続，地域貢献・地域との共生）を十分に認識し，各企業において災害時に重要業務を継続するための事業継続計画（BCP）*を策定するよう努めるものとする。また，防災体制の整備，防災訓練の実施，予想被害からの復旧計画策定，各計画の点検・見直し，燃料・電力等の重要なライフラインの供給不足への対応，取引先とのサプライチェーンの確保等の事業継続上の取組を継続的に実施するなど事業継続マネジメント（BCM）*の取り組みを通じて，防災活動の推進に努めるものとする。特に，食料，飲料水，生活必需品を提供する事業者など災害応急対策等に係る業務に従事する企業は，国および地方公共団体が実施する企業との協定の締結や防災訓練の実施等の防災施策の実施に協力するよう努めるものとする。
> 　国および地方公共団体は，企業防災に資する情報の提供等を進めるとともに，企業防災分野の進展に伴って増大することになる事業継続計画（BCP）策定支援および事業継続マネジメント（BCM）構築支援等の高度なニーズにも的確に応えられる市場の健全な発展に向けた条件整備に取り組むものとする。また，企業のトップから一般職員にいたる職員の防災意識の高揚を図るとともに，優良企業表彰，企業の

[防災基本計画]
災害対策基本法第34条第1項の規定に基づき，中央防災会議（会長：内閣総理大臣）が作成するわが国の防災に関する基本的な計画。

[事業継続計画（BCP）]
事業場が災害や事故などで被害を受けても，重要業務を（なるべく）中断させず，あるいは重要業務が中断した場合はできるだけ早急に復旧させるように立てる計画。
事業継続のためには，① 被害や影響を最小にする事前計画，と② 可能な限り早期に再開させる復旧対策，の2つの側面を考慮しなければならない。

[事業継続マネジメント（BCM）]
日常からいざという時に必要となるモノや情報を管理しておき，決められた手段や方法が実際に機能するかどうかを確認し，準備や訓練をしておくこと。

> 防災に係る取り組みの積極的評価等により，企業の防災力向上の促進を図るものとする。

　内閣府では，2005（平成17）年に「事業継続ガイドライン第一版」を策定，2009（平成21）年に「事業継続ガイドライン第二版」への改定を経て，2013（平成25）年8月に「事業継続ガイドライン第三版－あらゆる危機的事象を乗り越えるための戦略と対応－」[3]を公表し，事業継続計画（Business Continuity Plan：BCP）の認識定着，策定促進，運用改善に取り組んできた。

　2013（平成25）年の改定のポイントは以下のとおりである。

(1) BCMを強調

　従来BCPに含めて説明されていた「平時からの取り組み（BCM）」を経営戦略に盛り込むように強調した。

(2) 教育・訓練，見直し・改善に関する章の拡充

　社内の一部の人たちの取り組みで終始する，あるいは中小企業等では実施方法がわからず躊躇しているような現状の課題をふまえ，さまざまな企業で平時から取り組みやすくなるよう，教育・訓練，見直し・改善等に関する内容を充実させた。

(3) 事業継続戦略・対策に関する章の新設

　幅広いリスクに対応するための考え方を盛り込み，さらにはサプライチェーン途絶の経験をもとに，取引先，業界団体，地域関係者等のさまざまな連携の重要性もふまえた代替戦略や対策に関する内容を充実させた。

(4) 経営者に言及する項目の追加

　取り組みの現状や災害教訓，国際動向もふまえ，平時からの経営者の関与や災害時のリーダーシップの重要性について特に強調した。

【文献】
1) WHO　Guidelines for the management of conditions specifically related to stress：
http://apps.who.int/iris/bitstream/10665/85119/1/9789241505406_eng.pdf?ua=1
2) 災害時こころの情報支援センター　WHO版心理的応急処置（PFA）現場の支援者のガイド：
http://saigai-kokoro.ncnp.go.jp/pdf/who_pfa_guide.pdf
3) 内閣府　事業継続ガイドライン第三版——あらゆる危機的事象を乗り越えるための戦略と対応——：
http://www.bousai.go.jp/kyoiku/kigyou/topics/index.html

第7章 産業保健学領域の研究

池田 智子／三宅 晋司／巽 あさみ

この章で学ぶこと
- 各研究方法の利点と弱点を理解した上で，研究者自身の哲学的前提に合うものを選択したり組み合わせたりしよう。
- 研究例1：精神的負担という個人感覚を評価する方法を開発した研究の過程を見てみよう。
- 研究例2：職業性ストレスによる健康不調を解明した研究の動向を見てみよう。
- 産業看護職としての研究を考えてみよう。

[キーワード] 研究方法の哲学的前提，パラダイム，実証主義，量的研究，構成主義，質的研究，グラウンデッド・セオリー，エスノ・メソドロジー，アクション・リサーチ，構成主義的アプローチ，解釈主義的アプローチ，ソストシステム・アプローチ，混合研究法，メンタルワークロード，主観的評価，生理的評価，職業性ストレス，ワーク・エンゲイジメント，産業看護活動

はじめに

　研究を行うには，テーマや対象に合わせて最適な研究方法を選ばなければならない。しかし研究方法*にはそれぞれ研究方法論*があり，解明できる部分とともに盲点もある。本章ではまず，「第1節　いろいろな種類の研究方法の整理と統合」において，どのような学問領域にも共通する研究方法論の特徴を解説する。

　次に，近年の職場で特に問題となっているメンタルヘルスをトピックに，成果を上げた代表的研究を紹介する。メンタルヘルス対策を考える上で，まずは「仕事の精神的負担」がどのくらいなのかを査定しなければならない。そこで，「人によって感じ方が異なるものをどのように測定すればよいのか」という問いが浮かび上がる。その測定・評価を試みたのが「第2節　メンタルワークロードの主観的・生理心理学的評価」である。

　職場には種々のストレス要因があり，労働者がメンタルヘルス不調に陥っている現状がある。看護職はその対策を考案・実行しなければならない。そのためには，①職場のストレスにはどのようなものがあるか，②どのような機序でメンタルヘルス不調が起こるか，③どのような対策が効を奏すか，などの示唆を得たい。「第3節　職業性ストレス研究」ではそうした問いに答える研究を紹介する。

　産業看護職は，科学的根拠に基づいて適切な活動を実行する専門職である。したがって研究成果の正しい把握や，新たな問いに対する研究企画まで，実践者と研究者の連携が不可欠である。そして，現場に役立つ知見を創生することが実践

【方法（メソッド）】
目標を達成するためのある一定の方式，特定の手法。

【方法論（メソドロジー）】
目標を達成するための，事象の見方（哲学），コンセプト（概念），メソッド（方法），プロセス（手順）を含む一連のシステム。

科学研究者の使命である。そのスピリットを読み取り，専門職としての日々の実践や研究活動の参考にしていただきたい。

第1節 ● いろいろな種類の研究方法の整理と統合

　量的・質的等多くの種類の研究方法があるが，実際に研究を行う場合どのように選択・採用すればよいのだろうか。そもそも各研究方法はそれぞれに哲学的前提をもち，見えてくる世界が異なる。直面している事象をどのように解明していけるのか，その考え方，態度，方法論等を研究するシステム科学[1)]等の視点に当てはめて，それらの本質を整理してみると，各研究方法の利点と弱点が理解しやすい。本節ではそのような特徴をわかりやすく解説する。

　なお本節は，産業保健学や看護学の分野に限らず広範な学際的異領域に共通の内容である。

1. 研究者の哲学的前提

　日々の実践から浮かび上がる疑問をリサーチクエスチョンとして設定し，これに対してなんらかの答えを導くのが研究である。この過程において，研究者がどのように問いを立て，どのようなデータを収集し，どのように解釈したかというパラダイム*を明確にすることが重要である。

　看護学，産業保健学，公衆衛生学等を含む社会科学研究には主に2つの支配的なパラダイムがある。1つは自然科学で構築されてきたPositivism（実証主義）であり，研究方法論では量的研究などのハードシステム・アプローチである。もう1つは哲学や文化人類学等の人文科学で構築されてきたConstructivism（構成主義）あるいはInterpretivism（解釈主義）であり，研究方法論では質的研究などのソフトシステム・アプローチである。それぞれの哲学的前提は，存在論，認識論，方法論において異なる立場をとる（表7.1）。これらの研究方法論について，以下に詳細に解説する。

2. 実証主義的アプローチ（量的研究）

　まず，我々が問題を解決したいと思うとき，その状況をよく考えてみると，2種類に分かれることに気づく。1つは，「何をつくりたいか（Product）」「何を明らかにしたいか（Outcome）」というような「何（What）＝アウトプット」がすでに公共的，客観的に定義され，関係者全員がよくわかっている状況である。このプロセスを実行する者は，あらかじめ決められた「アウトプット」にいかに誤りなく忠実に近づけるのか（How），ということに最大の関心を払い，創意工夫をする（p.190の表7.2）。これを実証主義的アプローチ（ハードシステム・アプローチ，科学実証研究ともいう，量的研究）という。

[パラダイム]
時代の支配的な考え方を規定している科学的認識。特定の理論，原理，信条，前提をもって世界を切り取る枠組みないし方法論。

表 7.1 実証主義と構成主義の哲学的前提（存在論，認識論，方法論，獲得される知識）と学問的評価基準の比較（抱井尚子，混合研究法入門，医学書院（2015, p.46）[2]）をもとに作成）

	実証主義（量的研究）	構成主義（質的研究）
存在論	調査する側の視点と独立して，1つの「客観的リアリティ」が存在する。そのため研究者の使命は，その客観的リアリティを発見するところにある。	リアリティとは別に社会的に構成されるアクチュアリティが存在する。人にはそれぞれ異なる私的主観的アクチュアリティが存在する。研究者の使命はリアリティを発見するのではなく，社会的に構成された複数のアクチュアリティの「意味解釈」をするものである。
認識論	研究対象者と研究者は完全に独立した存在である。研究者の理論，仮説，これまでの知識が対象の観察に影響を与えると認めた上で，なるべくこれを避け，より「客観的」になろうとする態度を重視する。	研究対象者と研究者は互いに影響し合う関係にある。したがって，研究者は対象者に敬意をもって相互に学びあう相互関係を重視した中で，データを収集する。
方法論	実験，観察，調査による仮説／検証型を基本とし，「客観性」を重視した厳格なデータ収集と分析をする。社会科学では量的研究法が一般的であり，中でも無作為割付比較試験（RCT）が最も厳密である。（ハードシステム・アプローチ，量的研究）	面接，観察，文書分析などを基本的調査方法とし，以下の特徴をもつ。①複数のデータ源から情報を時間をかけて収集し，②調査中，尋ねる質問が時間と共に変化することを許容し（プロセス重視），③対象者の文脈に関する情報を詳細に報告し（対象者と取り巻く環境を包括的に把握），④対象者の視点から，ある事柄を説明・理解することを目的とする。（ソフトシステム・アプローチ，質的研究）
獲得される知識	公共的客観的な真実（科学的知）である。	それぞれの人がもつ個別的私的主観がその個別化の隔たりを越えて「個別化されない私的間主観性」にたどり着く合意（経験的知）である。
学問的評価基準	誤差が少なく的がずれていないか（信頼性・妥当性），いつどこで誰がやっても同じ結果が得られるか（反復可能性），汎用性が高いか（一般化可能性）である。	その方法論を用いることで研究の経緯を再現できるかどうか（回復可能性）である。

　例えば鉄（Product）をつくりたいときには，鉄鉱石，石灰石，石炭といった材料（Material）を投入し，熱風で溶解した後に銑鉄を取り出す（How）という一連の「インプット」の手順を正確に行えば，着実に鉄という「アウトプット」が得られるであろう。これと同じように，高血圧発症への職業性ストレスの影響が知り

表7.2 実証主義的アプローチ（量的研究）の概念

インプット	アウトプット
材料（Material） 例：鉄鉱石，石灰石，石炭	Product 例：鉄
要因（Variable） 例：職業性ストレス要因	Outcome 例：高血圧発症率
方法（How） 例：銑鉄を取り出す装置（高炉） 例：実験，観察，調査（仮説／検証型）	What 合理性・論理性に基づく唯一解（科学的知）

たいのであれば，「アウトプット」に高血圧発症率（Outcome）を設定し，職業性ストレス要因（Variable）を説明変数に投入，そしてRCTやコホート研究あるいはケースコントロール研究（How）を進める，という一連の「インプット」作業を的確に行うことで解明に至る。

このような研究の場合，目標（What）に対していかに効率よく効果的に手段（How）をデザインするかという方法論（Methodology）が重要になる。その具体的方法（Method）としては「実験」「観察」「調査」による仮説／検証型のいわゆる従来の科学実証研究が適している。量的研究もこの範疇に含まれる。また，このような研究で得られるのは公共的客観的な唯一無二の真実（科学的知）であり，それが正確かどうかは，誤差が少なく的がずれていないか（信頼性・妥当性），いつどこで誰がやっても同じ結果が得られるか（反復可能性），汎用性が高いか（一般化可能性）という評価基準によって判断される（表7.1）。

3. 構成主義的アプローチ（質的研究）

では日常の事象に目を移し，前述の実証主義的アプローチで解決可能かどうか考えてみよう。例えば「新入社員が一人前の社員になるにはどのような支援が必要か」という問題はどうだろう。「アウトプット」は「一人前の社員」である。この「一人前の社員」とは具体的にどういう社員か。これを客観的に決めることは難しいのではないだろうか。「技能を身に着けた者が一人前だ」という人もいれば「取引先との交渉が上手くできなければ一人前とはいえない」「いや，社内のコミュニケーションが円滑にとれることが必要だ」「自分なりのペースでこなせれば一人前だ」など，人によって微妙にイメージが異なる。このように我々が生身の人間として関わる日常の現実世界というのは，「アウトプット」の「What」自体があいまいであり，先に述べた鉄製造のように一義的かつ明瞭に定義されていることの方が少ないのではないだろうか。それでは，このようなあいまいな目標に対して対策を考案しなければならない多くの日常場面において，我々はどのように取り組んでいるのだろうか。前述の例では，社員が話し合い，「これがこのくらいできたら一人前と見なそう」と取り決めているかもしれない。あるいは「さすがにこれが

表 7.3　リアリティとアクチュアリティ

リアリティ（客観的現実）	アクチュアリティ（行為的現実）
現実の認識的側面	現実の行為的側面
公共的・客観的	私的・実感的
例 ・駐車場の壁と車との cm で表せる距離 ・乾湿計の数字が示す数字	例 ・駐車場の壁と車がぶつかりそうな実感的距離 ・実感的蒸し暑さや肌寒さ

できなければ一人前とは誰も思わないだろう」という暗黙の了解があるのかもしれない。いずれにしてもそれは「客観的現実」ではない。話し合いによる合意形成や，あるいは誰もが感じる共通認識というような「行為的現実」というものである。

この「アウトプットである What があいまい」ということについてもう少し考えてみよう。現実社会には「リアリティ（客観的現実）」と「アクチュアリティ（行為的現実）」が必ず存在する。例えば表 7.3 に示すように，壁と車との距離が 20cm であるというのが「客観的現実」なら，実際に車庫入れ中の人が感じるのは，壁にぶつかりそうだという実感を伴った「行為的現実」である。実証主義的アプローチでは，この「アクチュアリティ」を排除することによって価値中立を主張してきたといえる。

しかし世の中には，「正しいかどうか」という基準だけではなく「ふさわしいかどうか」という基準も必要な場面が多く，「客観的現実」の立場で問題を固定的に定義したためにそこに関わる人の見方・考え方（行為的現実）が見えなくなってしまっては困ることもある。逆に科学的根拠が明確でなくても，そこに関わっている人々の間で何か合意できるものがあれば十分機能することもある。このような場面を解決する研究方法が「グラウンデッド・セオリー*」「エスノ・メソドロジー*」「アクション・リサーチ*」などの質的研究であり，「構成主義的アプローチ（解釈主義的アプローチ，ソフトシステム・アプローチともいう）」である。

研究方法は「行為による学習」とよばれ，研究者が役割をもって状況に関与し，特に「アクション・リサーチ」では，対象者との協働により現実を変革するまでの役割をとる。ここで獲得される知識は，それぞれの人がもつ個別的私的主観がその個別化の隔たりを越えて「個別化されない私的間主観性」にたどり着くような合意，つまり腑に落ちるといった感覚である（経験的知）。

量的研究で問われる信頼性・妥当性，反復可能性，一般化可能性に当たる学問的評価基準は「回復可能性（リカバビリティ）」とされている。つまり，その方法論を用いてアクション・リサーチの経緯を再現できるかどうかである（表 7.1）。

4. 混合研究法

実証主義と構成主義の立場は，二項対立的なパラダイム論争を 1970 年代から

[グラウンデッド・セオリー]
社会学者ストラウス（A. Strauss）とグレーザー（B. Glaser）により 1990〜2000 年代に確立され，アメリカの看護学で定着した質的研究の 1 つ。インタビューや観察などから得られたデータを分析し，理論構築を目指す方法。

[エスノ・メソドロジー]
社会学者ハロルド・ガーフィンケルの"The Perception of the Other: A study in Social Order"（1952 年）に端を発する。やり取りの観察と分析（会話分析）を通して，生活する人々の日常的営為と常識的諸活動に注目し，暗黙の了解事項，自明性などの中に秩序を究明する研究方法。

[アクション・リサーチ]
ドイツの心理学者クルト・レビンが「集団力学」を基本に 1940 年頃から提唱した。産業，経営工学，社会心理学，教育学，看護学などすべての実践学問分野で広く活用されている。研究者と対象者による協働的実践に特徴があり，研究者は実践過程を分析し，次の実践へつなげていくところまでを射程としている。

1990年代を通して展開してきた。しかし1990年以降，「第三のアプローチ」として，実証主義と構成主義を1つの研究の中で組み合わせる「混合研究法（Mixed Methods Research：MMR）」が，独自の発展を遂げてきている[2]。これは「有用性」を何よりも重視するPragmatismを哲学的基盤とし，結果における有用性が認められる限り二者択一の選択を否定するというものである。二者の研究の組み合わせ方には，量的・質的の2つのタイプのデータの収集や分析の順序や方向性により，収斂的デザイン，説明的順次的デザイン，探索的順次的デザイン，介入デザイン，社会的公正デザイン，段階的デザインなどが示されている。

　例えば，社会格差と健康水準を検討したい場合を考えてみよう。今のところ日本の多くの研究はオッズ比のみを用いており，学歴や収入等の社会経済的変数が広く質問紙に含まれるかどうかに依存している。しかしこれらの調査項目は，研究者と対象者の双方にとって抵抗感があり，無回答率も高いというジレンマが存在してきたと思われる。このような困難を解消し一般化可能性を高めるために社会疫学（量的研究）では，できるだけ大規模なパネルデータ等を使用し，マクロな視点から客観的に分析することで研究の精度を高めてきた。

　しかしその視点を180度転換し，ミクロな眼ではじめて見えてくる世界に注目したらどうだろうか。観察や面接により，情報を丁寧に探り出し，質的・帰納的に抽出するため，対象者の主観を含む盲点となりがちな要素を拾い上げることが可能となり，社会疫学の限界を補完することにチャレンジできるかもしれない。

　2014年にMMR初の専門学術雑誌が創刊され，2015年には日本混合研究法学会が発足に至る中で，実証主義と構成主義の各研究参加者の心的世界が明らかにされ，各立場から，両立可能性についての議論が高まったようである[2]。しかし産業保健学や看護学などは，研究者が同時に実践者であることも多く，学問の哲学的矛盾よりもむしろ現場においては，両者の視点を組み合わせることの有用性を経験的に瞭然と受け入れ，重要視してきたのではないだろうか。元々あるそのような親和性の強みを活かし，研究を行う際には改めて両者の哲学的前提を充分に心得て，現場に役立つ実践科学を進めていくことができると思われる。

　保健師活動は，対象者個人に近づいてさまざまな角度から観察する「虫の目」と，集団や組織を俯瞰的に見回す「鳥の目」の両方を同時に持ち，「見る」「つなぐ」「動かす」ことを活動の基本としている。このような活動を研究対象にするには，人々が現象をどう識別しているか，その特殊性を内側から分析する"emic（イーミック）"な目と，外部から客観的に観察し，特定の現象を超えた普遍性を明らかにする"etic（エティック）"な目の両方が必要と考えられる。

5. まとめ

　社会科学の基盤となっている実証主義的アプローチと構成主義的アプローチ，さらに近年開発された混合研究法のそれぞれの特徴について簡単に説明した。実践科学研究者は，各研究方法から見えてくる世界・見えにくい世界を理解して，

現場に役立つ研究方法を的確に選択し，柔軟に組み合わせることが重要である。

【文献】
1) Checkland, P. B. (1983): O. R. and the systems movement - Mappings and conflicts - J. Opl. Res. Soc. 34 (8), pp.661-675
2) 抱井尚子（2015）：混合研究法入門．医学書院

第2節 ● メンタルワークロードの主観的・生理心理学的評価

　産業看護，産業保健の分野では疲労とストレスは大きな問題であり，前者については平成28年に「過重労働による健康障害を防止するための総合対策について」（平成28年4月1日基発0401第72号）[1]が出され，労働者が自らチェックできる労働者の疲労蓄積度自己診断チェックリスト[2]も作成された。ストレスについては平成27年にストレスチェックが義務化され，職業性ストレス簡易調査票の使用が推奨されている[3]。疲労やストレスの原因は作業に起因するものだけではなく，特に後者としては職場の人間関係が多い[4]。疲労に目を向けると，重量物搬送などによる身体的疲労と，VDT作業など身体活動をほとんど伴わず，注意の集中などによる精神的疲労の2つがある。本章ではこの精神的疲労と関連する**メンタルワークロード**（mental workload）について解説する。

1. メンタルワークロードの定義

　次ページの表7.4はメンタルワークロードのいくつかの定義を掲載したもので，「要求」「努力」「資源」がキーワードであることが理解できる。

2. なぜワークロード分析が必要なのか？

　2つの文献からその理由を引用する。メシュカティ（N. Meshkati）ら[5]は，「今日，管理者は，システム全体の効率を最大化するためにワークロードを従業員に配分する問題に直面している。負荷されたワークロードのレベルが個人の能力に合っていないと作業者の短期的・急性の不満や不安の結果をもたらし，これらは製品の品質や作業成績の低下を誘発する。もし，この要求と能力間のインバランスが長期にわたって継続すれば，この過負荷の慢性影響は胃腸の潰瘍，高血圧や他の心臓病のような不調症状として発現するであろう。これらはまた，バーンアウト，職務関連ストレス障害への損害請求の原因となり，システムの生産性の長期的な低迷をもたらす」と述べている。また，ローメルト（W. Rohmert）[6]は，「ワークロード測定を必要とする問題の一般的症状は，低い生産性，悪い品質，誤り，そして事故である。作業者やオペレータがストレスを受けるほど，エラーや過負荷の危険性を最小化し，正確さと生産高を最大にするために人と作業の間の最良の状態を確実にする必要性が高くなる。これが，作業分析に関する専門家の知識が近代産業，特に人－作業システムの設計段階において必要とされる根本的

表 7.4　メンタルワークロードの定義

メンタルワークロードの定義	著者，発表年
もし誰かが，負担を感じて努力しなければならないといったら，その人の行動や作業成績がどうであれ，その人は負担を感じ，努力をしているのである	Moray, et al., 1979
ワークロードは働いている人に対するすべての決定可能な影響の総和として定義できる	Edholm and Weiner, 1981
主観的メンタルワークロードは費やされた努力の量に起因し，定義されているどのような用語も伴わない	Moray, 1982
ワークロードの定義に関して，それが多次元的であるということを除いて，いまだにコンセンサスがないものの，ワークロードはしばしば，資源*（resource）または残余資源の概念と関連したものと考えられている	Yeh and Wickens, 1984
負荷（load）とはある構造（structure）にかかる負担（burden）に重畳するもので，なんらかの次元に沿ったその作業成績の限界へ接近させる	Rohmert, 1987
メンタルワークロードは，任務に関連した文脈において十分な作業成績を達成しようとしている間の（現行の作業要求と動機（やる気）容量の間の）負荷余裕（load margin）である	Jex, 1988
メンタルワークロードは，時間，求められた目標までの距離，努力の項として記述されている	Hancock and Chignel, 1988
ワークロードの概念は供給される資源（resource）と作業要求の間の関係で基本的に定義される	Wickens, 1988
一般的にメンタルワークロードは，要求された作業を遂行中に，作業者に課された付加的な要求レベルとして最も頻繁に特徴付けられてきた	Vidulich and Tsang, 2015

[資源]
処理資源ともいう．認知活動に関わる心的な機能の総体。

な理由である」と述べている。

　後述の疲労の定義（図7.4など）で説明するように，疲労を起こす要因がワークロードであるので，疲労の対策を検討したい場合に，疲労の原因であるワークロードを評価するほうが直接的であると考えられる。

3. 負荷と負担

　メンタルワークロードとは，直訳すれば「精神的作業負荷」となるが，メンタルワークロードに関する用語の定義 ISO10075[7,8]およびJIS8502-1994[9]では，作業負荷と作業負担の両方を含む概念となっている（図7.1，7.2[10]）。それでは，「負荷」と「負担」はどのように違うのであろうか？　上記ISOでは，精神的負荷（mental stress）を「外部から人間に対して作用を及ぼし，かつ，精神的に効果を与える評価可能な影響の全体」，精神的負担（mental strain）を「精神的負荷によっ

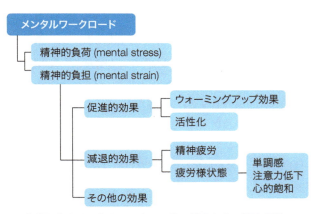

図 7.1 ISO の定義によるメンタルワークロードの概念とその関連項目

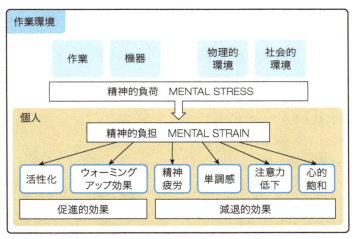

図 7.2 精神的負荷と精神的負担の関係[10]。精神的負荷が個人を囲む作業環境中にあるのに対し，作業負担は個人の内側にある。

て個々の人の内部に直ちに起こる効果（長期にわたる影響ではない）であって，各人の対処様式を含み，個人の習慣及びその時の事前条件（precondition）に依存するもの」と定義している（負荷の原文は stress の語が用いられているが，これは我々が一般に用いている「ストレス」の語とは意味が違うので注意）。この文章は抽象的でわかりにくいので，もう少しわかりやすい例で紹介しよう。目の前に 1 リットル入りのペットボトルがあるが，包装紙に包まれていて，中身は見えないとしよう。もし，普通の水が入っていればその重量は約 1 kg となり，それを手にとったとき，別に重いとは感じないであろう。ところが，その中には 10 円玉がいっぱい詰まっており，重量は 8 kg 近いとしよう。そのことを知らないあなたは，手にとった瞬間，「重い」と感じるであろう。このペットボトルの重さに相当するものを「負荷」と考えればよく，それを持ったとき（負荷がかかったとき）に「直ちに」感じた，重いという印象（人の内部に直ちに起こる反応）が負担である。

さて、この重さが何 kg のときに「重い」と感じるであろうか？ それはその人の筋力（握力や腕力など）に依存し、2 kg でも状況によって、重いと感じる人と、そうでない人がいるであろう（幼児にとっては、2 kg はとても重い）。日常の会話において、我々は「負荷」と「負担」をあまり区別していないかもしれない。しかし、前者は「荷」であり、後者はそれを「担う（になう）」、「担ぐ（かつぐ）」状況であり、「荷」が体に載っており、それを支えている状態である。そして、負担の感じ方は、上で述べた例のように、その人の能力に依存する。再び卑近な例であるが、大学生は毎年新学期に教科書を購入しなければならない。そのとき、単価の高いものが多いと、それは大きな経済的「負担」となる。しかし、仕送りが多かったり、アルバイトの収入が十分あれば、「余裕を持って」購入することができ、負担とはならない。すなわちその人の能力（この場合は経済的能力）と負荷レベルとの大小関係で負担は決まり、前者が後者よりも十分大きければ負担にならない。

さて、この「能力」とは何であろうか？ 前の例のような重量物持ち上げ作業を想定しよう。身長、体重、握力、背筋力等、身体的特性はすべて同じである双子の兄弟がいたとしよう。この 2 人が同じ重量の物を床から一定の高さに、一定回数持ち上げる作業をした時、この身体活動に対する 2 人の能力は同じであると仮定しているので、彼らの負担の影響（作業後の疲労感など）は同一であろうか？ 同じであるかもしれないし、異なるかもしれない。図 7.3 は持ち上げ作業時の 2 つの姿勢を示している[11]。左はよく見られる持ち上げ作業時の姿勢（ただし、行ってはならない姿勢）であり、ひざを伸ばしたまま、腰を深く屈曲している。一方、右は腰を

＊ 9.8 N（ニュートン）= 1 kg

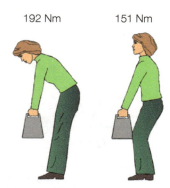

図 7.3 重量物持ち上げ時の姿勢
（文献 11 の Figure7-16 の一部を著者作図）

まっすぐ伸ばしたまま、ひざの屈伸で持ち上げようとしている。両者を比較すると、前者は腰椎の椎間板にかかる圧力が、後者のそれよりもはるかに大きくなる。図中の数値は 20 kg の分銅を保持した場合の第 3 腰椎の椎間板に掛かるモーメントを示しており、腰を曲げるとその値は 30％以上増加し、腰痛の原因となる。この例では、身体的負荷が同じ仕事を同じ筋力や体格の人が行っても、作業の仕方（コツや技能）によって「しんどさ」や疲労（負担の影響）は異なることを示唆している。作業の仕方は「能力」ではないかもしれないが、それが負担に影響することは十分に推察できるとともに、定量的に数値で表すことができないものでもある。

以上のような身体負荷（特に重量物持ち上げ作業等）では、負荷は、重さ [kg]、力 [N]、高さ [m]、回数 [回/日]、頻度 [回/分] などの数値で表すことができる物理量が対応する。なお、重量物持ち上げでは、例えば 10 kg の物を 1 m の高

さに持ち上げたら，10 kg m の位置エネルギーが生じるので，それを行った人はそれと同じエネルギーを消費したことになる。生体のエネルギー消費については，例えば酸素消費量 VO_2* で推定できる。単純に垂直方向に持ち上げるだけの作業とすると，VO_2 [ml/分] $= a \times B + b \times F \times L$ となる（a と b は係数）。ここで B は体重 [kg]，F は単位時間における持ち上げ回数および高さ [m/分]，L は対象物の重量 [kg] であり，体重から決定される基礎代謝と位置エネルギーの和となる（この式は文献 12 に掲載された式から，垂直方向の持ち上げ作業に寄与しない項目を削除したもの）。

* 最大酸素摂取量 VO_{2max} は運動時にどれだけの酸素を消費できるかの数値であり，運動能力の指標として使われる。

それでは，本章の主題である精神的作業負荷と負担はどうであろう？ 精神作業の単純な例として暗算作業*を考えよう。例えば，ある人に「1779 から 13 を引いてください。さらにその答えからまた 13 を引いて，同じように出た答えから 13 を引くという暗算を続けて行ってください」と指示する。これは連続減算法といって，暗算負荷を行う実験ではよく用いられている手法である。この方法では，実験者がいちいち計算問題を与える必要がないというメリットはあるが，回答を発話で求めると，呼吸が変わってそれが生体信号に影響する（心拍変動などをメンタルワークロードの評価指標として用いる場合）という短所もある。さて，このような作業にも能力差は存在し，珠算上段者であれば，難なくこなすであろうし，苦手な人は当然，負担を感じるであろう。一方で，このような精神作業の負荷量はどのように表すことができるであろうか？ 計算の難易度であれば，桁数や足算なのか掛算なのか等で決まるが，それは定量化が難しい。情報量のような指標も考えられるが，負荷量として適切かどうかはわからない。また，先に述べた身体的負荷との対比で考えると，何らかの精神活動を行ったのであれば，それに対応した「精神的エネルギー」を消費したはずであるが，それは何によって推定できるのであろうか？ このような単純な精神作業でさえ，負荷量を定量的に推定できないので，一般の仕事の精神作業負荷の定量的推定は，直接的には不可能であろう。しかし，精神的負荷の影響としての精神的負担，そして精神疲労が現代社会での大きな課題であることは間違いなく，何らかの方法でそれらを評価することが求められる。

* 暗算は英語では mental arithmetic と表記され，その訳語は「精神的計算」ではない。

4. 精神疲労

疲労は本章の主題ではないが，先に引用した JIS に定義が掲載されているので，それを紹介する[8]。精神疲労（mental fatigue）は，「先行する精神的負担の強さ，持続期間および時間的パターンに依存する，精神的および身体的機能の効率の一時的な減退。精神疲労の回復は，活動の変化よりもむしろ回復作用によって達成される。備考：この機能の効率の低下は，例えば，疲労感，努力の割に成果が上がらない，過誤の種類，発生頻度などによって明らかになる。この減退の程度は個人の事前の状態によっても決まる」と定義されており，すでに述べたが負担の結果として発現する。図 7.4 はルチャック（H. Luczak）のメンタルワークロード

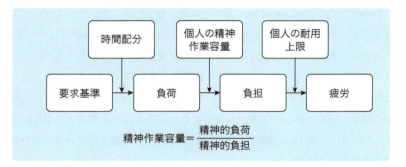

図 7.4 Luczak のメンタルワークロードのモデル[13]を簡略化した図。作業要求の時間配分が負荷となり，その個人における作業容量との関連で負担が生じ，その結果として疲労が起きる関係が示されており，負担は容量に対する負荷の比となっている。

注：図中の式は図の一部ではなく，本文中に記されていたもの。ただし，元の式は分母が負荷，分子が負担となっているが，本文中のその他の記載（C = input/output）より，分母は「精神的負担」が正しいと思われる。そうすると負担 = 負荷 / 容量となり，ワークロードの概念と一致する。

のモデル[13]を簡略化したものであり，負担の現われとして，疲労が生じることを示している。

5. 主観的メンタルワークロード評価　NASA-TLX

ハート（S. G. Hart）ら[14]は 1988 年にメンタルワークロードの主観的評価法である NASA-TLX（National Aeronautics Space Administration Taskload Index）を発表した。これは表 7.5 に示す 6 つの下位尺度（精神的要求 Mental Demand：MD，身体的要求 Physical Demand：PD，時間的要求 Temporal Demand：TD，作業達成度 Own Performance：OP，努力 Effort：EF，不満 Frustration Level：FR）から重み付けワークロード評価値（WWL：Weighted Workload）を算出するものである。現在，NASA-TLX は最もよく用いられている手法であり[15]，また多くの研究からその感度の高さや妥当性も確認されている。この手法について，本章では概要を説明するが，より詳細に知りたい方は文献 16，17 を参照していただきたい。

NASA-TLX による評価では，なんらかの作業を行った後に，その作業に関して，表 7.5 に示す MD，PD，TD，OP，EF，FR の 6 つの尺度の評価を求める。評価の仕方は，各尺度を，両端に表 7.5 の端点で示した語（「低い／高い」または「良い／悪い」）を配置した 12 cm の線分で表し，その線分上の任意の位置にしるしをつけさせる（この方法を Visual Analogue Scale：VAS という）。この値を 1 〜 100 の数値として読み取り，それを下位尺度の素点として重み付け平均値 WWL を算出する。重み付け係数の算出には 6 つの下位尺度の一対比較を用いる。この重み付けにより個人の感じ方の違いを補正できるところが NASA-TLX の特長であるが，WWL の替わりに 6 つの下位尺度の単純平均値 RTLX（Raw TLX）もよく用いられている。なお，調査対象者に合わせて訳語を変更することもある（例えば，身体的要求を肉体的要求など）[18]。

表 7.5 NASA-TLX の 6 つの下位尺度。Hart ら[14)] の Figure 8 をほぼ直訳したもの。ただし，本文中で時間的要求と記した TD は時間切迫感としている。

項目	端点	説明
精神的要求	低い／高い	どの程度，精神的かつ知覚的活動が要求されましたか？（例：思考，意志決定，計算，記憶，観察，検索，等）作業は容易でしたか，それとも困難でしたか。単純でしたか，それとも複雑でしたか。苛酷でしたか，それとも寛大でしたか。
身体的要求	低い／高い	どの程度，身体的活動が必要でしたか？（例：押す，引く，回す，操作する等）作業は容易でしたか，それとも困難でしたか。ゆっくりしていましたか，それともきびきびしていましたか。ゆるやかでしたか，それとも努力を要するものでしたか。落ち着いたものでしたか，それとも骨の折れるものでしたか。
時間切迫感	低い／高い	作業や要素作業の頻度や早さにどの程度，時間的圧迫感を感じましたか？　作業ペースはゆっくりしていて暇でしたか，それとも急速で大変でしたか。
作業達成度	悪い／良い	実験者（あるいは，あなた自身）によって設定された作業の達成目標の遂行について，どの程度成功したと思いますか？この目標達成における作業成績にどのくらい満足していますか？
努力	低い／高い	あなたの作業達成レベルに到達するのにどのくらい一生懸命（精神的および身体的に）作業を行わなければなりませんでしたか？
不満	低い／高い	作業中，どのくらい，不安，落胆，いらいら，ストレス，不快感，あるいは安心，喜び，満足，リラックス，自己満足を感じましたか？

6. 生理的メンタルワークロード評価

　NASA-TLX は感度の高い指標であるが，このような主観評価指標を作業中に連続して取得することは難しい。これに対し，生理指標によるメンタルワークロード評価のメリットは，連続的に指標が得られることと，主観指標に比べ，客観的指標といえることである。

　メンタルワークロードの評価に用いられる生理指標には多くものがある。表 7.6 はこれらの生理指標の精神作業負荷時の変化を示したものである[19)]。ここではその中で最も多く用いられている心拍変動性（Heart Rate Variability：HRV）指標について解説する。

　HRV とは，1 拍毎に心拍を計測すると，その値が周期的にゆらいでいる現象のことで，実際には心電図の R 波を 1 拍ごとに検出し，隣り合う R 波同士の間隔を計測する。これを RR 間隔といい，そのゆらぎの周波数成分を抽出する。この成

表 7.6 メンタルワークロード評価に用いられる生理指標とその変化[19]。P3 と CNV は脳波事象関連電位であり，P3 は 300 msec 後の陽性成分，CNV は随伴性陰性成分。

生理指標	変化	生理指標	変化
脳波 α 波（8-12 Hz）	↓↓	収縮期血圧	↑
脳波 θ 波（4-7 Hz）	↑↑	拡張期血圧	↑
P3 振幅	↑↑	皮膚電気反応振幅	↑
P3 潜時	↑	皮膚電気反応回復時間	↑
CNV 振幅	↑	自発的皮膚電気反応周波数	↑
心拍数	↑	瞬目（まばたき）頻度	↑↑
0.1 Hz 成分	↓↓	サッケード眼球運動	↑
呼吸性洞性不整脈	↓↓	瞳孔直径	↑
付加的心拍数	↑	筋電図	↑
指尖容積脈波振幅	↓	エピネフリン（アドレナリン）	↑↑

＊Hz（ヘルツ）は 1 秒間の振動の単位であり，人名であるので大文字を用いる。

分には血圧変動由来の 10 秒周期成分と，呼吸と同期した呼吸性洞性不整脈成分の 2 つが存在する。前者は低周波数 LF（Low Frequency）成分または 0.1 Hz＊成分とよばれ，約 0.25 Hz（呼吸周期 4 秒相当）の後者は高周波数 HF（High Frequency）成分とよばれる。LF 成分（以下，LF と略記）には交感神経と副交感神経の両方が関与し，HF 成分（以下，HF と略記）は副交感神経のみが関与する。表 7.6 に示したように，精神作業負荷時には LF も HF も減少する。これは副交感神経系活動の抑制によると考えられる。表 7.7 は種々の精神作業時の HRV 指標の変化を示したもので，この表でも，LF（0.1 Hz）はすべて減少している。Togo and Takahashi[20] は HRV に関する論文をレビューし，さまざまな作業における心拍数（この表では平均 RR 間隔として掲載されている）と HRV 指標の変化をまとめている。表 7.8 はそれらを抜粋したものである。この表では有意差が認められていないもの（n.s. と表記）以外では，HF はすべての作業で減少しており，LF も減少を示すものが多い。LF/HF は交感神経系の指標あるいは自律神経バランスの指標として用いられている例が多いが，このように分母である HF と分子である LF が同じ方向（どちらも減少）に変化すると，LF/HF の変化の方向は定まらず，指標としての妥当性は低い。

HRV 指標がさまざまな研究で多用されている理由は，それから自律神経活動が推定できると解釈されていることと，心電図や心拍など，比較的計測しやすい生理信号を用いているためと思われる。しかし，前者については，少なくとも LF/HF は交感神経系の指標でも自律神経バランスの指標でもないと解釈されており[21-23]，また，心拍は計測しやすいものの，HRV 指標を得るためには，多くの

表 7.7 心拍変動性指標のメンタルワークロードによる変化[19]。HRV は RR 間隔の変動係数。F：実作業（Field），S：実験室（Simulator）

要因		指標および変化	著者
短距離バス運転時の精神的要求課題	F	HRV ↑	Gobel et al, 1998
自動車の運転時の高速急旋回の精神的負荷	F	HRV ↑	De Waard et al, 1995
特許審査官の精神的努力	F	HRV ↑	Boucsein et al, 1997
戦闘機パイロットと武器システム士官の精神的および身体的負荷の増大時	F	0.1 Hz ↓	Wilson, 1993
航空技術者における精神的要求のある課題解決時	S	0.1 Hz ↓	Tattersall et al, 1995
高い情報負荷（模擬戦闘時）	S	0.1 Hz ↓	Svensson et al, 1997
中程度のカーブでの高速運転	F	0.1 Hz ↓	Richter et al, 1998
騒音下における模擬的交替制勤務	S	0.1 Hz ↓	Boucsein et al, 1996
異常時のパイロットのメンタルワークロード	S	0.1 Hz ↓	Itoh et al, 1990
フライトシミュレータでのメンタルワークロードの大きな変化	S	0.1 Hz ↓	Veltman et al, 1993, 1998
バス運転手	F	0.1 Hz ↓	Mulders et al, 1982

煩雑かつ複雑な解析を行わなければならず，必ずしも簡便な指標ではない。

7. 交代性勤務の看護師の負担調査例

最後に生理指標と NASA-TLX を用いた調査例を紹介する。コスタ（G. Costa）ら[24]は，10 床の ICU に勤務する 15 名の看護師（平均年齢 23.7 歳）を対象として，交代制勤務の各シフト時の評価を行った。交代制勤務*は A-M-M-A-N-N-R-R（M：午前勤務 7:00–14:00，A：午後勤務 14:00–21:00，N：夜勤 21:00–7:00，R：休日）の 8 日周期である。各シフト終了時に NASA-TLX を実施し，作業開始時，作業中間，作業後の採血から，血中コルチゾールを計測した（n = 10）。また，作業中間時点および作業後の尿中のスルホトキシメラトニン（aMT6），アドレナリン，ノルアドレナリンを測定した。さらに，各時点で 3 分間の安静後に心拍数と血圧を測定した（その他の計測項目は省略する）。その結果，主観的ワーク

＊ ここで示したような朝勤－午後勤－夜勤のように時間を遅らせるシフトを正循環（forward rotation）といい，逆循環（backward rotation）より体が慣れやすい。

表 7.8 さまざまな職業における HRV 指標とその変化。文献 20 の Table1 から心理社会的ワークロードの部分を抜粋し，筆者作成。SDNN は RR 間隔の標準偏差。

	対象者	比較	平均RR間隔	SDNN	HF	LF	LF/HF	報告者	発表年
職務負担	日勤	職務負担	↓	−	↓	−	↑	Collins et al.	2005
	集積回路製造工場，ごみ焼却場，病院勤務	職務負担	↑	n.s.	n.s.	↑	−	van Amelsvoort et al.	2000
	看護師	職務負担	n.s.	−	−	−	−	Riese et al.	2004
	40歳以上の造船業作業者	職務負荷	−	n.s.	n.s.	n.s.	n.s.	Kang et al.	2004
	事務作業者	職務負荷	n.s.	−	n.s.	n.s.	−	Kageyama et al.	1998
	事務作業者	作業負荷	↓	−	−	−	−	Vrijkotte et al.	2000
雇用	公務員事務職	雇用職位	↓	↓	↓	↓	−	Hemingway et al.	2005
組織内不正	長期滞在型ケアハウス職員	不正	−	−	↓	−	−	Elovainio et al.	2006
高血圧事務作業者	事務作業者	高血圧	n.s.	−	↓	↓	↑	Kobayashi et al.	2001
疲労	a ごみ収集者 b 健康な座位作業者	a × b	↓	n.s.	−	−	n.s.	Pichot et al.	2002
	電機企業作業者	活力消耗	−	−	↓	n.s.	↓	Watanabe et al.	2002
	技師	作業時間	−	−	−	−	n.s.	Sasaki et al.	1999
	技師	作業時間	n.s.	−	−	−	−	Sasaki et al.	1999
	情報サービス作業者	主観症状	−	−	↓	n.s.	−	Karita et al.	2006
	救急車搭乗員	健康不満	n.s.	−	↓	↑	−	Aasa et al.	2006
列車運転	列車運転士	速度	↑	−	−	−	−	Myrtek et al.	1994
夜勤交代性勤務	看護師	日勤×夜勤	n.s.	−	n.s.	n.s.	n.s.	Ito et al.	2001
	石油精製警備員	日勤×夜勤	n.s.	n.s.	n.s.	n.s.	n.s.	Freitas et al.	1997
	救急医師	夜勤	↓	↓	↓	−	↑	Adams et al.	1998
	看護師	交代制×非交代制	n.s.	−	↓	−	↑	Ishii et al.	2005
	交代制作業者 日勤作業者	交代制×非交代制	n.s.	−	−	↓	−	Murata et al.	2005
	おむつ，生理用品製造	交代制勤務	−	−	↓	↓	−	Ha et al.	2001
	交代性作業者，日勤作業者 集積回路製造工場，ごみ焼却場，病院勤務	朝勤務×日勤	↓	↓	n.s.	n.s.	−	van Amelsvoort et al.	2000
	交代性作業者，日勤作業者 集積回路製造工場，ごみ焼却場	朝勤務または日勤のベースライン	↓	−	↓	↓	−	van Amelsvoort et al.	2001
		朝勤務または日勤の1年後	↑	−	n.s.	n.s.	−		
25時間交代制勤務	救急車搭乗員	24時間勤務	n.s.	−	↓	−	↑	Mitani et al.	2006
	消防士	24時間勤務	↓	−	n.s.	−	↑	Takeyama et al.	2005
	長距離トラック運転手	25時間勤務	−	−	−	−	↓	Sato et al.	2001

ロード（OW）は午前勤務で最も高く，2つの夜勤で低いことが認められた（図7.5）。午前勤務では，重要な患者の引継ぎや医師の活動の補助に係る MD，PD，EF の値が高い。内分泌系指標では，夜勤明け（午前7時）のコルチゾールは，午前勤務開始時の同時刻に比べて有意な減少を示し，前半（21時と午前2時）の値は，夜勤1夜目に比べて，夜勤2夜目で高いことが認められた（図7.6左）。aMT6 は夜間に高くなるという通常の変化を示し，2日の夜勤間には有意差は認められなかった（図7.6右）。アドレナリンは心理生理的要求度の高い日勤中に高い値が見られ，休憩を取りやすい夜勤の後半（午前2-7時）に低くなっているが，ノルアドレナリにはシフト間の有意差は認められなかった（図7.7）。心拍と血圧には有

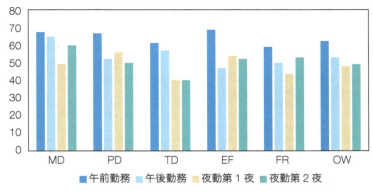

図7.5 交代制勤務の看護師のNASA-TLXの値。OWは全体的ワークロードを示し，WWLではない。文献24のFig.3を元に筆者作図。

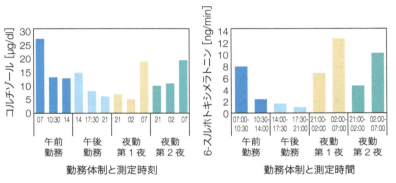

図7.6 交代制勤務の看護師のコルチゾールとメラトニン。文献24のTable 3を元に筆者作図。

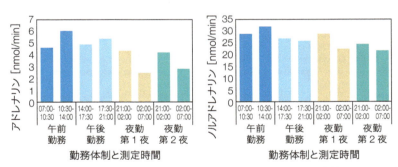

図7.7 交代制勤務の看護師のアドレナリンとノルアドレナリン。文献24のTable 3を元に筆者作図。

＊ nmolはナノモルであり，ナノは10^{-9}を意味する。

意差は認められなかった。これらの結果より，2夜連続の夜勤を含む速い（rapid）交代制勤務システムは，通常のサーカディアンリズムを崩すことはないことが確認できた。

ここで用いられているコルチゾールはストレスホルモンとよばれ，ストレス要因が加わると濃度が上昇する[25]。アドレナリンとノルアドレナリンは交感神経の

活動亢進によって分泌が増加する[26]。残念ながら，本研究ではHRV指標は用いられていない。

【文献】

1) 厚生労働省　過重労働による健康障害防止のための総合対策について：http://www.mhlw.go.jp/bunya/roudoukijun/anzeneisei12/pdf/111208-3.pdf
2) 厚生労働省　労働者の疲労蓄積度チェックリスト：http://www.mhlw.go.jp/topics/2004/06/tp0630-1.html
3) 厚生労働省　ストレスチェック等の職場におけるメンタルヘルス対策・過重労働対策等：http://www.mhlw.go.jp/bunya/roudoukijun/anzeneisei12/
4) 厚生労働省　国民生活基礎調査の概況：http://www.mhlw.go.jp/toukei/list/h24-46-50a.html#01
5) Meshkati, N., Hancock, P. A., Robertson, M. M. (1984): The measurement of human mental workload in dynamic organizational systems: An effective guide for job design. In H. W. Hendrick, and O. Brown, Jr.(Eds.): Human Factors in Organizational Design and management. Elsevier Sciences Publishers B. V., 521-531
6) Rohmert, W. (1987): Physiological and psychological workload measurement and analysis. Salvandy, G. (Ed.): Handbook of Human Factors, John Wiley & Sons, 402-428
7) ISO 10075:1991 Ergonomic principles related to mental work-load - General terms and definitions
8) 林喜男（1992）：ISO10075の日本語訳案について．人間工学, 28, 5, 287-292
9) JIS Z 8502-1994 人間工学－精神的作業負荷に関する原則－用語及び定義
10) Nachreiner, F. (1999): International standards on mental work-load - The ISO 10075 Series -, Industrial Health, 37, 125-133
11) Eastman Kodak Company (1986): Ergonomic Design for People at Work. Vol. 2, Van Nostrand Reinhold, p.143
12) Kumar, S. (ed.)(1999): Biomechanics in Ergonomics, Tayler & Francis, 282
13) Luczak, H. (1971): The use of simulators for testing individual mental working capacity, Ergonomics, 14(5), 651-660
14) Hart, S. G. and Staveland, L. E. (1988): Development of NASA-TLX (Task Load Index): Results of empirical and theoretical research. Hancock, P. A. and Meshkati, N. (Eds.): Human Mental Workload, Elsevier Science Publishers B. V., 139-183
15) De Winter J. C. F. (2014): Controversy in human factors constructs and the explosive use of the NASA-TLX: a measurement perspective, Cognition, Technology & Work, 16, 289-297
16) 三宅晋司, 神代雅晴（1993）：主観的メンタルワークロードの評価法　NASA-TLXとSWATの紹介および簡便法の提案. 人間工学, 29, 6, 399-408
17) 三宅晋司（2015）：メンタルワークロードの計測と解析－NASA-TLX再考－．人間工学, 51, 6, 391-398
18) 三宅晋司，神代雅晴，村上貴敏，佐々木十太（1996）：NASA-TLXによる現場作業者の負担感調査の試み．人間工学, 32, 特別号, 208-209
19) Boucsein, W. and Backs, R. W. (2000): Engineering psychophysiology as a discipline: Historical and theoretical aspects. : Engineering Psychophysiology, Lawrence Earlbaum Associates, Publishers, 3-30
20) Togo, F. and Takahashi, M. (2009): Heart Rate Variability in Occupational Health - A Systematic Review, Industrial Health, 47, 589-602
21) Reyes del Paso, G. A., Langewitz, W., Mulder, L. J. M., et al. (2013): The utility of low frequency heart rate variability as an index of sympathetic cardiac tone: A review with emphasis on a reanalysis of previous studies, Psychophysiology, 50, 477-487
22) Billman, G. E. (2013): The LF/HF ratio does not accurately measure cardiac sympathy-vagal balance. Frontiers in Physiology, 20 February：http://www.frontiersin.org/Journal/10.3389/fphys.2013.00026/full
23) Goldstein, D. S., Bentho, O., Park, M., et al. (2011): LF power of heart rate variability is not a measure of cardiac sympathetic tone but may be a measure of modulation of cardiac autonomic outflow by baroreflexes, Experimental Physiology, 96(12), 1255-1261
24) Costa, G., Ghirlanda, G., Tarondi, G., et al. (1994): Evaluation of a rapid rotating shift system for tolerance of nurses to nightwork, Occupational and Environmental Health, 65, 305-311
25) 日本生理人類学会計測研究部会編（1996）：人間科学計測ハンドブック．朝倉書店, 421-429
26) 藤沢清他編（1998）：新生理心理学　1巻　生理心理学の基礎．北大路書房, 183-185, 280-282

第3節　職業性ストレス研究

近年，先進国全般の産業構造の変化や長期にわたる経済低迷等により，労働者はさまざまな職場のストレスに曝されている。

EUでは，**職業性ストレス**（work-related stress：WRS）は，腰痛に次いで2番

目に多い職業性の健康問題であり，EU就労者の28%が影響を受けている[1]と発表されている。

また，日本では，仕事や職業生活でストレスを感じる労働者は5割を超えるようになり，精神障害等に係る労働災補償の請求件数および認定件数も，近年著しく増加している（図3.14参照）。

ストレスからくる心の健康問題は労働者のみならず，その家族，事業場および社会に影響を与え，その影響はますます大きくなっている。事業場において，より積極的に心の健康の保持増進を図ることは，労働者とその家族のQOLの向上とともに，社会全体の健康度を上げるという視点からも重要な課題である。

ストレス要因は，仕事そのもの，職場，家庭，地域等に存在している。これらの対策としては，まず労働者自身がストレスに気づき，これに対処すること（セルフケア）の必要性を認識することが重要である。しかし，職場に存在するストレス要因は，労働者自身の力だけでは取り除くことができないものも少なくない。

職場のストレス対策として，国は第12次労働災害防止計画，スマートライフプロジェクトなどを開始し，2015年12月1日からはストレスチェック制度を導入している。産業看護の活動は，従業員一人ひとりの健康の保持増進に寄与し，かつ企業の経営にも貢献するために，個人や集団，組織に働きかける支援である。ストレス対策においても保健師等は医師とともに実施者として携わることができる職種である。労働者の最も身近にいて，多くの情報を把握し，気持ち・思いに寄り添いながらきめこまやかな健康支援ができる産業看護職に期待が寄せられている。以上のことから，労働者の心の健康づくりを推進していくためには，職場環境の改善も含め，組織的対応によるメンタルヘルス対策の積極的な推進が重要である。したがって，組織で働く労働者の心身の健康状態とその背景にあるストレス要因を把握し，適切なストレス対策を講じて心の健康問題を解決するために，職場におけるストレス研究が必要となってくる。

ここでは，職業性ストレスに関する理論モデルと研究の現状を述べ，今後の課題について考察する。

1. 職業性ストレスの理論モデルと研究の現状

（1）NIOSH 職業性ストレスモデル

NIOSH*の職業性ストレスモデル[2]は古典的理論としてよく知られている（図7.8）。

本モデルでは，仕事のストレス要因*によって急性のストレス反応*が起き，そのまま放置すると作業関連障害としての疾病が生じることが示されている。このモデルでは，ストレッサーとストレス反応の間には，個人要因*や仕事外の要因*，緩衝要因*が介在し，それらが，ストレッサーによる急性のストレス反応を強めたり弱めたりする修飾要因となっていることを示している。本モデルに基づいて作成されたストレス評価尺度がNIOSH職業性ストレス調査票（Generic Job Stress

【NIOSH】
The National Institute for Occupational Safety and Health：米国労働安全衛生研究所

【仕事のストレス要因】
ストレッサーともいう。物理化学的環境，役割葛藤，役割不明確，対人葛藤，仕事の将来不明確，仕事のコントロール，雇用の機会，量的な作業負荷，作業負荷の変化，対人責任，技術の活用，認知要求，交代制勤務などがある。

【急性のストレス反応】
心理的には職務不満足や抑うつ反応が，生理的には身体的愁訴が，行動的には事故やアルコール・薬物依存，疾病休業がある。

【個人要因】
年齢，性別，婚姻状態，勤続年数，職種，タイプA，自尊心など。

【仕事外の要因】
家庭・家族からの要求，例えば家族に介護を要する親がいたり，不登校の子どもがいたりすることなど。

【緩衝要因】
上司・同僚・家族からの社会的支援など

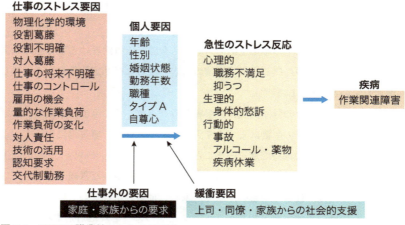

図 7.8　NIOSH 職業性ストレスモデル

Questionnaire：以下 GJSQ）[2]である。この尺度は 21 尺度，159 項目あり，信頼性・妥当性が高く，多くの側面を包括的に測定できるが，各尺度の項目数が多いため，使用は簡便ではない。GJSQ の日本版は原谷隆史らによって，信頼性・妥当性が報告されている。

　最も代表的な職業性ストレス尺度として職業性ストレス簡易調査票[3]があり，この尺度は旧労働省の研究班によって開発された。仕事のストレッサー（量的労働負荷，質的労働負荷，身体的労働負荷，仕事のコントロール，技術の低活用，対人問題，職場環境，仕事の適正，働きがい），ストレス反応（身体的ストレス反応，心理的ストレス反応），緩衝要因（社会的支援，満足度）を合計 57 項目で測定する尺度であり，研究や実践現場での職場診断に汎用されている。また，比較的少ない項目で測定できることから，平成 27 年から導入されたストレスチェック制度での測定尺度として推奨されている。また，本尺度に職場組織やポジティブな側面が追加された新職業性ストレス簡易調査票[4]も公開されている*。

＊ 平成 21 〜 23 年度厚生労働科研費による「労働者のメンタルヘルス不調の第一次予防の浸透手法に関する調査研究」で開発された。

（2）仕事の要求 − コントロールモデル，仕事の要求 − コントロール − 支援モデル

　カラセック（R. Karasek）らによる「仕事の要求 − コントロールモデル：job demands-control model」[5,6]。このモデルはその後，ジョンソン（J. Johnson）とホール（E. Hall）が「仕事の要求 − コントロール − 支援モデル」[7]の 3 次元モデルとして提唱した。

　「仕事の要求―コントロールモデル」では，仕事の要求度と仕事のコントロールの 2 つがストレスの要因とされ，仕事の要求度が高く，仕事のコントロール度が低いほどストレスが高くなるとされる。すなわち，仕事の要求度として，仕事が質的に困難であったり，仕事量が過負荷であったりすること，および仕事のコントロールとして，意思決定が十分できなかったり，裁量権が低いことがストレスの要因であるとしている。これにより心身に障害を及ぼすというモデルである。

また3次元モデルではこれらの仕事の要求度と仕事のコントロールの2つの要因に加え，同僚や上司の支援が不足すると健康障害が起こりやすいとした（図7.9）。

これらの理論モデルは2次元，または3次元でストレスの要因を把握できることと理解しやすい理論であることから，多くの職業ストレス研究に用いられている。

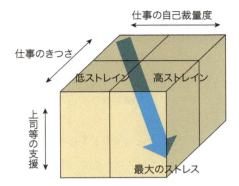

図7.9　カラセックの2次元，3次元モデル

本モデルに基づいて職業性ストレス要因を測定するために最もよく知られている尺度として，JCQ（Job Content Questionnaire）[8]が挙げられる。JCQはカラセックによって開発されたものである。最低限の構成項目である22項目を使用すれば，仕事の要求度，コントロール度，上司および同僚からの支援の4尺度を測定することができる。推奨版45項目では30項目でこの4尺度を測定できる。このようにJCQは少ない項目で理論モデルに基づいた職業性ストレスの要因を測定できるところが利点とされている。JCQ日本語版[9]が川上憲人らによって信頼性・妥当性が検証されている。

(3) 努力 – 報酬不均衡モデル：Effort-Reward Imbalance Model[10]

ドイツの社会学者シーグリスト（J. Siegrist）らによって提唱された職業性ストレスを評価する理論[11]であり，職業生活における「努力*」と「報酬*」の2つの因子を基にストレス状況を把握することができる。日本では調査が困難とされる報酬について調査できることも特徴の1つである。本モデルは「職業生活において費やす努力と，そこから得られるべき，もしくは得られることが期待される報酬がつりあわない」こと，すなわち高努力／低報酬状態をストレスフルとしている[10]。

仕事の業務量は多いのに，それに見合った報酬が得られない，一生懸命努力しているがそれに対する評価が低いなどが努力 – 報酬不均衡状態ということができる。また，仕事に過度に適応しすぎる態度や行動について調査できる点もこの調査の特徴である。これは「オーバーコミットメント」とよばれている。詳しい調査項目，調査方法，結果の評価等については「日本語版努力 – 報酬不均衡モデル調査票のページ*」を参考にしてほしい。

本モデルを使用して我々が実施した「小学校の教員の職業性ストレスと背景要因の関連」[12]において，A市内の小学校のうち無作為抽出した10校の小学校教員207名を対象に，日本語版努力 – 報酬不均衡モデル調査票による職業性ストレス

［努力］
仕事の要求度，責任，負担を測定する項目から構成される。

［報酬］
労働者が仕事から得られるもの，もしくは期待されるものとして経済的な報酬（金銭），心理的な報酬（セルフ・エスティーム）およびキャリアに関する報酬（仕事の安定性や昇進）から構成される。

* http://mental.m.u-tokyo.ac.jp/jstress/ERI/manual.htm

[オーバーコミットメント]
過度に仕事に傾注することを示す概念で，危険な行動パターンであるとされている（出典：堤明純他，仕事上のモチベーション，オーバーコミットメントと心理的健康：パス解析による検討，産業医科大学雑誌 30(3), 279-292, 2008）

を測定した。その結果，職場の努力 – 報酬不均衡得点比が 0.8 であり，職場のストレスリスクは約 40％大きかった（図7.10）。さらにオーバーコミットメント*については平均 16.3（標準偏差 = 3.23）であり，全国平均値の 14.0 より高かった。このことから研究対象者の小学校教員は他労働者と比較してストレスの高い状況にあることがわかった。オーバーコミットメントが高く，仕事にのめりこんでしまうためストレスが蓄積されやすいと考えられた。

（4）ワーク・エンゲイジメントと仕事の要求度 – 資源モデル

ワーク・エンゲイジメントとは，仕事から活力を得て「いきいき」とした状態であり，「活力」「熱意」「没頭」の3つの要素から構成される[13,14]。エンゲイジメントの高い従業員は心身の健康が良好で，生産性も高いといわれている。ワーク・エンゲイジメントに関する研究は，メンタルヘルス研究の中では，ポジティブなアプローチとしての研究である。

これまでのメンタルヘルス対策においては，メンタルヘルス不調の予防や早期発見などこころの健康のネガティブな部分に焦点を当てていた。しかし，労働者の能力開発は従業員個人の責任であるとする企業の傾向や，情報技術の発展からいつでもどこでも仕事に対応可能な社会であることから，仕事と私生活の境界が鮮明でなくなってきている。その結果，従業員自らが健康であること，生産性の向上に寄与することを求められてきた。これらの目標を達成するためには組織と従業員が協働する必要があり，前述したワーク・エンゲイジメントのようなポジティブなメンタルヘルス対策が注目されてきたのである。

仕事の要求度 - 資源モデル（Job demands-Resource Model：JD-R モデル：図7.11）[15]は，仕事の要求度が高く，ストレスが強い場合に，バーンアウトのようなストレス反応を起こすという健康障害が起こる過程を説明する「健康障害プロセス」と，仕事の資源が十分あることによって仕事が進めやすくなり，仕事のやりがいや意欲が高まる，これがワーク・エンゲイジメントであり，このポジティブな行動の過程について説明する「動機付けプロセス」の2つのプロセスに分けら

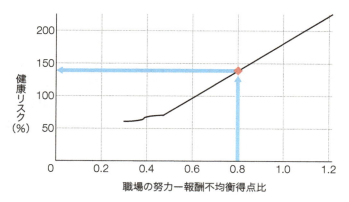

図7.10　努力－報酬不均衡モデル調査票による職場リスクの判定

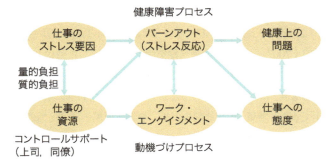

図7.11　仕事の要求度－資源モデル

れる。この図からワーク・エンゲイジメントは仕事の資源および個人資源とアウトカムの関係を媒介していることが示唆される。ワーク・エンゲイジメントの測定については，信頼性・妥当性が確認されている尺度として最も広く使用されているのがユトレヒト・ワーク・エンゲイジメント尺度であり，日本語版[16]も島津らによってその信頼性・妥当性が確認されている。

2. 産業看護職と産業ストレス研究の現状と課題

(1) 産業看護と産業ストレス（メンタルヘルス）における役割

「労働者の心の健康の保持増進のための指針」では，「保健師等（＝保健師，看護師）は，産業医および衛生管理者等と協力しながらセルフケアおよびラインによるケアを支援し，教育研修の企画・実施・職場環境等の評価と改善，労働者および管理監督者からの相談対応，保健指導にあたる」[17]と明文化されている。産業看護職は産業保健スタッフの中で最もマンパワーが多く，労働者に一番近い立場で支援できることが特徴の1つである[18]。メンタルヘルス対策においては個人や集団，組織に対して第一次予防・第二次予防・第三次予防の各ケア段階での活動が期待されている。また，問題解決にあたっては，相手の気持ちを引き出したり傾聴したりすること，個人・組織・産業保健チームをコーディネートしつつ，自助的に関わるという看護の専門的スキルを活かすことができる。

(2) 産業看護活動の現状（活動および研究）

産業看護職のメンタルヘルスに関する活動調査[18]は2002年に実施されている。保健師の業務として「メンタルヘルス」は第5位であったが87％の者が実施しており，さらに第1位の「健康教育や健康相談等」の健康相談内容においてもメンタルヘルスに関するものを31.8％の者が実施していることから，業務内に占める割合が高いといえよう。この調査は10年前に実施したものであることから，現在ではさらにその割合はさらに増加していると考えられる。

（3）産業看護分野における職業性ストレス研究の現状

　2012年に「医中誌Web」でキーワードを「産業看護 and メンタルヘルス」とし，「最近5年以内：2007～2011」，「会議録を除く」で検索した時は85件が抽出された。「掲載雑誌」には特徴がみられ，85件のうち49件（57.6％）が2008年に創刊された「産業看護」によるものであった。その内容は「自社のメンタルヘルスケア実践事例」「Q&A」「特集」が約8割を占め，事業所規模・業種・労働者の特性・メンタルヘルスの課題などに即した対策が看護職によって活発に展開されていた。原著論文等は11件であった。テーマはメンタルヘルスケアの介入（保健指導によるストレスの低減，管理監督者の傾聴能力の向上，VDT作業者のリラックス効果など準実験的研究）が3件，うつ尺度や復職準備性チェックなどツールの開発や評価などが2件，中小規模の事業所における看護職の役割，早期介入・支援のありかた，新入社員と産業看護職の主体的活動の検討などが3件，在日外国人，女性労働者の健康課題と関連要因などが2件，産業看護学実習が1件であった。学術雑誌への掲載は5件・学術誌以外が6件であった。

　今回，2012年と同様に「最近5年以内：2011～2016」「会議録を除く」で検索すると，129件が抽出された。掲載雑誌についても前回同様に雑誌「産業看護（2015年に雑誌名が変更され，現在は「産業保健と看護」）」によるものが129件中81件（62.8％）であった。81件すべてが解説，解説／特集，Q&Aであった。原著論文は13件（10.1％）であった。原著論文については，「職業ストレス，産業，看護」で追加検索したところ，8件が抽出された。これらの21件の原著論文の研究デザインは質的研究が7件，量的研究が12件，その他2件であった。

　研究テーマは質的研究では，「産業看護職の役割について，復職支援の連携，メンタルヘルス支援システムの構築，ワークファミリーコンフリクトの支援，管理監督者の支援，看護職の法的位置づけ，離職モデル」があった。量的研究としては，「管理職教育等の介入効果，産業看護職の有無別メンタルヘルス活動，地域職域連携，メンタルヘルス実態調査，産業看護職の困難，職場参加型の環境改善支援，雇用形態によるメンタルヘルスの状況，ワークエンゲイジメントとストレス，ソーシャルサポートとストレス，上司等のサポートと就業継続傾向，SOCとストレス反応，いじめとコーピングと抑うつ」などがあった。最近の研究の傾向としては，ソーシャルキャピタルや連携など職場の組織について関連を検討するテーマが多いと推測される。

　以上のように2012年の調査時より，医中誌に掲載される論文は顕著に増加し，その中で原著論文も増えていたことから，産業看護職による現場での実践，研究分野での活発な活動が展開されつつあると言える。

　また，健康障害としてのメンタルヘルスアプローチを主眼とする研究だけではなく，新しい潮流としてのポジティブなアプローチであるワーク・エンゲイジメントに関する研究やソーシャルサポートなど組織・経営側との協働に関する研究にも積極的に取り組んできたことは産業看護学の発展につながっていくと考える。

（4）今後の産業看護職のメンタルヘルス活動の課題

近年の職場のメンタルヘルスケアの実践状況や研究実績をみると，自社で工夫されたメンタルヘルス活動内容の報告が多く発表されている。今後はさらに原著論文や短報なども増えていくことが期待され，体制づくりやツールの開発作成などの効果や評価について丁寧に記述していくことが必要である。

産業看護職として，実践の場の健康課題解決のために，さまざまな職業性ストレスモデルを参考にした研究方法を駆使して，看護の専門性を基盤においた産業ストレス研究（職業性ストレス研究）を実践していくことが期待される。

【文献】
1) Guía sobre el estrés relacionado con el trabajo (1999): Guide to work-related stress.
2) Hurrel, J. J. and McLaney, M. A. (1988): Exposure to job stress: a new psychometric instrument. Scandinavian Journal Work Environmental Health, 14 (suppll), 27-28
3) 下光輝一，原谷隆史他（2000）：職業性ストレス簡易調査票の信頼性の検討と基準値の設定，労働省「作業関連疾患の予防に関する研究」平成11年度労働の場におけるストレス及びその健康影響に関する研究報告書．126-164
4) 川上憲人，下光輝一，原谷隆史，堤明純，島津明人，吉川徹，小田切優子（2012）：平成21～23年度厚生労働科費による「労働者のメンタルヘルス不調の第一次予防の浸透手法に関する調査研究」報告書．厚生労働省，253-264
5) Karasek, R. A. (1979): Job demands, job decision latitude, and mental strain: implications for job redesign. Administrative Science Quarterly, 24, 285-308
6) Karasek, R. A. & Theorell, T. (1990): Healthy work: stress, productivity and the reconstruction of working life, Basic Books.
7) Johnson J. V. and Hall, E. M. (1988): Job strain, work place social support, and cardiovascular disease: a cross-sectional study of a random sample of the Swedish working population, Am. J. Public Health, 78, 1336-1342
8) Karasek, R. (1985): Job Content Questionnaire and User's Guide, University of Massachusetts at Lowell, Lowell.
9) Kawakami, N., Kobayashi, F., Araki, S., et al. (1995): Assessment of job stress dimensions based on the Job Demands-Control model of employees of telecommunication and electric power companies in Japan: reliability and validity of the Japanese version of Job Content Questionnaire, Int J. Behav. Med., 2, 358-375
10) 堤義明　日本語版努力ー報酬不均衡モデル調査票マニュアル：http://mental.m.u-tokyo.ac.jp/jstress/ERI/manual.htm
11) Siegrist, J. (1996): Adverse health effects of high-effort/low-reward conditions, Journal of Occupational Health Psychology, 1(1), 27-41
12) 荒波淑子，巽あさみ（2009）：小学校の教員の職業性ストレスと背景要因の関連．東海公衆衛生学会抄録集
13) Schaufeli, W. B., Salanova, M., Gonzalez-Roma, V., et al (2002): The measurement of engagement and burnout: A two sample confirmative analytic approach, J. Happiness Stud., 3, 71-92
14) Schaufeli, W. B. and Bakker, A. B. (2004): Job demands, job resources and their relationship with burnout and engagement: A multi-sample study, J. Organ Behav., 25, 293-315
15) Bakker, A. B. and Delnerouti, E. (2007): The Job Demands-Resources model: State of the art, J. Manag. Psychol., 22, 309-328
16) Shimazu A., Schaufeli, W. B., Kosugi S., et al (2008): Work engagement in Japan: validation of the Japanese version of utrecht Work Engagement Scale, Appl. Psychol-lnt Rev., 57, 510-523
17) 厚生労働省　労働者の心の健康の保持増進のための指針：http://www.mhlw.go.jp/new-info/kobetu/roudou/gyousei/anzen/dl/101004-3.pdf
18) 日本産業衛生学会（2006）：「職場のメンタルヘルス対策における産業看護職の役割」に関する報告書

産業保健・公衆衛生・産業看護・公衆衛生看護に関する海外および日本の略年譜

注：青字は産業看護・公衆衛生看護に関わるもの

年	海外の情勢・産業保健・公衆衛生・産業看護・公衆衛生看護	日本の情勢・産業保健・公衆衛生・産業看護・公衆衛生看護
～1000	Hippocrates of Cos「ギリシャ医学」集大成，鉛中毒の症状などの記載（BC460?）	奈良東大寺大仏の鍍金始まる（水銀中毒患者発生?）（745） 生野鉱山開坑（806）
～1800	J. G. Gutenberg 活字印刷技術発明（1445） P. A. Paracelsus「鉱夫病について」（1567） 中国の技術書「天工開物」（ヒ素中毒等の予防記述）（1615） B. Ramazzini「働く人の病」（1700） P. Pott「煙突掃除人の陰嚢がん」（1775）	足尾銅山開坑（1603） 別子銅山開坑（1660）
1801 ～1850	イギリス「工場法」制定（年少者の労働時間規制）（1802） E. Chadwick「イギリス労働者の衛生状態」報告（1842） F. Engels「イギリスにおける労働者階級の状態」報告（1845） イギリス「公衆衛生法」公布（1848）	荒谷忠兵衛（大葛山山）「金堀病体書」（1826） 小林含章「生野銀山孝義伝」（銀山鉱夫の短命記載）（1849）
1851 ～1880	クリミア戦争始まる（1853） J. Snow「コレラの感染経路図」（1854） W. Rathbornが巡回看護事業を開始（1859） F. Nightingale「看護覚え書」（1860） NY市，フィラデルフィア，ボストン，シカゴなどで訪問看護活動（1877～1889） 英国初の産業保健師雇用（P. Flowerday, ノーフォーク州コールマン商会）（1878）	宮太柱（石見銀山）「済生卑言」（1858） 相良知安らの提唱で政府はドイツ医学導入を決定，保健所法制定（1869） 長与専斉が欧米の衛生行政視察（Hygieneを「衛生」と訳す）（1871） 学制発布（学校保健の開始）（1872） 日本で太陽暦採用（1872） 富岡機械製糸工場開業（1872） 益田玄施「じん肺に紫金丹」処方（1873） 佐野常民らが博愛社創立（日本赤十字社の前身）（1877）
1881 ～1890	R. Kochがコレラ菌を発見（1883）	訳者不詳「職業衛生概論」（1881） 紡績連合会創立，「工場法」素案諮問（1882） 私立大日本衛生会設立（1883） 医師免許規則制定（1883） 桑原紡績所で初めて深夜業始まる（1883） 紡績業に深夜業広まる（1884） 訳者不詳「身体労働論」（1884） 足尾銅山本山に医局開設，看護婦常駐（1884） 京都看病婦学校創立（1886） 東京医師会創立（1887） 学校「活力検査」開始（1888） 後藤新平「職業衛生法」（1888） 工手学校設立（技術者養成）（1888） 後藤新平「国家衛生原理」・宮入慶之助に初の職業病調査を命ず（1889） 足尾銅山鉱毒問題（1889） 鉱業条例公布（1890） 黄燐マッチ製造禁止（1890） 坪井次郎「塵埃吸引論」・佐藤栄太郎「鉱夫肺病」（1890）
1891 ～1990	L. Waldによるヘンリー・ストリート・セツルメント活動（1894） 米国初の産業保健師雇用（Ada Mayo Stewart, バーモント大理石会社）（1895） 国際看護婦協会（ICN）設立（1899）	田中正造「足尾鉱毒事件」で国会質問書提出（1891） 日清戦争（1894） 大日本医師会（医師会）創立（1896） 伝染病予防法制定（1897）（1998年感染症法制定により，1999年に廃止） 大阪市立衛生会「職工年齢及び労働時間調査」（1897） 後藤新平「工場衛生小言」（1897） 初めて職業病の文字出現（医事新聞）（1897） 労働組合期成会結成（1897） 学校医制度開始（1898） 横山源之助「日本之下層社会」（1899） 農商務省「鉱山工場の労働衛生調査報告」（1900） 後藤新平「職業衛生調査会」設立（1900） 木下尚江「足尾鉱毒問題」（1900）
1901 ～1910	国際労働衛生協会設立（ICOH），第1回国際労働衛生会議（職業病に関する国際会議）開催（1906） フランス「公衆衛生国際事務局」（→WHO）創立（1909）	窪川忠吉「工業衛生学」（1901） 農商務省「職工事情」（1903） 日本衛生学発足（1904） 日露戦争（1904） 鉱業法制定・施行（1905） 福岡女子師範学校に「学校看護婦」配置（1905） らい予防法（1907）→（1996年廃止） 横井千代之助「工場衛生について」（1910）
1911 ～1920	ドイツ「カイザー・ヴィルヘルム研究所」設立（1913） 第一次世界大戦勃発（1914） 米国で「産業看護婦（Industrial Nurses）」の登録開始（1915）	工場法公布（1911）（1916年施行） 石原修「鉱夫の衛生状態」「女工と結核」「女工の衛生学的観察」（1913） 農商務省商工局「工場監督官及び工場監督官補」設置（1915） 看護婦規則施行（1915） 「工場看護婦」配置（1915） 内務省に保健衛生調査会設置（1916） 鉱夫労務扶助規則制定・施行（1916） 工場及び鉱山衛生調査機関設置（1916） 小泉親彦「実用工場衛生学」（1916） 保健衛生調査会の答申に基づく衛生局長通知「小児保健所の設置に関する件」に「保健婦」の名称明記（1916）

年代		
	国際労働機関(ILO)設立(1919)	重松侊造 防じん・防毒マスクの製造(1917)
		都市労働者のストライキ頻発(1918)
		大日本鉱工業衛生協会創立協議会開催(古瀬安俊・石原修・他)(1918)
		高野岩三郎ら「月島調査」報告(1918)
		第1回国際労働機関会議(ILO)(ワシントン)日本参加(古瀬安俊・他)(1919)
		8時間労働制採択(1919)
		大原救済事業(社会問題)研究所(大阪)創立(1919)
		暉峻義等「労働疲労の研究」開始(1919)
		結核予防法制定(2007年廃止, 感染症法(BCGは予防接種法)へ統合)(1919)
		第1回国勢調査(1920)
	国際連盟設立(1920)	東洋紡績で初の事業所課生課設置(1920)
	米国保健婦協会の中に「産業保健婦部会」設置(1920)	上野公園で日本初のメーデー(1920)
1921～1925		倉敷労働科学研究所創立(暉峻義等所長)(1921)
		黄燐燐寸製造禁止法公布(1921)
		健康保険法制定(適用被保険者は工場,鉱山,交通業等従事者のみ)(1922)
		内務省社会局設置(労働行政内務省社会局へ移管)(1922)
		日本赤十字社看護教育に社会事業を加えた教育を開始(1922)
		関東大震災発生(1923)
		工場法改正(1923)
		工場労働者最低年齢法公布(1923)
		石原修「新稿労働衛生」(1923)
		小宮義孝・勝木新次・他「社会医学研究会」設立(1923)
		済生会巡回看護事業(1923)
		「労働科学研究」1巻第1号発行(1924)
		日本労働組合評議会創立(1925)
	ILO「労働者職業病補償条約」可決(1925)	工業労働者最低年齢法施行(1925)
		鯉沼茆吾「工業中毒」(1925)
		細井和喜蔵「女工哀史」(1925)
		全日本鉱夫聯合会・産業労働調査所(小宮義孝)「ヨロケ」(1925)
1926(昭和元)～1930		国際衛生条約締結(1926)
		横手社会医学叢書:石原修「労働衛生」・南俊治「鉱山衛生」(1926)
		石原修:大阪医科大学教授就任・産業医学会設立「産業医学」(1926)
		健康保険法全面施行(1927)
		暉峻義等「社会衛生学」(1927)
		大阪乳幼児保護協会設立(1927)
		聖路加国際病院に「訪問看護部」設置(1927)
		全国安全週間創設(1928)
		日本赤十字社に「社会看護婦」育成(田淵まさ代)(1928)
	世界大恐慌始まる(1929)	関西産業衛生協議会(日本産業衛生協議会, 1932年日本産業衛生協会・学会となる)設立(暉峻義等理事長)第1回年次総会開催(1929)
		鯉沼茆吾「職業病とその予防」(1929)
		工場危害予防及び衛生規則施行(1929)
		工場法:婦人・年少者の深夜業禁止(1929)
		第1回全国学校看護婦大会(1929)
		学校看護婦執務指針(1929)
		東京大崎に無産者診療所開設(1930)
		古瀬安俊「工場衛生」(1930)
		大阪朝日公衆衛生訪問婦会(保良せき)(1930)
		聖路加国際病院に「公衆衛生看護婦」育成(クリスチャンMヌノ)(1930)
		東洋紡で「衛生指導員」(現在の産業保健師)活動始まる(1930)
1931～1935		労働者災害扶助法・労働者災害扶助責任法制定(1931)
		救護法施行(1932)
		日本産業衛生協議会を日本産業衛生協会と改称(1932)
		全国産業安全大会初開催(1932)
		社会局長官の「労働者の肺結核予防上適当なる施設如何」の諮問に対し,日本産業衛生協会の答申に「保健看護婦または保健係の設置」を明言(1933)
		日本産業衛生協会:職業病委員会設立(関東・九州・大阪部会)(1934)
		鯉沼茆吾「職業病」(1934)
		「公衆衛生訪問婦」事業開始(大阪)(1934)
		都市保健館創設(1935)
		東北更新会にて「保健看護婦」事業開始(秋田)(1935)
1936～1940	日中戦争勃発(1937)	倉敷労働科学研究所解散(→日本労働科学研究所)(1936)
		社会局「健康保健相談所」設置(1937)
		産業医学叢書第1冊(暉峻義等)(1937)
		桐原葆見「労務管理」(1937)
		日本労働科学研究所を東京に設立(日本産業衛生協会事務所も移転)(1937)
		X線災害予防規則施行(1937)
		保健所法公布(「保健婦」名称明文化)(1937)
		厚生省設置(労働行政は厚生省労働局へ移管)(1938)
		日本産業衛生協会を社団法人化:第1回産業医学会開催(1938)
		化学繊維工業保健衛生調査会(1938)
		公衆衛生院設立(労働衛生部等設置)(1938)
		鯉沼茆吾「職業病と工業中毒」(1938)
		農村保健館設置(1938)
		「国保保健婦」創設(1938)
	第二次世界大戦始まる(1939)	石川知福「労働の衛生学」(1939)

年代		
		国民体力法施行(1940)
		第1回全国社会保健婦大会開催(1940)
1941〜1944	太平洋戦争始まる(1941)	第2回全国保健婦大会(1941)
		保健婦規則制定(1941)
		「養護訓導」(現在の養護教諭)誕生(1941)
	米国産業保健婦協会設立(1942)	国家総動員法による「重要事業場労務管理令」(1942)
		厚生省産業安全研究所設立(1942)
		「駐在保健婦」制度開始(1942)
		工場法軍需特例発令(1943)
		若月俊一「作業災害と救急処置」(1943)
		「厚生省関係許容認可等戦時特例」施行で工場法機能停止(1944)
		梶原三郎「労働衛生」・石川知福「産業医学論集」(1944)
		「勤労昂揚方策要綱」制定実施(1944)
1945(昭和20)〜1950	太平洋戦争終戦(1945)	占領軍総司令部「公衆衛生に関する覚え書き」(1945)
		日本産業衛生協会第19回総会開催(1946)
	WHO世界保健憲章「権利としての健康」(1946)	「日本産業衛生協会会報」再刊・単独発行(1946)
	国連第1回総会開催(ロンドン)(1946)	「労働と科学」(→「労働の科学」)創刊(1946)
		繊維産業保健協議会結成(南俊治会長)(1946)
		大阪府立産業医学研究所設立(1946)
		新憲法施行(1947)
		保健所法改正(1947)
		食品衛生法制定(1947)
		労働省設置(1947)
		労働基準法制定・施行(1947)
		女子年少者労働基準規則公布(1947)
		衛生管理者制度発足(1947)
		「養護訓導」を「養護教諭」に改称(学校教育法)(1947)
		「開拓保健婦」制度開始(1947)
		日本産業衛生協会:「産業衛生」→「産業医学」と改題(1948)
		珪肺対策協議会(→'50審議会)設置(1948)
		珪肺巡回検診開始(1948)
		医師法・医療法等制定(1948)
		性病予防法制定(1948)
		優生保護法制定(1948)
		保健婦助産婦看護婦法制定(1948)
		珪肺措置要綱制定(1949)
		鉱山保安法制定(1949)
		第5回保健師教育改訂において公衆衛生看護の特殊部門に「産業保健指導」が含まれる(1949)
	朝鮮戦争勃発(1950)	精神衛生法制定(1950)
		生活保護法制定(1950)
		第1回全国労働衛生週間創設(1950)
		労働衛生保護具検定規則施行(1950)
		南俊治・他「日本の労働科学」(1950)
1951〜1955		日本がWHO-ILOに加盟(1951)
		ILO総会「社会保障の最低基準に関する条約」採択(1952)
		主任衛生管理者制度創設(1952)
		鉱山医学研究会発足(1952)
	Leavell & Clark「5段階健康水準と第1, 2, 3次予防モデル」発表(1953)	米国によるビキニ環礁水爆実験で第五福龍丸が被ばく(1954)
		第1回全国労働衛生大会開催(1954)
		日本化学繊維協会労働衛生研究会「ビスコースレイヨン工業の労働衛生」(1954)
		日本看護協会保健婦部会「産業保健婦研究会」設置(1954)
		日本学校保健学会発足(1954)
		原子力基本法公布(1955)
		「けい肺及び外傷性せき髄障害に関する特別保護法」公布(1955)
		森永ヒ素ミルク中毒事件(1955)
	ベトナム戦争始まる(1955)	「産業保健婦研究会」が「事業所保健婦委員会」に改称(1955)
1956〜1960	国連総会日本加盟承認(1956)	水俣病の公式確認(1956)
	第1回アジア産業保健会議開催(東京)(1956)	じん肺及び16種の職業性疾病に「特殊健康診断指導指針」(1956)
		労働省労働衛生研究所開設(1956)
		労働福祉事業団創設(1957)
		ACGIHが有害物の許容濃度の勧告開始(1957)
		国民皆保険制度発足(→1961年確立)(1958)
		学校保健法制定(1958)
		けい肺等臨時措置法公布(1958)
		ヘップサンダル従業者のベンゼン中毒罹患(大阪)(1958)
		恕限度委員会設立(後の許容濃度等委員会)(1959)
	ILO産業衛生サービス勧告:産業看護職が「権限ある団体によって規定される水準による資格を持っているべきである」ことを明記(1959)	最低賃金法施行(1959)
		電離放射線障害防止規則(1963年全面改正)(1959)
		四日市喘息発生(1960)
		じん肺法公布(1960)
		四エチル鉛等危害防止規則(1960)
		全国労働衛生協会設立:「労働衛生」創刊(1960)
1961〜1965		国民皆保険制度達成(1961)
		萩野昇と吉岡金一がイタイイタイ病の被害を報告(1961)

年代		
		日本産業衛生協会「各国の許容濃度」(1961)
		高気圧障害防止規則(1961)
		日本労働衛生工学会発足(1961)
		農業基本法制定(1961)
		日本産業衛生協会：許容濃度等の勧告公表開始(1962)
		労働省：防じんマスク・防毒マスクの規格改正(1962)
		健康保険組合連合会「保健婦研修会」開始(1962)
		老人福祉法制定(1963)
		日本がOECDに加盟(1964)
		学校環境衛生の基準策定(1964)(1992年全面改訂)
		労働災害防止団体等に関する法律制定・施行(1964)
		日本人間工学会創立(1964)
		母子保健法制定(1965)
		精神衛生法改正(1965)
		日本医師会：第1回産業医講習会開催(1965)
		人事院が"白ろう病"を公務災害と認定(1965)
		「公害担当保健婦」の配置(1965)
1966〜1970		健康保険組合連合会「産業保健婦連絡協議会」発足(1966)
		公害対策基本法公布(1967)
		労働省に安全衛生局設置(1967)(→1968年安全衛生部)
		炭坑災害による一酸化炭素中毒症に関する特別措置法施行(1967)
		労災保険法改正(5人以上の事業所強制適用)(1968)
		大気汚染防止法・騒音防止法公布(1968)
		第16回国際労働衛生会議(東京)開催，産業看護職の法的位置づけ，教育等に関する要望が高まる(1969)
		東京・杉並区で光化学スモッグ検出(1970)
		チェーンソーによる振動障害(通達)(1970)
		重量物運搬による腰痛症(通達)(1970)
		家内労働法公布(1970)
1971〜1975	L. Breslow「7つの健康習慣」(1972) Robens report「法規準拠型から自主対応型へ」(1972)	環境庁創設(1971)
		国連人間環境会議開催(1972)
		労働安全衛生法制定・施行(1972)
		四アルキル鉛中毒予防規則施行(1972)
		有機溶剤中毒予防規則(1972)
		特定化学物質等障害予防規則(1972)
		酸素欠乏症予防規則(1972)
		事務所衛生基準規則(1972)
		労働省通達「労働安全衛生規則の施行について」の中で保健婦の積極的活用を指導(1972)
		老人医療費負担制度(無料化)(1973)
		オイルショック(1973)
		通勤途上災害，労災として適用(1973)
		労働省通達「衛生管理者としての保健婦の活用について」の中で保健婦の配置，業務内容，処遇改善を指導(1973)
	Lalonde report「複合的病因論」(1974) ベトナム戦争終戦(1975)	塩化ビニル製造作業者の肝血管肉腫発生報告(1974)
		作業環境測定法制定(1975)
		六価クロム禍(1975)
		最高裁「企業の安全配慮義務」を認定(1975)
1976〜1980	ILO「看護職員条約」(1977)	労働省産業医学総合研究所開所(1976)
		第8回アジア労働衛生会議(東京)開催(1976)
		日本人の平均寿命世界一となる(1977)
		じん肺法改正(1977)
		労働安全衛生法改正(化学物質有害性調査の制度化)(1977)
	WHO/UNICEF「アルマ・アタ宣言」(1978)	改正じん肺法施行(1978)
		プライマリ・ヘルスケアの導入(1978)
		日本産業衛生学会「産業保健婦研究会」(事業所保健婦・看護婦)発足(1978)
		第一次国民健康づくり対策，国保健婦は市町村に移管(1978)
	スリーマイル島原発事故(1979) 米国国民健康政策「Health people」公布(1979) WHO痘そう撲滅宣言(1980)	粉じん障害防止規則公布(1979)
		日本産業衛生学会「産業看護研究会」設置(1979)
		全国労働安全衛生コンサルタント会設立(1980)
1981〜1985		産業用ロボットによる初めての従業員死亡事故発生(1981)
		日本看護協会保健婦職能委員会「事業所保健婦小委員会」設置(1981)
	欧州「西暦2000年にすべての人に健康を」運動(HFA2000)(1982) WHO作業関連疾患の報告書(1985)	男女雇用機会均等法公布(1985)(1986年施行)
		労働省通達「VDT作業のための労働衛生上の指針について」の中で保健婦・看護婦との連携強化を指導(1985)
1986〜1990	I. Kickbusch「Healthy City」報告(1986) WHO健康増進に関するオタワ憲章(1986) チェルノブイリ原発事故(1986)	60歳定年法成立(1986)
		労働安全衛生法改正(事業場における労働者の健康・保持増進のための措置)，THP導入(1988)
		労働基準法改正施行(週40時間制へ)(1988)
		消費税3%導入(1989)
		労働安全衛生法改正(健康診断項目見直し)(1989)
		日雇労働者健康保険法(1989)
		日本労働組合総連合会発足・総評解散(1989)
	東西ドイツ統一(1990)	日本医師会の認定産業医制度発足(1990)

期間	国際動向	国内動向
		第8回保健師教育改訂「公衆衛生看護論」が「公衆衛生看護学」となり，その一部として「産業保健指導論」30時間を規定(1990)
1991〜1995	欧州連合（EU）設立(1993)	日本産業衛生学会産業看護研究会「産業看護の定義」を発表(1991) 日本産業衛生学会：専門医制度発足(1992) 労働安全衛生法改正（快適職場環境の形成措置）(1992) 公務員の完全週休2日制実施(1992) 日本産業衛生学会産業看護研究会が解消し「産業看護部会」発足(1992) 地域産業保健センター・都道府県産業保健推進センターの設置開始(1993) 週40時間労働制施行(1993) 「地域産業保健センター事業の運営について」の中で保健婦・看護婦の役割を明記(1993) 地域保健法制定（保健所法改正）(1994) 職場における腰痛予防対策指針策定(1994) PL法（製造物責任法）成立(1994) 中小企業安全衛生活動促進事業助成制度(1995) 職場におけるエイズ問題に関するガイドライン策定(1995) 介護休業法成立(1995) 高齢者社会対策基本法(1995) 阪神・淡路大震災(1995) 地下鉄サリン事件(1995) 「産業看護職継続教育システム」構築(1995)
1996〜2000	米国産業看護協会（AAOHN）「産業環境看護職コンピテンシー」を公表(1999)	労働安全衛生法改正（産業医等の労働衛生管理体制の充実・職場における労働者の健康管理の充実，「保健師」が健康診断事後措置としての保健指導を実施する人材と位置づけられる）(1996) 日本在宅ケア学会発足(1996) 介護保険関連3法案成立(1997) 環境影響評価法成立(1997) 臓器移植法成立(1997) 改正労働関係法成立（女子保護法規定撤廃）(1997) 地域産業保健センターの設置完了(1997) 日本地域看護学会発足（地域看護学四領域：産業看護学，公衆衛生看護学，在宅看護学，学校看護学）(1997) 中央省庁改革基本法成立（厚生省・労働省統合等）(1998) 労働安全衛生法改正（深夜業従事者の健康管理）(1999) 「労働安全衛生マネジメントシステムに関する指針」公表(1999)
2000〜2004	ILO「労働安全衛生マネジメントシステム（OSHMS）ガイドライン」(2001)	労働省「事業場における労働者の心の健康づくりのための指針」(2000) 労働省「化学物質等による労働者の健康障害を防止するため必要な措置に関する指針」(2000) 厚労省「VDT作業における労働衛生管理のためのガイドライン」(2002) 厚労省「職場における喫煙対策のためのガイドライン（新ガイドライン）」(2003) 労働者派遣法改正（→2004年施行）（これまで認められていなかった製造業務への派遣解禁）(2003) 結核予防法改正(2004) 厚労省「心の健康問題により休業した労働者の職場復帰支援の手引き」（→2009年改訂）(2004)
2005〜2009	リーマンショック(2008)	石綿取り扱い工場の作業者や周辺住民の健康被害(2005) 石綿障害予防規則公布・施行(2005) 日本産業衛生学会産業看護部会「産業看護の定義」改訂(2005) 厚労省「危険性又は有害性等の調査に関する指針（リスクアセスメント指針）」(2006) 厚労省「化学物質等による危険性又は有害性等の調査等に関する指針」(2006) 厚労省「労働安全衛生マネジメントシステムに関する指針」改正(2006) 厚労省「労働者の心の健康の保持増進のための指針（メンタルヘルス指針）」公表，産業看護職の役割明記(2006) 「職業上の安全及び健康を促進するための枠組みに関する条約(ILO第187号)」の世界最初の批准国となる(2007) 内閣府「仕事と生活の調和（ワーク・ライフ・バランス）憲章」(2007)
2010〜2016	WHO「Guidelines for Psychological First Aid: PFA」(2011) WHO「Guidelines for the management of conditions specifically related to stress」(2013)	東日本大震災(2011) 日本在宅看護学会発足(2011) 厚労省「大阪府にある印刷事業場において，従業員や元従業員3名が胆管がんを発症したとして労災請求があった」旨を公表(2012) 日本産業看護学会発足(2012) 日本公衆衛生看護学会発足(2012) 「労働安全衛生法の一部を改正する法律（改正法）」において，心理的な負担の程度を把握するための検査及びその結果に基づく面接指導の実施を事業者に義務付けること等を内容としたストレスチェック制度創設 「職場の受動喫煙防止対策の実施について」公布(2014) ストレスチェック実施者として「保健師等」と規定(2014) 日本産業衛生学会「産業保健看護専門家制度」を開始(2015) 「労働安全衛生法の一部を改正する法律（改正法）」に基づき，職場の受動喫煙防止対策に係る規定が6月1日から施行，ストレスチェック及び面接指導が12月1日から施行(2015) 熊本地震(2016) 「過労死等防止対策推進法」施行(2016)

参考文献：九州地方会80周年史(2016)より抜粋および加筆

産業保健関連法令
(抜粋：2016（平成28）年11月現在)

労働基準法
男女雇用機会均等法
育児・介護休業法
労働安全衛生法
労働安全衛生法施行令
労働安全衛生規則
地域・職域連系推進事業ガイドライン―改訂版

【女性労働者保護に関する規定の抜粋】
（本文第3章第3節）

労働基準法（平成27年5月29日改正）

第六十四条の2（坑内業務の就業制限）　使用者は，次の各号に掲げる女性を当該各号に定める業務に就かせてはならない。
1. 妊娠中の女性及び坑内で行われる業務に従事しない旨を使用者に申し出た産後1年を経過しない女性　坑内で行われるすべての業務
2. 前号に掲げる女性以外の満18歳以上の女性　坑内で行われる業務のうち人力により行われる掘削の業務その他の女性に有害な業務として厚生労働省令で定めるもの

第六十四条の3（危険有害業務の就業制限）　使用者は，妊娠中の女性及び産後1年を経過しない女性（以下「妊産婦」という）を，重量物を取り扱う業務，有害ガスを発散する場所における業務その他妊産婦の妊娠，出産，哺育等に有害な業務に就かせてはならない。
2. 前項の規定は，同項に規定する業務のうち女性の妊娠又は出産に係る機能に有害である業務につき，厚生労働省令で，妊産婦以外の女性に関して，準用することができる。
3. （略）

第六十五条（産前産後）　使用者は，6週間（多胎妊娠の場合にあつては，14週間）以内に出産する予定の女性が休業を請求した場合においては，その者を就業させてはならない。
2. 使用者は，産後8週間を経過しない女性を就業させてはならない。ただし，産後6週間を経過した女性が請求した場合において，その者について医師が支障がないと認めた業務に就かせることは，差し支えない。
3. 使用者は，妊娠中の女性が請求した場合においては，他の軽易な業務に転換させなければならない。

第六十六条　使用者は，妊産婦が請求した場合においては，第三十二条の2第1項，第三十二条の4第1項及び第三十二条の5第1項の規定にかかわらず，1週間について第三十二条第1項の労働時間，1日について同条第2項の労働時間を超えて労働させてはならない。
2. 使用者は，妊産婦が請求した場合においては，第三十三条第1項及び第3項並びに第三十六条第1項の規定にかかわらず，時間外労働をさせてはならず，又は休日に労働させてはならない。
3. 使用者は，妊産婦が請求した場合においては，深夜業をさせてはならない。

第六十七条（育児時間）　生後満1年に達しない生児を育てる女性は，第三十四条の休憩時間のほか，1日2回各々少なくとも30分，その生児を育てるための時間を請求することができる。
2. 使用者は，前項の育児時間中は，その女性を使用してはならない。

第六十八条（生理日の就業が著しく困難な女性に対する措置）　使用者は，生理日の就業が著しく困難な女性が休暇を請求したときは，その者を生理日に就業させてはならない。

男女雇用機会均等法（正式名：雇用の分野における男女の均等な機会及び待遇の確保等に関する法律，平成28年3月31日改正）

第九条（婚姻，妊娠，出産等を理由とする不利益取扱いの禁止等）　事業主は，女性労働者が婚姻し，妊娠し，又は出産したことを退職理由として予定する定めをしてはならない。
2. 事業主は，女性労働者が婚姻したことを理由として，解雇してはならない。
3. 事業主は，その雇用する女性労働者が妊娠したこと，出産したこと，労働基準法（昭和二十二年法律第四十九号）第六十五条第一項の規定による休業を請求し，又は同項若しくは同条第二項の規定による休業をしたことその他の妊娠又は出産に関する事由であつて厚生労働省令で定めるものを理由として，当該女性労働者に対して解雇その他不利益な取扱いをしてはならない。
4. 妊娠中の女性労働者及び出産後一年を経過しない女性労働者に対してなされた解雇は，無効とする。ただし，事業主が当該解雇が前項に規定する事由を理由とする解雇でないことを証明したときは，この限りでない。

第十二条（妊娠中及び出産後の健康管理に関する措置）　事業主は，厚生労働省令で定めるところにより，その雇用する女性労働者が母子保健法（昭和四十年法律第百四十一号）の規定による保健指導又は健康診査を受けるために必要な時間を確保することができるようにしなければならない。

第十三条　事業主は，その雇用する女性労働者が前条の保健指導又は健康診査に基づく指導事項を守ることができるようにするため，勤務時間の変更，勤務の軽減等必要な措置を講じなければならない。
2～3　（略）

（男女雇用機会均等法第十二条の措置に関する規則の抜粋）
男女雇用機会均等法施行規則（平成28年8月2日改正）
第二条の三 事業主は，次に定めるところにより，その雇用する女性労働者が保健指導又は健康診査を受けるために必要な時間を確保することができるようにしなければならない。
一 当該女性労働者が妊娠中である場合にあっては，次の表の上欄に掲げる妊娠週数の区分に応じ，それぞれ同表の下欄に掲げる期間以内ごとに一回，当該必要な時間を確保することができるようにすること。ただし，医師又は助産師がこれと異なる指示をしたときは，その指示するところにより，当該必要な時間を確保することができるようにすること。

妊娠週数	期間
妊娠二十三週まで	四週
妊娠二十四週から三十五週まで	二週
妊娠三十六週から出産まで	一週

二 当該女性労働者が出産後一年以内である場合にあっては，医師又は助産師が保健指導又は健康診査を受けることを指示したときは，その指示するところにより，当該必要な時間を確保することができるようにすること。

（男女雇用機会均等法第13条に関する指針）
妊娠中及び出産後の女性労働者が保健指導又は健康診査に基づく指導事項を守ることができるようにするために事業主が講ずべき措置に関する指針（平成10年4月1日適用）
1 （略）
2 事業主が講ずべき妊娠中及び出産後の女性労働者の母性健康管理上の措置
(1) 妊娠中の通勤緩和について
　事業主は，その雇用する妊娠中の女性労働者から，通勤に利用する交通機関の混雑の程度が母体又は胎児の健康保持に影響があるとして，医師又は助産師（以下「医師等」という）により通勤緩和の指導を受けた旨の申出があった場合には，時差通勤，勤務時間の短縮等の必要な措置を講ずるものとする。
　また，事業主は，医師等による具体的な指導がない場合においても，妊娠中の女性労働者から通勤緩和の申出があったときには，担当の医師等と連絡をとり，その判断を求める等適切な対応を図る必要がある。
(2) 妊娠中の休憩に関する措置について
　事業主は，その雇用する妊娠中の女性労働者から，当該女性労働者の作業等が母体又は胎児の健康保持に影響があるとして，医師等により休憩に関する措置についての指導を受けた旨の申出があった場合には，休憩時間の延長，休憩の回数の増加等の必要な措置を講ずるものとする。
　また，事業主は，医師等による具体的な指導がない場合においても，妊娠中の女性労働者から休憩に関する措置についての申出があったときには，担当の医師等と連絡をとり，その判断を求める等適切な対応を図る必要がある。
(3) 妊娠中又は出産後の症状等に対応する措置について
　事業主は，その雇用する妊娠中又は出産後の女性労働者から，保健指導又は健康診査に基づき，医師等によりその症状等に関して指導を受けた旨の申出があった場合には，当該指導に基づき，作業の制限，勤務時間の短縮，休業等の必要な措置を講ずるものとする。
　また，事業主は，医師等による指導に基づく必要な措置が不明確である場合には，担当の医師等と連絡をとりその判断を求める等により，作業の制限，勤務時間の短縮，休業等の必要な措置を講ずるものとする。
3 その他
(1) 母性健康管理指導事項連絡カードの利用について
　事業主がその雇用する妊娠中及び出産後の女性労働者に対し，母性健康管理上必要な措置を適切に講ずるためには，当該女性労働者に係る指導事項の内容が当該事業主に的確に伝達され，かつ，講ずべき措置の内容が明確にされることが重要である。このため，事業主は，母性健康管理指導事項連絡カードの利用に努めるものとする。
(2) プライバシーの保護について
　事業主は，個々の妊娠中及び出産後の女性労働者の症状等に関する情報が，個人のプライバシーに属するものであることから，その保護に特に留意する必要がある。

育児・介護休業法（正式名：育児休業，介護休業等育児又は家族介護を行う労働者の福祉に関する法律．平成29年10月1日改正）
第五条（育児休業の申出） 労働者は，その養育する一歳に満たない子について，その事業主に申し出ることにより，育児休業をすることができる。ただし，期間を定めて雇用される者にあっては，次の各号のいずれにも該当するものに限り，当該申出をすることができる。
一 当該事業主に引き続き雇用された期間が一年以上である者
二 その養育する子が一歳に達する日（以下「一歳到達日」という）を超えて引き続き雇用されることが見込まれる者（当該子の一歳到達日から一年を経過する日までの間に，その労働契約の期間が満了し，かつ，当該労働契約の更新がないことが明らかである者を除く）
2〜5 （略）
第六条（育児休業申出があった場合における事業主の義務等） 事業主は，労働者からの育児休業申出があったときは，当該育児休業申出を拒むことができない。ただし，当該事業主と当該労働者が雇用される事業所の労働者の過半数で組織する労働組合があるときはその労働組合，その事業所の労働者の過半数で組織する労働組合がないときはその労働者の過半数を代表する者との書面による協定で，次に掲げる労働者のうち育児休業をすることができないものとして定められた労働者

に該当する労働者からの育児休業申出があった場合は，この限りでない。
一〜二 （略）
2 （略）
第十条（不利益取扱いの禁止） 事業主は，労働者が育児休業申出をし，又は育児休業をしたことを理由として，当該労働者に対して解雇その他不利益な取扱いをしてはならない。

【事業場の安全衛生管理のしくみに関する規定の抜粋】（本文第4章第2節）

労働安全衛生法（平成27年5月7日改正）
第十条（総括安全衛生管理者） 事業者は，政令で定める規模の事業場ごとに，厚生労働省令で定めるところにより，総括安全衛生管理者を選任し，その者に安全管理者，衛生管理者又は第二十五条の二第二項の規定により技術的事項を管理する者の指揮をさせるとともに，次の業務を統括管理させなければならない。
一 労働者の危険又は健康障害を防止するための措置に関すること。
二 労働者の安全又は衛生のための教育の実施に関すること。
三 健康診断の実施その他健康の保持増進のための措置に関すること。
四 労働災害の原因の調査及び再発防止対策に関すること。
五 前各号に掲げるもののほか，労働災害を防止するため必要な業務で，厚生労働省令で定めるもの。
2 総括安全衛生管理者は，当該事業場においてその事業の実施を統括管理する者をもつて充てなければならない。
3 （略）
第十一条（安全管理者） 事業者は，政令で定める業種及び規模の事業場ごとに，厚生労働省令で定める資格を有する者のうちから，厚生労働省令で定めるところにより，安全管理者を選任し，その者に前条第一項各号の業務（第二十五条の二第二項の規定により技術的事項を管理する者を選任した場合においては，同条第一項各号の措置に該当するものを除く）のうち安全に係る技術的事項を管理させなければならない。
2 （略）
第十二条（衛生管理者） 事業者は，政令で定める規模の事業場ごとに，都道府県労働局長の免許を受けた者その他厚生労働省令で定める資格を有する者のうちから，厚生労働省令で定めるところにより，当該事業場の業務の区分に応じて，衛生管理者を選任し，その者に第十条第一項各号の業務（第二十五条の二第二項の規定により技術的事項を管理する者を選任した場合においては，同条第一項各号の措置に該当するものを除く）のうち衛生に係る技術的事項を管理させなければならない。
2 前条第二項の規定は，衛生管理者について準用する。

第十二条の二（安全衛生推進者等） 事業者は，第十一条第一項の事業場及び前条第一項の事業場以外の事業場で，厚生労働省令で定める規模のものごとに，厚生労働省令で定めるところにより，安全衛生推進者（第十一条第一項の政令で定める業種以外の業種の事業場にあつては，衛生推進者）を選任し，その者に第十条第一項各号の業務（第二十五条の二第二項の規定により技術的事項を管理する者を選任した場合においては，同条第一項各号の措置に該当するものを除くものとし，第十一条第一項の政令で定める業種以外の業種の事業場にあつては，衛生に係る業務に限る）を担当させなければならない。
第十三条（産業医等） 事業者は，政令で定める規模の事業場ごとに，厚生労働省令で定めるところにより，医師のうちから産業医を選任し，その者に労働者の健康管理その他の厚生労働省令で定める事項（以下「労働者の健康管理等」という）を行わせなければならない。
2 産業医は，労働者の健康管理等を行うのに必要な医学に関する知識について厚生労働省令で定める要件を備えた者でなければならない。
3 産業医は，労働者の健康を確保するため必要があると認めるときは，事業者に対し，労働者の健康管理等について必要な勧告をすることができる。
4 事業者は，前項の勧告を受けたときは，これを尊重しなければならない。
第十三条の二 事業者は，前条第一項の事業場以外の事業場については，労働者の健康管理等を行うのに必要な医学に関する知識を有する医師その他厚生労働省令で定める者に労働者の健康管理等の全部又は一部を行わせるように努めなければならない。
第十七条（安全委員会） 事業者は，政令で定める業種及び規模の事業場ごとに，次の事項を調査審議させ，事業者に対し意見を述べさせるため，安全委員会を設けなければならない。
一 労働者の危険を防止するための基本となるべき対策に関すること。
二 労働災害の原因及び再発防止対策で，安全に係るものに関すること。
三 前二号に掲げるもののほか，労働者の危険の防止に関する重要事項
2 安全委員会の委員は，次の者をもつて構成する。（後略）
一 総括安全衛生管理者又は総括安全衛生管理者以外の者で当該事業場においてその事業の実施を統括管理するもの若しくはこれに準ずる者のうちから事業者が指名した者
二 安全管理者のうちから事業者が指名した者
三 当該事業場の労働者で，安全に関し経験を有するもののうちから事業者が指名した者
3 安全委員会の議長は，第一号の委員がなるものとする。
4 事業者は，第一号の委員以外の委員の半数については，当該事業場に労働者の過半数で組織する労働組合があ

るときにおいてはその労働組合，労働者の過半数で組織する労働組合がないときにおいては労働者の過半数を代表する者の推薦に基づき指名しなければならない。

5　（略）

第十八条（衛生委員会）　事業者は，政令で定める規模の事業場ごとに，次の事項を調査審議させ，事業者に対し意見を述べさせるため，衛生委員会を設けなければならない。

一　労働者の健康障害を防止するための基本となるべき対策に関すること。
二　労働者の健康の保持増進を図るための基本となるべき対策に関すること。
三　労働災害の原因及び再発防止対策で，衛生に係るものに関すること。
四　前三号に掲げるもののほか，労働者の健康障害の防止及び健康の保持増進に関する重要事項

2　衛生委員会の委員は，次の者をもつて構成する。ただし，第一号の者である委員は，一人とする。

一　総括安全衛生管理者又は総括安全衛生管理者以外の者で当該事業場においてその事業の実施を統括管理するもの若しくはこれに準ずる者のうちから事業者が指名した者
二　衛生管理者のうちから事業者が指名した者
三　産業医のうちから事業者が指名した者
四　当該事業場の労働者で，衛生に関し経験を有するもののうちから事業者が指名した者

3　事業者は，当該事業場の労働者で，作業環境測定を実施している作業環境測定士であるものを衛生委員会の委員として指名することができる。

4　（略）

第十九条（安全衛生委員会）　事業者は，第十七条及び前条の規定により安全委員会及び衛生委員会を設けなければならないときは，それぞれの委員会の設置に代えて，安全衛生委員会を設置することができる。

2　安全衛生委員会の委員は，次の者をもつて構成する。ただし，第一号の者である委員は，一人とする。

一　総括安全衛生管理者又は総括安全衛生管理者以外の者で当該事業場においてその事業の実施を統括管理するもの若しくはこれに準ずる者のうちから事業者が指名した者
二　安全管理者及び衛生管理者のうちから事業者が指名した者
三　産業医のうちから事業者が指名した者
四　当該事業場の労働者で，安全に関し経験を有するもののうちから事業者が指名した者
五　当該事業場の労働者で，衛生に関し経験を有するもののうちから事業者が指名した者

3　事業者は，当該事業場の労働者で，作業環境測定を実施している作業環境測定士であるものを安全衛生委員会の委員として指名することができる。

4　（略）

労働安全衛生法施行令（平成28年2月24日改正）

第二条（総括安全衛生管理者を選任すべき事業場）　労働安全衛生法（以下「法」という）第十条第一項の政令で定める規模の事業場は，次の各号に掲げる業種の区分に応じ，常時当該各号に掲げる数以上の労働者を使用する事業場とする。

一　林業，鉱業，建設業，運送業及び清掃業　百人
二　製造業（物の加工業を含む），電気業，ガス業，熱供給業，水道業，通信業，各種商品卸売業，家具・建具・じゆう器等卸売業，各種商品小売業，家具・建具・じゆう器小売業，燃料小売業，旅館業，ゴルフ場業，自動車整備業及び機械修理業　三百人
三　その他の業種　千人

第三条（安全管理者を選任すべき事業場）　法第十一条第一項の政令で定める業種及び規模の事業場は，前条第一号又は第二号に掲げる業種の事業場で，常時五十人以上の労働者を使用するものとする。

第四条（衛生管理者を選任すべき事業場）　法第十二条第一項の政令で定める規模の事業場は，常時五十人以上の労働者を使用する事業場とする。

第五条（産業医を選任すべき事業場）　法第十三条第一項の政令で定める規模の事業場は，常時五十人以上の労働者を使用する事業場とする。

労働安全衛生規則（平成28年6月30日改正）

第二条（総括安全衛生管理者の選任）　法第十条第一項の規定による総括安全衛生管理者の選任は，総括安全衛生管理者を選任すべき事由が発生した日から十四日以内に行なわなければならない。

2　事業者は，総括安全衛生管理者を選任したときは，遅滞なく，様式第三号による報告書を，当該事業場の所在地を管轄する労働基準監督署長（以下「所轄労働基準監督署長」という）に提出しなければならない。

第三条（総括安全衛生管理者の代理者）　事業者は，総括安全衛生管理者が旅行，疾病，事故その他やむを得ない事由によって職務を行なうことができないときは，代理者を選任しなければならない。

第三条の二（総括安全衛生管理者が統括管理する業務）　法第十条第一項第五号の厚生労働省令で定める業務は，次のとおりとする。

一　安全衛生に関する方針の表明に関すること。
二　法第二十八条の二第一項又は第五十七条の三第一項及び第二項の危険性又は有害性等の調査及びその結果に基づき講ずる措置に関すること。
三　安全衛生に関する計画の作成，実施，評価及び改善に関すること。

第四条（安全管理者の選任）　法第十一条第一項の規定による安全管理者の選任は，次に定めるところにより行わなければならない。

一　安全管理者を選任すべき事由が発生した日から十四日以内に選任すること。

二　その事業場に専属の者を選任すること。(後略)
三　化学設備 (後略)
四　次の表の中欄に掲げる業種に応じて，常時同表の下欄に掲げる数以上の労働者を使用する事業場にあつては，その事業場全体について法第十条第一項各号の業務のうち安全に係る技術的事項を管理する安全管理者のうち少なくとも一人を専任の安全管理者とすること。(後略)

2　第二条第二項及び第三条の規定は，安全管理者について準用する。

第五条 (安全管理者の資格)　法第十一条第一項の厚生労働省令で定める資格を有する者は，次のとおりとする。

一　次のいずれかに該当する者で，法第十条第一項各号の業務のうち安全に係る技術的事項を管理するのに必要な知識についての研修であつて厚生労働大臣が定めるものを修了したもの

第六条 (安全管理者の巡視及び権限の付与)　安全管理者は，作業場等を巡視し，設備，作業方法等に危険のおそれがあるときは，直ちに，その危険を防止するため必要な措置を講じなければならない。

2　事業者は，安全管理者に対し，安全に関する措置をなし得る権限を与えなければならない。

第七条 (衛生管理者の選任)　法第十二条第一項の規定による衛生管理者の選任は，次に定めるところにより行わなければならない。

一　衛生管理者を選任すべき事由が発生した日から十四日以内に選任すること。
二　その事業場に専属の者を選任すること。(後略)
三　(略)
四　次の表の上欄に掲げる事業場の規模に応じて，同表の下欄に掲げる数以上の衛生管理者を選任すること。

事業場の規模 (常時使用する労働者数)	衛生管理者数
五十人以上二百人以下	一人
二百人を超え五百人以下	二人
五百人を超え千人以下	三人
千人を超え二千人以下	四人
二千人を超え三千人以下	五人
三千人を超える場合	六人

五　次に掲げる事業場にあつては，衛生管理者のうち少なくとも一人を専任の衛生管理者とすること。
イ　常時千人を超える労働者を使用する事業場
ロ　常時五百人を超える労働者を使用する事業場で，坑内労働又は労働基準法施行規則 (昭和二十二年厚生省令第二十三号) 第十八条各号に掲げる業務に常時三十人以上の労働者を従事させるもの
六　常時五百人を超える労働者を使用する事業場で，坑内労働又は労働基準法施行規則第十八条第一号，第三号から第五号まで若しくは第九号に掲げる業務に常時三十人以上の労働者を従事させるものにあつては，衛生管理者のうち一人を衛生工学衛生管理者免許を受けた者のうちから選任すること。

2　第二条第二項及び第三条の規定は，衛生管理者について準用する。

第十条 (衛生管理者の資格)　法第十二条第一項の厚生労働省令で定める資格を有する者は，次のとおりとする。
一　医師
二　歯科医師
三　労働衛生コンサルタント
四　前三号に掲げる者のほか，厚生労働大臣の定める者

第十一条 (衛生管理者の定期巡視及び権限の付与)　衛生管理者は，少なくとも毎週一回作業場等を巡視し，設備，作業方法又は衛生状態に有害のおそれがあるときは，直ちに，労働者の健康障害を防止するため必要な措置を講じなければならない。

2　事業者は，衛生管理者に対し，衛生に関する措置をなし得る権限を与えなければならない。

第十二条 (衛生工学に関する事項の管理)　事業者は，第七条第一項第六号の規定により選任した衛生管理者に，法第十条第一項各号の業務のうち衛生に係る技術的事項で衛生工学に関するものを管理させなければならない。

第十二条の二 (安全衛生推進者等を選任すべき事業場)　法第十二条の二の厚生労働省令で定める規模の事業場は，常時十人以上五十人未満の労働者を使用する事業場とする。

第十二条の三 (安全衛生推進者等の選任)　法第十二条の二の規定による安全衛生推進者又は衛生推進者 (以下「安全衛生推進者等」という) の選任は，都道府県労働局長の登録を受けた者が行う講習を修了した者その他法第十条第一項各号の業務 (衛生推進者にあつては，衛生に係る業務に限る) を担当するため必要な能力を有すると認められる者のうちから，次に定めるところにより行わなければならない。

一　安全衛生推進者等を選任すべき事由が発生した日から十四日以内に選任すること。
二　その事業場に専属の者を選任すること。(後略)

第十三条 (産業医の選任)　法第十三条第一項の規定による産業医の選任は，次に定めるところにより行なわれなければならない。

一　産業医を選任すべき事由が発生した日から十四日以内に選任すること。
二　常時千人以上の労働者を使用する事業場又は次に掲げる業務に常時五百人以上の労働者を従事させる事業場にあつては，その事業場に専属の者を選任すること。
イ　多量の高熱物体を取り扱う業務及び著しく暑熱な場所における業務
ロ　多量の低温物体を取り扱う業務及び著しく寒冷な場所における業務
ハ　ラジウム放射線，エツクス線その他の有害放射線にさらされる業務
ニ　土石，獣毛等のじんあい又は粉末を著しく飛散する場所における業務

ホ　異常気圧下における業務
ヘ　さく岩機, 鋲打機等の使用によつて, 身体に著しい振動を与える業務
ト　重量物の取扱い等重激な業務
チ　ボイラー製造等強烈な騒音を発する場所における業務
リ　坑内における業務
ヌ　深夜業を含む業務
ル　水銀, 砒素, 黄りん, 弗化水素酸, 塩酸, 硝酸, 硫酸, 青酸, か性アルカリ, 石炭酸その他これらに準ずる有害物を取り扱う業務
ヲ　鉛, 水銀, クロム, 砒素, 黄りん, 弗化水素, 塩素, 塩酸, 硝酸, 亜硫酸, 硫酸, 一酸化炭素, 二硫化炭素, 青酸, ベンゼン, アニリンその他これらに準ずる有害物のガス, 蒸気又は粉じんを発散する場所における業務
ワ　病原体によつて汚染のおそれが著しい業務
カ　その他厚生労働大臣が定める業務
三　常時三千人をこえる労働者を使用する事業場にあつては, 二人以上の産業医を選任すること。
2　第二条第二項の規定は, 産業医について準用する。(後略)

第十四条 (産業医及び産業歯科医の職務等) 　法第十三条第一項の厚生労働省令で定める事項は, 次の事項で医学に関する専門的知識を必要とするものとする。
一　健康診断の実施及びその結果に基づく労働者の健康を保持するための措置に関すること。
二　法第六十六条の八第一項に規定する面接指導及び法第六十六条の九に規定する必要な措置の実施並びにこれらの結果に基づく労働者の健康を保持するための措置に関すること。
三　法第六十六条の十第一項に規定する心理的な負担の程度を把握するための検査の実施並びに同条第三項に規定する面接指導の実施及びその結果に基づく労働者の健康を保持するための措置に関すること。
四　作業環境の維持管理に関すること。
五　作業の管理に関すること。
六　前各号に掲げるもののほか, 労働者の健康管理に関すること。
七　健康教育, 健康相談その他労働者の健康の保持増進を図るための措置に関すること。
八　衛生教育に関すること。
九　労働者の健康障害の原因の調査及び再発防止のための措置に関すること。
2　法第十三条第二項の厚生労働省令で定める要件を備えた者は, 次のとおりとする。
一～五　(略)
3　産業医は, 第一項各号に掲げる事項について, 総括安全衛生管理者に対して勧告し, 又は衛生管理者に対して指導し, 若しくは助言することができる。
4　(略)
5　事業者は, 令第二十二条第三項の業務に常時五十人以上の労働者を従事させる事業場については, 第一項各号に掲げる事項のうち当該労働者の歯又はその支持組織に関する事項について, 適時, 歯科医師の意見を聴くようにしなければならない。
6　前項の事業場の労働者に対して法第六十六条第三項の健康診断を行なつた歯科医師は, 当該事業場の事業者又は総括安全衛生管理者に対し, 当該労働者の健康障害 (歯又はその支持組織に関するものに限る) を防止するため必要な事項を勧告することができる。

第十五条 (産業医の定期巡視及び権限の付与) 　産業医は, 少なくとも毎月一回作業場等を巡視し, 作業方法又は衛生状態に有害のおそれがあるときは, 直ちに, 労働者の健康障害を防止するため必要な措置を講じなければならない。
2　事業者は, 産業医に対し, 前条第一項に規定する事項をなし得る権限を与えなければならない。

第十五条の二 (産業医を選任すべき事業場以外の事業場の労働者の健康管理等) 　法第十三条の二の厚生労働省令で定める者は, 労働者の健康管理等を行うのに必要な知識を有する保健師とする。
2　事業者は, 法第十三条第一項の事業場以外の事業場について, 法第十三条の二に規定する者に労働者の健康管理等の全部又は一部を行わせるに当たつては, 労働者の健康管理等を行う同条に規定する医師の選任, 国が法第十九条の三に規定する援助として行う労働者の健康管理等に係る業務についての相談その他の必要な援助の事業の利用等に努めるものとする。

第二十二条 (衛生委員会の付議事項) 　法第十八条第一項第四号の労働者の健康障害の防止及び健康の保持増進に関する重要事項には, 次の事項が含まれるものとする。
一　衛生に関する規程の作成に関すること。
二　法第二十八条の二第一項又は第五十七条の三第一項及び第二項の危険又は有害性等の調査及びその結果に基づき講ずる措置のうち, 衛生に係るものに関すること。
三　安全衛生に関する計画 (衛生に係る部分に限る) の作成, 実施, 評価及び改善に関すること。
四　衛生教育の実施計画の作成に関すること。
五　法第五十七条の四第一項及び第五十七条の五第一項の規定により行われる有害性の調査並びにその結果に対する対策の樹立に関すること。
六　法第六十五条第一項又は第五項の規定により行われる作業環境測定の結果及びその結果の評価に基づく対策の樹立に関すること。
七　定期に行われる健康診断, 法第六十六条第四項の規定による指示を受けて行われる臨時の健康診断, 法第六十六条の二の自ら受けた健康診断及び法に基づく他の省令の規定に基づいて行われる医師の診断, 診察又は処置の結果並びにその結果に対する対策の樹立に関すること。
八　労働者の健康の保持増進を図るため必要な措置の実施計画の作成に関すること。
九　長時間にわたる労働による労働者の健康障害の防止を図るための対策の樹立に関すること。

十　労働者の精神的健康の保持増進を図るための対策の樹立に関すること。

十一　厚生労働大臣，都道府県労働局長，労働基準監督署長，労働基準監督官又は労働衛生専門官から文書により命令，指示，勧告又は指導を受けた事項のうち，労働者の健康障害の防止に関すること。

第二十三条（委員会の会議）　事業者は，安全委員会，衛生委員会又は安全衛生委員会（以下「委員会」という）を毎月一回以上開催するようにしなければならない。

2　（略）

3　事業者は，委員会の開催の都度，遅滞なく，委員会における議事の概要を次に掲げるいずれかの方法によつて労働者に周知させなければならない。

一　常時各作業場の見やすい場所に掲示し，又は備え付けること。

二　書面を労働者に交付すること。

三　磁気テープ，磁気ディスクその他これらに準ずる物に記録し，かつ，各作業場に労働者が当該記録の内容を常時確認できる機器を設置すること。

4　事業者は，委員会における議事で重要なものに係る記録を作成して，これを三年間保存しなければならない。

地域・職域連携推進事業ガイドライン（令和元年9月　これからの地域・職域連携推進の在り方に関する検討会）

I　地域・職域連携の基本的理念

1．地域・職域連携の取組の背景と今後の目指すべき方向性

地域保健では，主に地域保健法や健康増進法，母子保健法等の法令を根拠に乳幼児，思春期，高齢者までの住民を対象として，生涯を通じてより健康的な生活を目指した健康管理・保健サービスを提供している。

一方，職域保健では，主に労働基準法，労働安全衛生法等の法令を根拠に労働者の安全と健康の確保のための方策の実践を事業者，労働者に課している。

さらに，国民が安心して医療を受けるための制度である医療保険制度では，加入者に健康保持増進のための保健サービスを提供している。労働者を対象とした被用者保険，自営業者等を対象とした国民健康保険制度がある。

1）健康日本21(第二次)中間評価を踏まえた取組の推進

平成30年9月に取りまとめられた，健康日本21(第二次)中間評価報告書によると，改善していると評価した目標は全53項目中32項目であった。国民の健康増進の総合的な推進を図る本計画は全体として前進しているものと考えらえる一方で，個別の目標項目においては策定時から改善はしているが最終目標への到達が危ぶまれるもの，変化がないもの，悪化したものもみられ，目標の指標全てが順調に改善しているわけではなかった。

栄養・食生活，身体活動・運動，休養，飲酒，喫煙及び歯・口腔の健康の健康増進の基本的要素となる生活習慣に関する目標や，高血圧，糖尿病，歯周病等の生活習慣病，特にそれらの発症・重症化予防に関する目標において進捗が不十分な項目が多い傾向が見られた。これらの目標は健康日本21から継続して掲げられている項目も多く，長期的な課題となっていると考えられる。

社会環境の整備に関する目標は改善しているものが多く，本計画が前進した背景には，社会全体として個人の健康増進につながる環境づくりをするという考えが広まり，行政だけでなく，団体や企業における取組が進んだ影響が考えられる。こうした社会環境の整備に関する取り組みがより一層推進されることで，個人の生活習慣の改善やそれによる生活習慣病の発症・重症化予防の徹底につながり，最終目標である健康寿命の延伸や健康格差の縮小につなげることを目指すことが必要である。

2）保険者における取組の推進

保険者は，医療機関のレセプトの電子化が進むとともに，保険者が実施する「特定健診・保健指導」が平成20年度から開始されたことにより，加入者の健康・医療情報をデータで管理することが可能となった。これにより，蓄積されたデータ分析に基づき，データヘルス計画を作成し，保健事業を実施するための環境が整備された。

また，保険者努力支援制度や後期高齢者支援金の加算・減算制度等，保険者インセンティブの強化により，地域及び職域における保険者の取組が促進されている。

保険者は，データヘルス計画のPDCAサイクルを着実に回しながら，特定健診・保健指導をはじめとした保健事業について，効果的・効率的に実施していくことが必要である。

3）職域における取組の推進

近年，従業員等の健康増進を重要な経営課題と捉え，企業が成長する上で積極的に従業員等の健康に投資する「健康経営」が広まり，事業者による従業員等の健康づくりに取り組む機運が高まってきた。これらの動きは，「コラボヘルス」として保険者と事業者の職域内での連携強化が推進されたことにより，従業員等の健康づくりは相乗的に推進され，職域における保健事業の質・量は向上されてきている。

日本健康会議が認定する健康経営優良法人の認定法人数は年々増えており，特に近年，地方の中小企業の取組が増加している。中小企業の中には健康経営についての関心を持つものの，資金面や人材不足等の課題によって取り組めていない企業も多く，全国健康保険協会等保険者や自治体，地域の医療関連団体，地域の経済団体，金融機関等が協力し，地方の中小企業の健康経営をサポートする仕組みが求められる。

加えて，平成27年度にストレスチェック制度が労働者数50人以上の事業場に義務づけられた。翌年には「働き方改革」の議論が本格化し，平成31年から働き方改革関連法が順次施行され，労働時間の上限規則

等が導入される等，被雇用者を取り巻く環境は大きく変化している。

一方，女性や高齢の労働者が増加しつつあり，それぞれの特性に応じた保健事業を受けられるよう周知等が求められている。

このような背景の中で，健康づくりの取組を更に推進するためには，地域保健と職域保健がこれまで蓄積した知見を互いに提供し合い，地域の実情を踏まえた対策に，連携して取り組むことが不可欠であるといえる（図略）。

地域保健と職域保健における連携においては，それぞれの機関が実施している健康教育や健康相談，健康に関する情報等を共有し，在住者や在勤者の違いによらず，地域の実情を踏まえてより効果的・効率的な保健事業を展開する必要がある。そのためには，地域・職域連携推進協議会で，課題を明確にした上でPDCAサイクルを展開し，ポピュレーションアプローチを強化することが重要である。

2. 地域・職域連携のメリット
（略）

Ⅱ 地域・職域連携推進協議会の効果的な運営

1. 協議会の目的と役割

本協議会は，都道府県及び二次医療圏を単位として設置し，地域・職域連携推進事業の企画・実施・評価等において関係機関が合意形成する上で中核的役割を果たすものとする。また各地方公共団体の健康増進計画の推進に寄与することを目的とする。

協議会では，健康寿命の延伸及び健康格差の縮小を図るために，健康づくりを支援する社会環境の整備として自治体，事業者，保険者等の関係者が相互に情報交換を行い，保健事業に関する共通理解の下，それぞれが保有する保健医療資源を相互作用，保健事業の共同実施等により連携体制を構築する（略）。

〇都道府県協議会・二次医療圏協議会の役割

都道府県協議会	二次医療圏協議会
・地域保健・職域保健の広域的観点での連携により体制整備を図る。 ・都道府県における健康課題を明確化し，管内全体の目標，実施方針，連携推進方策等を協議することにより，管内の関係者による連携事業の計画・実施・評価の推進の役割を担う。 ・関係団体の連絡調整，教材や社会資源の共有を行う。	・より地域の特性を活かす観点から，地域特性に応じた協力体制による継続的な健康管理が可能となるよう体制を構築する。 ・これまでは，会議を実施することが目的となっている協議会が多くあったが，今後は具体的な取組の実施にまでつなげていくことを目的とする。 ・地域及び職域における保健事業担当者の資質向上を図るための研修会を実施する。	・地域における関係機関への情報提供と連絡調整や健康に関する情報収集，ニーズ把握等を行い，二次医療圏特有の健康課題を特定し，地域特性に応じた健康課題の解決に必要な連携事業の計画・実施・評価等を行う。

2. 都道府県・二次医療圏協議会，市区町村との関係

1）都道府県協議会と二次医療圏協議会との連携の在り方

都道府県協議会は，協議会の重点方針等について速やかに二次医療圏協議会に伝達し，二次医療圏協議会が具体的な事業計画を策定しやすいよう支援する必要がある。

これに加えて，管内全ての二次医療圏協議会の活動状況（抽出された健康課題や実施した連携事業，評価等）を把握して支援を行うほか，活動状況の定期的な報告を求め，都道府県単位で共通する課題に取り組めるよう課題整理を行う。また，二次医療圏協議会では解決できない課題については都道府県協議会で広域的な調整を図る。

このため，都道府県協議会及び二次医療圏協議会の事務局担当者は，協議会の開催のタイミングについて調整を行うことや，それぞれにオブザーバーとして参加し協議会での検討内容を把握する等の工夫が必要である。

また，都道府県協議会の事務局は，管内の二次医療圏協議会での活動状況に差があることが多いことから，各二次医療圏協議会の取組について情報交換できる場の設定や，全国における好事例について周知を図る等二次医療圏協議会で具体的な展開ができるよう支援する必要がある。

なお，二次医療圏協議会の事務局は都道府県保健所，保健所設置市及び特別区が担っていることを踏まえ，都道府県協議会はこれらの全ての事務局と連携を図る必要があるほか，設置されていない二次医療圏協議会の設置や設置されていても実施されていない協議会の実施を推進することが求められる。

2）二次医療圏協議会と市町村との連携の在り方

生活習慣病対策に関する保健事業は，市区町村が実施主体としての役割を担っている。連携事業については，市区町村健康増進計画等の計画として位置づけることにより，市区町村が直接的な保健サービスの提供者として積極的に実施できる体制を構築する必要がある。また，これらの取組を通じて健康なまちづくり等へと発展させていくことが重要である。

二次医療圏協議会の事務局においては，市区町村も協議会の構成員に含めるとともに，全ての市区町村が構成員とならない場合は，それらの市区町村の健康課題や実施している保健事業，保有する資源等を十分に

把握した上で，協議会を実施することが求められる。
　一方，市区町村においては健康課題の解決のために市区町村単独の取組では実施が難しく広域的なネットワーク化が必要となる事項については，二次医療圏協議会での検討課題として提案することも求められる。

3.4. 略

索引

欧文索引

項目	頁
AAOHN	19
ASD	184
AYA世代	77
BCM	185
BCP	185
BHC	11
CBT	184
CSR	37, 130
DDT	10
EAP	109, 120, 128
EBM	7
GHS	45
GJSQ	206
Healthy People	8
Healthy City	8
HFA2000	8
ICF	73
ILO	1, 11, 118
ISO	119
IT化	38
JCQ	207
JD-Rモデル	208
MSDS	14
M字カーブ	58
NANDA看護診断分類法Ⅱ	128
NASA-TLX	198
NIOSH	205
OSHMS	14, 158
PCB	10
PDCAサイクル	179
PFA	184
PTSD	184
QOL	124
QOWL	124
SDS	45
THP	26, 50
VDT作業	47, 127
VDT作業における労働衛生環境管理のためのガイドライン	47
WBGT値	46
WHO	1, 6
WRS	204

和文索引

あ行

項目	頁
アイスブレイク	152
アイデンティティの発達理論	83
アウトカム評価	181
アウトプット評価	181
アウトリーチ型活動	21
アクション・リサーチ	191
アスピリン	10
アスベスト	11, 15, 94
アセスメント	126
アニリン	10
アマルガム	10
アメリカの産業保健	119
アルマ・アタ宣言	7
安全委員会	105
安全衛生委員会	106
安全衛生管理体制	99
安全衛生推進者	103
安全管理者	102
安全データシート	45
安全配慮義務	97, 115
育児・介護休業法	64, 66
石津澄子	15
石原修	12
石綿	11
石綿障害予防規則	95, 165
一般健康診断	49, 162
一般女性保護	63
医療技術評価	72
医療圏	111
医療財政	72
医療費	72
インダストリアル・ハイジニスト	119
イントラネット	39
陰嚢がん	10
ウィリアム・ラスボーン	17
ウインスロー	6
ウェル・ビーイング	2
衛生委員会	16, 105
衛生管理者	16, 100
衛生工学衛生管理者	101
衛生推進者	103
疫学調査	7
エスノ・メソドロジー	191
えるぼし認定	58
塩化ビニリデン	10
塩化ビニル樹脂	10
塩化メチル	10
塩素ガス	10
塩素ざ瘡	10
煙毒	19
エンパワメント	8, 157
オイルショック	14
大原孫三郎	12
オタワ憲章	8
オーバーコミットメント	207
オフセット印刷	16

か行

項目	頁
海外派遣労働者の健康診断	49
外国人労働者	35
解釈主義	188
解釈主義的アプローチ	191
外傷後ストレス障害	184
開拓保健婦	24
ガイダンス	139
快適職場の形成	92
回避症状	184
回復期	7
解離性症状	184
カウンセリングマインド	140
過覚醒症状	184
科学的根拠	7
化学物質	42
化学物質安全データシート	14
過重労働	14, 55
過重労働面接	178
苛性ソーダ	10
片働き	58
脚気	19
脚気	19
家庭生活との両立	66
過労死	14, 96
過労死等防止対策推進法	56
川端是辰	15
がん	70
環境型	53
肝血管肉腫	11
韓国の産業保健	121

看護職	104	
観察	141	
感受性期	6	
緩衝要因	205	
感染症	7	
管理監督者	90, 171	
管理区分	95	
キックブッシュ	8	
機能回復	7	
技能実習生	35	
救急看護	183	
急性ストレス障害	184	
急性のストレス反応	205	
教育技術	139, 141	
教育研修	171	
強化要因	147	
業務起因性	95	
業務災害	95	
業務上疾病	42, 95	
業務遂行性	95	
局所排気装置	130	
窪川忠吉	12	
クラーク	6	
グラウンデッド・セオリー	191	
倉敷労働科学研究所	13	
グリーン	8	
グループ・ダイナミクス理論	160	
グループワーク	152	
くるみん認定	66	
黒田静	15	
傾聴	140	
けい肺	11	
ケースコントロール研究	190	
結核	12, 19	
健康	8	
健康管理	46, 125	
健康管理手帳	94	
健康教育	125, 145	
健康経営	36, 73, 88	
健康情報	114	
健康診断	42, 128, 161-169	
健康診断時問診	144	
健康増進対策	176	
健康相談	125, 134	
健康相談の展開	141	
健康づくり教育研修	178	
「健康日本21」市町村計画	110	
健康配慮義務	97, 115	
顕性期	7	
高気圧作業安全衛生規則	165	
工業衛生学	12	
工業法	12	
公衆衛生学	6	
工場監督官	12	
工場法	11	
構成主義	188	
構成主義的アプローチ	191	
厚生労働省	98	
交代制勤務	201	
行動変容のステージ	135	
高年齢者雇用促進法	88	
高年齢労働者	57	
高齢者雇用	34	
呼吸用保護具	64	
国際がん研究機関	44	
国際生活機能分類	73	
国際労働機関	1, 11	
国際労働基準	119	
国内総生産	32	
国民医療費	72	
心の健康づくり計画	50	
こころの耳	51	
個人・集団・組織	3	
個人情報データベース	113	
個人情報の保護に関する法律	113	
個人要因	205	
5分野	125	
コホート研究	190	
コホート調査	7	
コミュニケーションスキル	109	
コミュニティ・アズ・パートナーモデル	132	
コミュニティ・エンパワメント	158	
根拠に基づく医療	7	
混合研究法	192	
コントロール・バンディング	45	

さ行

災害現場	183	
災害対策基本法	185	
再体験症状	183	
最大酸素摂取量	197	
在宅ワーク	47	
最低賃金	89	
裁量労働制	90	
作業環境管理	43, 125	
作業環境測定法	95	
作業管理	46, 125	
作業関連健康障害	157	
作業関連疾患	48	

三六協定	89	
参加型・自主対応型職場環境改善	158	
3管理	125	
残業	38, 56, 65	
産業医	16, 103	
産業医学総合研究所	14	
産業医科大学	14	
産業衛生協議会	13	
産業看護専門看護師	120	
産業看護の定義	3	
産業ストレス	209	
産業保健活動総合支援事業	98	
産業保健計画	180	
産業保健サービス提供機関	122	
産業保健師	121	
産業保健制度	119	
産業保健総合支援センター	14, 98, 108	
産業保健チーム	3	
産業保健の目的	2	
産業保健の理念	1, 3	
事業継続	184	
事業継続ガイドライン	186	
事業継続計画	185	
事業継続マネジメント	185	
事業者	3	
事業場外資源によるケア	51	
事業場外労働衛生機関	107	
事業場外労働みなし制	90	
シーグリスト	207	
1,2-ジクロロプロパン	16	
ジクロロメタン	16	
自己効力感	27, 139	
自己効力理論	160	
事後措置	49	
仕事外の要因	205	
仕事のストレス要因	205	
仕事の要求―コントロールモデル	206	
仕事の要求度―資源モデル	208	
自己保健義務	115	
自殺	52, 169	
自殺対策基本法	53	
自主対応型	27, 119	
自主的な取り組み	3	
次世代育成支援対策	66	
自然災害	182	
自然史観	6	
実現要因	147	

実証主義	188	
実証主義的アプローチ	188	
質的研究	188	
疾病性	171	
自発相談	143	
従業員支援プログラム	109	
就業規則	89	
就業上の措置	93, 115	
就業措置	131	
主観的評価法	198	
受動喫煙	44	
守秘義務	113	
準備要因	147	
障害者雇用	32	
障害者雇用促進法	88, 98	
使用者	85	
小児がん	78	
情報の加工	115	
情報の集中的管理	115	
職業がん	10, 15	
職業性疾病	42, 125	
職業性ストレス	204	
職業性ストレスモデル	205	
職業病	42	
除染作業	48	
職場環境改善	125	
職場巡視	132	
職場における熱中症予防対策マニュアル	46	
職場における腰痛予防対策指針	46	
職場の第一次予防活動	122	
職場のハラスメント	53	
職場風土	130	
職場復帰支援	54, 173	
女性活躍推進法	58	
女性労働基準規則	64	
自立・自助	7	
事例性	171	
新規学卒者	39	
心的外傷	183	
じん肺	19	
じん肺健康診断	164	
じん肺法	94, 165	
水銀	10	
水酸化ナトリウム	10	
水平展開	161	
ストラクチャー評価	180	
ストレス・マネジメント	156	
ストレス対策	205	
ストレスチェック	27, 52, 94, 113, 173
ストレスマネジメント	109
成果主義	36
生活習慣	7
生活習慣病	7, 49
生活習慣病予防	109, 158
生活の質	124
成功体験	139
精神障害	96
精神的負荷	194
精神的負担	194
成人病	7
精神疲労	197
生物学的モニタリング	42
生理的メンタルワークロード評価	199
世界保健機関	1
世界保健憲章	6
セクシュアルハラスメント	65
セクシュアルハラスメント対策	97
セツルメント活動	5
セルフケア	170
0次予防	158
総括安全衛生管理者	106
総括管理	125
早期治療	7
早期発見	7
相談技術	139
組織再編	36
組織的に支援	3
ソーシャル・キャピタル	158
ソーシャルサポートの授受	161
ソフトシステム・アプローチ	191

た行

対価型	53
第三次産業	32
代理体験	139, 158
高木兼寛	20
タール	10
胆管がん	16, 43
男女雇用機会均等法	64, 88, 97
男女差別	65
地域・職域連携推進事業	109
地域産業保健センター	14, 98
地域障害者職業センター	108
地域診断	110
中皮腫	11, 16
長時間労働	14, 38, 93
ディーセント・ワーク	118
定期健康診断	49, 92
定着	39
適正配置	42
哲学的前提	188
テトラクロロエチレン	10
暉峻義等	13
電離放射線障害防止規則	165
特殊健康診断	55, 163
特定化学物質	43
特定化学物質障害予防規則	43, 165
特定業務従事者の健康診断	49
特定健康診査	49
特定保健指導	49
トータル・ヘルス・プロモーション・プラン	176
トラウマ	183
トリアージ	183
トリアージ・タグ	183
取り扱いルール	115
トリクロロエチレン	10
努力	207
努力―報酬不均衡モデル	207
トルエン	10

な行

ナイチンゲール	16
ナフタレン	10
β-ナフチルアミン	15
鉛中毒	10
鉛中毒予防規則	165
2次医療圏	111
日本型雇用慣行	87
日本健康会議	37
日本公衆衛生看護学会	29
日本国憲法	86
日本産業医学会	12
日本産業衛生学会	13
日本産業看護学会	29
日本地域看護学会	29
尿路系がん	15
認知行動療法	109, 184
妊婦	97
熱中症	46
熱中症予防対策のためのリスクアセスメントマニュアル	47
年次有給休暇	90
年千人率	57

は行

配偶者のがん罹患	78

ハイリスクアプローチ	150	
派遣	37	
派遣労働者	55	
パターナリズム	8	
働き方改革	56, 57, 67	
ハードシステム・アプローチ	188	
馬尿酸	42	
パラダイム	188	
原田正純	15	
パワーハラスメント	54, 96	
非正規雇用	61	
非正規労働者	54	
ビタミンB1	20	
ピンクリボン	64	
ファシリテイト	123	
ファミリー・サポートセンター事業	66	
ファミリー・フレンドリー企業	66	
不安全行動	132	
フィラデルフィア宣言	118	
フィンランドの産業保健	122	
フェノール	10	
負荷と負担	194	
不顕性期	6	
プライバシー権	114	
プライマリー・ヘルスケア	7	
フラッシュバック	183	
プラチナくるみん認定	66	
プリシード・プロシードモデル	146	
ブレスロー	7	
プロセス評価	181	
米国労働安全衛生研究所	205	
ヘルス・ビリーフ・モデル	137	
ヘルスプロモーション	8	
ベンジジン	15	
ベンゼン	10	
ベンゼン中毒	13	
法規準拠型	26, 119	
膀胱がん	15	
防災	184	
防災基本計画	185	
放射線障害防止対策	48	
報酬	139, 207	
法定休日	89	
法定健康診断	161	
法定雇用率	98	
法定労働時間	89	
方法	187	
方法論	187	
保健管理者	121	

保健管理代行機関	121	
保健行動	134	
保健師教育	29	
保健師助産師看護師法	113	
保健指導	49, 144, 161, 176	
保健師の役割	27	
保健所法	22	
保健婦規則	22	
保健婦助産婦看護婦法	24	
ポジティブ・アクション	65	
ポジティブ・ヘルス	4	
母性健康管理指導事項連絡カード	64, 68	
母性保護	63, 97	
細川一	15	
保存	116	
ポピュレーションアプローチ	150	
ホワイト500	37	
本人の同意	115	

ま行

麻痺症状	184	
マリー・ロビンソン	17	
丸岡紀元	15	
水俣病	15	
民法	86	
無期転換ルール	67	
メソッド	187	
メソドロジー	187	
メンタルヘルス	209	
メンタルヘルスアクションチェックリスト	171	
メンタルヘルスケア	48	
メンタルヘルス対策	41, 169	
メンタルヘルス不調	14	
メンタルワークロード	193	
森 林太郎	20	

や行

雇入れ時健康診断	92	
有機塩素系化合物	10	
有機溶剤中毒予防規則	13, 43, 165	
要管理者面接	144	
腰痛	42, 46	
予防	6	
四アルキル鉛中毒予防規則	165	

ら・わ行

ライフスタイル	7	
ライン	170	

ラマツィーニ	9	
ラロンド報告	7	
離職	39, 75	
リスク	182	
リスクアセスメント	43	
リスクマネジメント	37	
量的研究	188	
リリアン・ウォルド	17	
リワーク支援	54	
倫理	111	
レベル	6	
労災認定	50	
労災保険	95	
労使関係	85	
労働安全衛生規則	165	
労働安全衛生総合研究所	14	
労働安全衛生法	13, 91, 165	
労働安全衛生マネジメントシステム	14, 45	
労働安全衛生マネジメントシステムガイドライン	119	
労働衛生3管理	14	
労働衛生管理体制	125	
労働衛生機関	107	
労働衛生教育	125, 146	
労働基準監督官	98	
労働基準監督署	89, 98	
労働基準法	13, 42, 64, 88, 89	
労働契約法	88	
労働災害	40	
労働災害防止計画	91	
労働施策総合推進法（パワハラ防止法）	54, 67	
労働者	3, 85	
労働者災害補償保険法	95	
労働者派遣法	38, 55	
労働条件	85	
労働生活の質	124	
労働法	86	
労働力率	35	
労働力流動化	37	
ローベンス報告	18	
ロールモデル	139	
ワーク・エンゲイジメント	208	
ワークサイトヘルスプロモーション	175	
ワーク・ライフ・バランス	27, 56	
ワーク・ライフ・バランス憲章	56, 66	

編著者紹介

池田智子(いけだともこ)
　東京大学大学院 医学系研究科 健康科学・看護学専攻修了（博士（保健学））。産業医科大学 産業保健学部長，日本保健医療大学 保健医療学部長等を歴任後，現在，産業・行政保健研究所 所長。
　主な著書に『ストレスチェックで変わる会社の未来』（世論時報社）、『曇りのち晴れ―ストレス・フリーへの道―』（フィスメック）などがある。

NDC498　　239p　　26cm

保健の実践科学シリーズ　産業看護学

2016年12月19日　第1刷発行
2021年 7月29日　第5刷発行

編著者　池田智子(いけだともこ)
発行者　髙橋明男
発行所　株式会社 講談社
　　　　〒112-8001　東京都文京区音羽2-12-21
　　　　　　販　売　(03) 5395-4415
　　　　　　業　務　(03) 5395-3615
編　集　株式会社 講談社サイエンティフィク
　　　　代表　堀越俊一
　　　　〒162-0825　東京都新宿区神楽坂2-14　ノービィビル
　　　　　　編　集　(03) 3235-3701
本文データ制作　株式会社 エヌ・オフィス
カバー表紙印刷　豊国印刷 株式会社
本文印刷・製本　株式会社 講談社

　落丁本・乱丁本は，購入書店名を明記のうえ，講談社業務宛にお送りください．送料小社負担にてお取替えいたします．なお，この本の内容についてのお問い合わせは，講談社サイエンティフィク宛にお願いいたします．定価はカバーに表示してあります．

© Tomoko Ikeda, 2016

　本書のコピー，スキャン，デジタル化等の無断複製は著作権法上での例外を除き禁じられています．本書を代行業者等の第三者に依頼してスキャンやデジタル化することはたとえ個人や家庭内の利用でも著作権法違反です．

JCOPY　〈(社)出版者著作権管理機構 委託出版物〉

　複写される場合は，その都度事前に(社)出版者著作権管理機構（電話 03-5244-5088，FAX 03-5244-5089，e-mail: info@jcopy.or.jp）の許諾を得てください．

Printed in Japan

ISBN 978-4-06-156317-9